U0746056

沈氏女科临床经验传承书系

沈氏女科

百味中药应用详解

主编 韩学杰

中国健康传媒集团 ·北京
中国医药科技出版社

内 容 提 要

　　沈氏女科源远流长，至今已有 650 余年的传承。主编韩学杰为沈氏女科第 20 代传人，对学派经验研究颇深。本书以沈氏女科常用百味中药为核心内容，以主要功效为纲，将其分为解表药、清热药、泻下药等 18 类，论述每味中药基本概述、临床应用、用法用量、注意事项，载有古籍摘要及现代研究，并秉持"疗效才是硬道理"的理念，重点对临证体悟和实战经验进行阐述。全书内容丰富，特色鲜明，立足临床，适合中医药院校师生、中医临床工作者及中医爱好者阅读参考。

图书在版编目（CIP）数据

　　沈氏女科百味中药应用详解 / 韩学杰主编 . -- 北京：
中国医药科技出版社 , 2025.7. -- (沈氏女科临床经验
传承书系). -- ISBN 978-7-5214-5390-4

　　Ⅰ . R271.1

　　中国国家版本馆 CIP 数据核字第 2025XV9450 号

美术编辑　陈君杞
责任编辑　郭新宇　邵紫萱
出版　**中国健康传媒集团** | 中国医药科技出版社
地址　北京市海淀区文慧园北路甲 22 号
邮编　100082
电话　发行：010-62227427　邮购：010-62236938
网址　www.cmstp.com
规格　710 × 1000mm $\frac{1}{16}$
印张　18 $\frac{1}{4}$
字数　342 千字
版次　2025 年 7 月第 1 版
印次　2025 年 7 月第 1 次印刷
印刷　天津市银博印刷集团有限公司
经销　全国各地新华书店
书号　ISBN 978-7-5214-5390-4
定价　**59.00 元**

获取新书信息、投稿、为图书纠错，请扫码联系我们。

编委会

主　编　韩学杰

副主编　尹　彤　王丽颖　苟小静

编　委（按姓氏笔画排序）

卫东锋　王　凤　王　郁　王嘉恒

井天月　支英杰　任　聪　刘大胜

孙晨格　杜丹丹　李子颢　李玉坤

时　岩　汪麟双　张　晗　林子娜

居昌轩　赵志伟　赵学尧　崔梁瑜

韩　睿　谭　畅

前　言

　　中药学是研究中药基本理论与性能、功效、临床应用规律等知识的学科。中药学是在古代先祖的长期医疗实践中积累起来的，是中国古代优秀文化遗产的重要组成部分。中药相关典籍和文献十分丰富，记录着中国人民发明和发展医药学的智慧创造和贡献，成为中华民族文化宝库中的重要内容。中药学是遣方用药的前提，是中医临床诊疗的基石。

　　本人作为沈氏女科第20代传人、国家中医药管理局第七批全国老中医药专家学术经验继承工作指导老师、国家中医药管理局沈氏女科学术流派负责人、中国民间中医医药研究开发协会沈氏女科分会会长，始终秉持着"疗效是硬道理"理念，认为"用药如用兵"，处方遣药即为排兵布阵，只有掌握中药相关知识，发现其中的窍门，才能更好地进行临床诊疗，并获得更好的疗效。

　　本人长期从事临床工作，并对沈氏女科用药经验深有体会，结合自己的临床体悟，本着"从临床中来到临床中去"的初衷，首次开设了"沈氏女科百味常用药"课程，梳理中药排兵布阵窍门，以期发现中药应用捷径，与大家共同成长，受到学员的热烈欢迎和认可。

　　基于此，我们以沈氏女科百味中药为核心内容编写成此书，涉及解表药、清热药、泻下药、祛风湿药、化湿药、利水渗湿药、温里药、理气药、消食药、止血药、活血化瘀药、化痰止咳平喘药、安神药、平肝息风药、开窍药、补虚药、收涩药、杀虫止痒药18个种类。

　　书中主要论述中药的性能、配伍、用法等，并突出临床应用、现代药理、临证体悟、实战经验等内容。

　　全书特色鲜明，旨在令读者熟悉和掌握中药的四气五味、升降浮沉、归经、毒性及中药配伍原则；运用概括性短句对各中药功效进行了归纳，并在目录和大标题中突出重点功效，更利于掌握学习；借助药理学内容，扩展对中药功效的认识，使中药的应用更具针对性，以助于提高疗效；用药"诀窍"丰富，载有大量独特用药经验、特色药对等；临床使用指征清晰明了，无晦涩难懂之嫌；立足于临床，以提高临床疗效为最终目的；分析用药经验，并融合药理学等学科的新进展。特别说明，本书中所言"本人"均指主编韩学杰。

本书来源于源远流长的沈氏女科 650 余年用药经验的积累。感谢恩师沈绍功先生。自 1996 年开始，本人跟随沈老经过了 3 年硕士、3 年博士、4 年师带徒的 10 年学习历程，期间沈老无私地分享、传递个人学术经验。本人始终坚信并践行"疗效是硬道理"的这一理念，沈老就是我一生要追随的老师，就是我人生路上的榜样。

本书集沈氏女科 650 余年用药经验，以及本人近 40 年临证经验，众弟子不遗余力开展编撰工作，希望能对有志于中医药学的同仁有一定的借鉴价值。然亦深知自身之不足，若有疏漏和偏颇之处，还请各位读者提出宝贵意见，我等将继续努力，进行修订与提高。

韩学杰
乙巳年于北京

目　录

解表药

清热药

泻下药

祛风湿药

化湿药

利水渗湿药

温里药

理气药

消食药

止血药

活血化瘀药

化痰止咳平喘药

安神药

平肝息风药

开窍药

补虚药

收涩药

杀虫止痒药

解表药

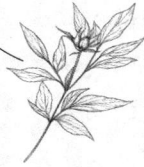

凡以发散表邪为主要功效，用以疏肌解表、促使发汗、解除表证的药物，称为解表药，又称发表药。根据解表药的药性和主治差异，一般将其分为发散风寒药和发散风热药两类。发散风寒药多味辛性温，故又名辛温解表药，适用于风寒表证，代表药物有麻黄、桂枝、生姜、苏叶、防风、苍耳子等；发散风热药多味辛性凉，故又名辛凉解表药，适用于风热表证，代表药物有菊花、柴胡、葛根、牛蒡子、薄荷等。

　　本类药物大多辛散轻扬，主入肺、膀胱经，偏行肌表，能促进机体发汗，具有发汗解表的功效，可使表邪随汗出而解，从而达到治愈表证、防止疾病传变的目的。此即《黄帝内经》所谓："其在皮者，汗而发之。"此外，解表药兼有祛风之功，兼收止痒、通鼻窍之效，又常用于风邪郁闭肌表之皮肤瘙痒及风邪郁阻肺窍之鼻塞不通等症。部分解表药物还有宣表透疹、止咳平喘、止痛、利水消肿等功效，也可用于风寒湿证。

　　解表药虽有辛散发汗之共性，但其性质又有温、凉之不同，所以用以治疗表证时必须注意辨证准确，分清表寒证、表热证，以免药石误投，贻误治疗。对于发汗力较强的药物应控制用量，中病即止，以免发汗太过，耗伤阳气，损及津液，造成亡阴或亡阳的后果。因"汗为心之液""汗血同源""津血同源"，故表虚自汗、阴虚盗汗、久病体虚、疮疡日久及失血患者，虽有表证，也应慎用解表药。同时，使用解表药还应注意因时因地而异，如春夏腠理疏松，容易出汗，用量宜轻；秋冬腠理致密，不易出汗，用量宜重；南方炎热地区用量宜小；北方严寒地区用量可酌情增大。另外，解表药多属辛散轻扬之品，不宜久煎，以免有效成分挥发而降低疗效。

麻黄

（发汗解表，散寒通滞）

【基本概述】

入药部位：麻黄科植物草麻黄、中麻黄或木贼麻黄的干燥草质茎。

别名：龙沙、狗骨、卑盐、卑相。

产地：山西、河北、甘肃、内蒙古。

性味：辛、微苦，温。

归经：归肺、膀胱经。

功效：发汗解表，宣肺平喘，利水消肿，散寒通滞。

【临床应用】

（1）发汗解表：麻黄为发汗解表之要药，适用于风寒外袭，束于肌表，腠理紧密而无汗的外感风寒表实证。

①每与桂枝相须为用，以增强发汗、散寒、解表之力，可用于治疗风寒感冒。

②因麻黄兼有平喘之功，故对风寒表实而有喘逆咳嗽者尤为适宜，如麻黄汤。

（2）宣肺平喘：麻黄为治疗肺气壅遏所致喘咳胸闷的要药，外可宣皮毛腠理之郁闭，内可降上逆之气，可用于治疗寒邪闭肺，肺郁不宣，肺气上逆的咳喘实证，症见呼吸急促、喘息咳逆、胸胀胸闷，兼有头痛、恶寒、发热、鼻塞、无汗等症。

①治疗风寒外束，肺气壅遏的喘咳实证，常配伍苦杏仁、甘草，如三拗汤。

②治疗寒痰停饮，咳嗽气喘，痰多清稀者，常配伍细辛、干姜、半夏等药，如小青龙汤。

③治疗肺热壅盛，高热喘急者，每与石膏、杏仁、甘草配用，以清肺平喘，如麻杏石甘汤。

（3）利水消肿：麻黄发汗解表，能开孔窍，使肌肤水湿从毛窍而出，又能通调水道，使水湿下输膀胱而有利尿之力，常用于风邪袭表，肺失宣降的水肿、小便不利兼有表证者。

①与甘草同用，如甘草麻黄汤，可用于身体面目悉肿、腰以上肿甚、身微热、口不渴、无汗、小便不利者。

②配伍生姜、白术等发汗解表、利水退肿药，则疗效更佳，如越婢加术汤，具有疏风泄热、发汗利水的功效，可用于治疗风水相搏之皮水。

（4）散寒通滞：麻黄还具有散寒通滞之功，可用于治疗风寒痹证、阴疽、痰核等。

①与杏仁、薏苡仁、甘草同用，如麻杏苡甘汤，可用以治疗外感风湿，化热郁闭之痤疮等皮肤病。

②与熟地黄、肉桂、白芥子等同用，如阳和汤，具有温阳补血、散寒通滞的功效，可用于治疗阳虚寒凝而成之流注、阴疽、脱疽等。

【用法用量】煎服，2~10g，或入丸散。外用适量，研末嗅鼻或研末敷。

本品发汗解表宜生用，且不宜久煎；蜜麻黄润肺止咳，多用于表证已解之气喘咳嗽；捣绒后作用较为缓和，小儿、老人及体虚者宜用麻黄绒。

【注意事项】

（1）麻黄发汗宣肺力强，凡表虚自汗、阴虚盗汗及肺肾虚喘者均当慎用。

（2）麻黄对中枢神经系统有明显兴奋作用，并可使血压升高，故失眠及高血压患者慎用。

（3）运动员禁用。

【古籍摘要】

《神农本草经》："主中风伤寒头痛温疟，发表出汗，去邪热气，止咳逆上气，除寒热，破癥坚积聚。"

《本草纲目》："散目赤肿痛，水肿，风肿。""麻黄乃肺经专药，故治肺病多用之。张仲景治伤寒，无汗用麻黄，有汗用桂枝。"

《名医别录》："五脏邪气缓急，风胁痛，字乳余疾，止好唾，通腠理，解肌，泄邪恶气，消赤黑斑毒。"

【现代药理】麻黄含有麻黄碱、伪麻黄碱、去甲麻黄碱、去甲伪麻黄碱、甲基麻黄碱、甲基伪麻黄碱，以及鞣质、挥发油等成分。

（1）解痉平喘作用：麻黄能扩张支气管，解除支气管痉挛，减少炎症细胞生成，减轻气道和肺部的炎症。

（2）利尿作用：麻黄中的 d-伪麻黄碱可以扩张肾血管，增加肾血流量，加强肾小球滤过作用，发挥利尿的功效。

（3）兴奋心脏作用：麻黄碱能兴奋心脏及中枢神经，加强心肌收缩力，增加心输出量，加快心率，升高血压。麻黄碱反复应用或大剂量应用时，又可抑制心脏功能、减慢心率。

（4）发汗退热作用：麻黄挥发油及麻黄水煎剂能影响下丘脑的体温调节中枢，而具有发汗作用。

【临证体悟】

（1）麻黄多用于实人感冒，针对感受风寒而无汗者，小儿可用 2~3g，成人用量为 5~10g。

（2）麻黄蜜炙有宣肺平喘作用，临证配伍杏仁、石膏、甘草即为麻杏石甘汤，用于治疗痰热内盛，外感风寒导致的咳嗽气喘、恶寒无汗等症。

（3）若平素畏寒、无汗、尿少，兼见眼睑浮肿、腿肿者，临证时可佐用少量生麻黄（3g 左右）以达利尿退肿之效；临证配伍炒葶苈子、泽兰，常用于心衰和肾衰之辨证属于心肾阳虚者引起的水肿。

（4）麻黄生用有升高血压、加快心率的作用，可用 5~10g。临证配伍附子、细辛即为麻黄附子细辛汤，常用于治疗低血压、心动过缓及寒邪痛痹者。

（5）麻黄具有温经散寒的功效，与附子、细辛、生蔓荆子等配伍，可用于治疗过敏性鼻炎。

【实战经验】

（1）对于心动过缓患者，可给予麻黄附子细辛汤（生麻黄 5g，附子 10g，细辛 3g），同时配合补心气、增加心率之法。

因麻黄为虎狼之药，不敢妄投，若单用麻黄附子细辛汤，因其燥热偏性，患者多会出现汗多等副作用。但临证发现，对于低血压、心动过缓等患者，无论实证或虚证，若在沈氏女科经验方的基础上并入麻黄附子细辛汤，其正向作用显著，而燥热等副作用较少出现。曾用之，患者服药 14 剂，中病即止，诸证皆除，心率提高，已无明显不适。

（2）对于肺热喘急患者，可给予麻杏石甘汤，以清热化痰、宣肺平喘。若痰多黄稠，可加葶苈子、川贝母、紫菀、枇杷叶、桔梗等清热化痰，宽胸利咽；若高热汗出，可加大生石膏用量，或加桑白皮、黄芩、知母等清热泻肺。

（3）对于皮肤病患者，尤其是弥漫红肿的痤疮患者，可用麻杏苡甘汤治疗。此类患者外感风湿，内有瘀痹，且病程较长，痤疮难以破溃，不易恢复，此时可用麻杏苡甘汤，配合败酱草、紫草、紫花地丁等以清热解毒，使瘀毒发出。

（4）对于阴疽患者，可给予阳和汤，以温阳补血、散寒通滞。此患者素体阳虚，营血不足，寒凝湿滞于肌肉、经脉，故应以宣通血脉为宜。方中麻黄可宣通经络，调血脉，通腠理，散寒结，引阳气由里达表，通行周身。建议临证以中药内服配合中药外敷治疗，可提高疗效。

桂枝

（发汗解肌，温经通脉）

【基本概述】

入药部位：樟科植物肉桂的干燥嫩枝。

别名：柳桂、桂木枝、梫枝。

产地：主产于广东、广西。

性味：辛、甘，温。

归经：归心、肺、膀胱经。

功效：发汗解肌，温经通脉，助阳化气，平冲降逆。

【临床应用】

（1）发汗解肌：桂枝辛甘温煦，甘温通阳扶卫，开腠发汗之力较麻黄温和，而善宣阳气于卫分、畅营血于肌表，故有助卫实表、发汗解肌、外散风寒之功。对于外感风寒，无论是表实无汗、表虚有汗，还是阳虚受寒者，均宜使用。

①治疗外感风寒表实无汗者，常与麻黄同用，以开宣肺气、发散风寒，如麻黄汤。

②治疗外感风寒表虚有汗者，当与白芍同用，以调和营卫、发汗解肌，如桂枝汤。

③治疗素体阳虚复外感风寒者，每与麻黄、附子、细辛配伍，以发散风寒、温助阳气。

（2）温经通脉：桂枝辛散温通，具有温通经脉、散寒止痛之效，故可用治寒凝血滞诸痛证。

①桂枝能温通心阳，治疗胸阳不振，心脉瘀阻所致胸痹心痛，常与枳实、薤白等同用，如枳实薤白桂枝汤。

②桂枝能温中散寒止痛，治疗中焦虚寒，脘腹冷痛，每与白芍、饴糖等同用，如小建中汤。

③桂枝既能温散血中之寒凝，又可宣导活血药物，以增强化瘀止痛之效，治疗寒凝血滞之月经不调、经闭痛经、产后腹痛，多与当归、吴茱萸等同用，如温经汤。

④桂枝治疗风寒湿痹之关节疼痛，可与附子同用，以祛风散寒、通痹止痛，如桂枝附子汤。

（3）助阳化气：桂枝甘温，既可温扶脾阳以助运水，又可温肾阳、逐寒邪以助膀胱气化，而行水湿痰饮之邪，为治疗痰饮病、水肿的常用药。

①治疗脾阳不运，水湿内停所致的痰饮病眩晕、心悸、咳嗽者，常与茯苓、白术等同用，如苓桂术甘汤。

②治疗膀胱气化不行，症见水肿、小便不利之蓄水证，每与茯苓、猪苓、泽泻等同用，如五苓散。

（4）平冲降逆：桂枝辛甘性温，能助心阳、通血脉、止悸动。

①治疗心阳不振，不能宣通血脉，而见心动悸、脉结代者，每与甘草、人参、麦冬等同用，如炙甘草汤。

②治疗阴寒内盛，引动下焦冲气，上凌心胸所致奔豚者，常重用本品以助阳

化气、平冲降逆，如桂枝加桂汤。

【用法用量】煎服，3~10g。

【注意事项】桂枝辛温助热，易伤阴动血，凡外感热病、阴虚火旺、血热妄行等证，均当忌用。孕妇及月经过多者慎用。

【鉴别】桂枝与肉桂相鉴别。桂枝与肉桂同生于桂树。桂枝是樟科植物肉桂的干燥嫩枝；肉桂是樟科植物肉桂的干燥树皮。桂枝解表散寒、温通经脉、调和营血，治风寒痹痛及胸阳不振的胸痛彻背。肉桂补火助阳、引火归原、温散内寒，为治命门火衰之要药。

相同点：肉桂与桂枝均能散寒止痛、温经通脉，治寒凝血滞之胸痹、闭经、痛经、风寒湿痹。

不同点：桂枝长于散表寒，用治风寒表证；又能助阳化气，用治痰饮、蓄水证。肉桂长于温里寒，用治里寒证；又能补火助阳、引火归原，用治阳痿宫冷，以及下元虚衰、虚阳上浮之虚喘、心悸等。

【古籍摘要】

《本草纲目》："治一切风冷、风湿，骨节挛痛，解肌开腠理，抑肝气，扶脾土，熨阴痹。"

《医学启源》："去伤风头痛，开腠理，解表，去皮肤风湿。"

《新修本草》："桂，味甘、辛，大热，有毒。利肝肺气，心腹寒热。""虚而多冷加桂心、吴茱萸、附子、乌头。"

【现代药理】本品主要含挥发油，主要成分有桂皮醛、莰烯、苯甲醛、β-榄香烯、β-荜澄茄烯等。本品还含有酚类、有机酸类、多糖类、苷类、香豆素类化合物及鞣质等成分。《中国药典》（2025年版）规定本品按干燥品计算，含桂皮醛（C_9H_8O）不得少于1.0%。

（1）抗病毒、退热作用：本品能抑制亚洲甲型流感病毒京科68-1株和埃可病毒，可抑制甲型流感病毒的增殖。本品能扩张皮肤血管，促使血液流向体表，从而发挥发汗和散热作用。

（2）抑菌作用：本品对金黄色葡萄球菌、大肠埃希菌、肺炎链球菌、炭疽杆菌、霍乱弧菌等均有不同程度的抑制作用。

（3）利尿作用：静脉注射桂枝提取液可增加麻醉犬的尿量。

（4）改善心功能作用：本品能降低再灌注室颤发生率，改善心功能。

【临证体悟】

（1）祛风散寒：桂枝配伍白芍，适用于风寒表虚证，症见恶寒、恶风、发热，或经常反复感冒者。

（2）温通经脉：桂枝适用于胸痹心痛伴有心率缓慢、后背发冷症状者，或月经量少、痛经、经闭不通者，或风寒湿痹之关节冷痛者。

（3）调和营卫：桂枝配伍白芍、龙骨、牡蛎，适用于卫阳不固所致的自汗、汗出恶风，或围绝经期潮热汗出、畏寒者。

【实战经验】对于感冒有汗或反复感冒汗多的患者，选择桂枝汤治疗，以桂枝合白芍温经止痛，痰多难咯者加半夏清热化痰。对于身痛寒痹、经脉不通者，以桂枝加附子汤温阳散寒，临证灵活加减，取效更佳。

患有冠状动脉粥样硬化性心脏病（简称冠心病）等心血管疾病，临床以心动过缓、胸闷胸痛等为主症的患者，临证常巧用桂枝汤之桂枝加白芍治疗，具有解表止痛之功。

采用桂枝龙骨汤，治疗围绝经期烘热汗出；以桂枝、白芍加生龙骨，治疗气阴两虚之虚寒，效果颇佳；对于卫外不固、汗出不止者，以桂枝汤加生牡蛎，收敛镇静，提高疗效。

治疗月经不调，小腹冷痛者，遵循沈氏女科"经期调血"原则，以桂枝温经通脉，白芍调血止痛。对于子宫肌瘤患者，遵循沈氏女科"经前调气"原则，以桂枝茯苓丸进行治疗。

附药

肉桂

【基本概述】

入药部位：樟科植物肉桂的干燥树皮。

别名：牡桂、紫桂、大桂、辣桂、桂皮、玉桂。

产地：主产于广西、广东。

性味：辛、甘，大热。

归经：归肾、脾、心、肝经。

功效：补火助阳，散寒止痛，温通经脉，引火归原。

【临床应用】

（1）补火助阳：肉桂辛甘大热，能补火助阳、益阳消阴，作用温和持久，为治命门火衰之要药。正如《本草求真》所云："大补命门相火，益阳治阴。"

用治肾阳不足，命门火衰所致的阳痿宫冷、腰膝冷痛、滑精遗尿、夜尿频多，常与附子、熟地黄、山茱萸等药同用，如肾气丸、右归饮。

（2）散寒止痛：肉桂甘热助阳以补虚，辛热散寒以止痛。

①治胸阳不振，寒邪内侵之胸痹心痛，可与附子、薤白等同用。

②治寒邪内侵或脾胃虚寒的脘腹冷痛、呕吐泄泻，可单用研末，酒煎服，或

与干姜、高良姜、荜茇等同用。

③治寒疝腹痛，多与吴茱萸、小茴香等同用。

（3）温通经脉：肉桂辛散温通，能行气血、通经脉、散寒止痛。

①治冲任虚寒，寒凝血滞之闭经、痛经，可与当归、川芎、小茴香等同用，如少腹逐瘀汤。

②治风寒湿痹，尤以治寒痹腰痛为主，常与独活、桑寄生、杜仲等同用，如独活寄生汤。

③治疗阳虚寒凝，血滞痰阻之阴疽、流注，常与鹿角胶、炮姜、麻黄等同用，如阳和汤。

（4）引火归原：肉桂大热且入肝肾，能使因下元虚衰而上浮之虚阳回归故里，故曰引火归原。

①用治元阳亏虚，虚阳上浮所致的眩晕目赤、面赤、虚喘、汗出、心悸、失眠、脉微弱者，常与山茱萸、五味子、牡蛎等同用。

②久病体虚气血不足者，在补益气血方中加入少量肉桂，有温运阳气以鼓舞气血生长之效，如十全大补汤。

【用法用量】煎服，1~5g，宜后下或焗服；研末冲服，每次 1~2g。采自粗枝条或幼树干皮者传统称为官桂，作用较弱，用量可适当增加。

【注意事项】

（1）阴虚火旺，里有实热，有出血倾向者及孕妇慎用。

（2）不宜与赤石脂同用。

【古籍摘要】

《药性论》："主治几种心痛，杀三虫，主破血，通利月闭，治软脚、痹、不仁，胞衣不下，除咳逆，结气、痛痹，止腹内冷气，痛不可忍，主下痢，鼻息肉。杀草木毒。"

《珍珠囊》："去卫中风邪，秋冬下部腹痛非桂不能除。"

《医学启源》："补下焦火热不足，治沉寒之病及表虚自汗，春夏二时为禁药也。"

【现代药理】肉桂主要含有多糖类、多酚类、黄酮类成分及挥发性成分，包括肉桂酸、桂皮酸、丁香酸和胆碱等。

肉桂能增加冠状动脉血流量、保护心肌功能，能抗休克、扩张血管、改善血液循环、改善心肌供血。肉桂能缓解胃肠痉挛性疼痛、调节微循环。

【临证体悟】

（1）交通心肾：本品能引火归原，配伍黄连，能清心降火、交通心肾，用于治疗心烦不得眠、入睡困难、口舌生疮、口腔溃疡日久不愈者，或心动过速伴有腹泻者。

（2）滋肾通关：本品配伍知母、黄柏，清热降火、温通肾气、清泄湿热，可治疗下焦湿热引起的阴囊潮湿、外阴瘙痒、湿疮等症。

【实战经验】 临证曾治疗某围绝经期综合征患者，表现为入睡困难，夜间燥热，上热下寒，口舌生疮，本人考虑其为心火旺盛、心肾不交之证，给予交泰丸（肉桂1g，黄连5g）以交通心肾。方中黄连苦寒，入少阴心经，降心火而不使其炎上，并能清里热、泻火毒、燥内湿；肉桂辛热，入少阴肾经，暖水脏而不使其润下，并能温营血、通血脉、散寒凝、补命火。二药合用，寒热并用，相辅相成，交通心肾，使水火既济，故对心肾不交的失眠有良好的治疗作用。

某老年女性患者，外阴瘙痒明显，人乳头状瘤病毒感染，本人考虑患者为下焦湿热，给予滋肾通关散（炒苍术10g，肉桂1g，黄柏5g），配伍止痒三子汤（蛇床子10g，地肤子10g，葶苈子10g），以滋肾通关、除湿解毒。此外，本人遵循"治外必本诸内"的原则，将内服与外治、整体与局部相结合进行施治，选用蛇床子、苦参、花椒等煎水，趁热先熏后坐浴治疗。

生姜

（解表散寒，温中止呕）

【基本概述】

入药部位：姜科植物姜的新鲜根茎。

别名：姜根、百辣云、勾装指、因地辛。

产地：主产于四川、贵州、湖北、广东、广西。

性味：辛，微温。

归经：归肺、脾、胃经。

功效：解表散寒，温中止呕，化痰止咳，解鱼蟹毒。

【临床应用】

（1）解表散寒：生姜辛温，发散风寒，适用于外感风寒引起的感冒，见恶寒发热、头痛身痛等症状，常配合麻黄、桂枝等药使用，以增强发汗解表的力量。

与麻黄、桂枝相配伍为用，以增强发汗散寒解表之力，可用于治疗风寒感冒，增强解表散寒，促进患者发汗以祛除风寒之邪治疗风寒感冒，如桂枝汤。

（2）温中止呕：生姜被誉为"呕家圣药"，对于胃寒引起的呕吐、胃痛等症状有显著疗效。其温中作用能温暖脾胃，止呕效果突出，无论是胃寒呕吐还是胃热呕吐，均可配伍相应药物使用。

①与半夏同用，发散风寒、温中止呕，治疗胃寒呕吐，如生姜泻心汤。

②与黄连同用，既能治标（止呕），又能治本（清热燥湿），治疗胃热呕吐。

③与竹茹同用，具有温中、清热的功效，既能调和胃气，又能够清除胃热、和胃止呕，对于寒热错杂、虚实夹杂之胃气上逆尤为有效，如生姜竹茹汤。

（3）化痰止咳：生姜能温肺化痰，用于风寒咳嗽，痰白清稀者。其温肺作用能祛散肺部寒气，缓解咳嗽，常与紫苏、桔梗等药配伍使用，增强化痰止咳之功。

（4）解鱼蟹毒：生姜能解鱼蟹之毒，常作为食用鱼蟹时的佐料。同时，生姜还能解生半夏、生天南星等中药的毒性，保护人体免受其害。在炮制半夏、天南星等有毒药物时，常用生姜同制以减除毒性。

【用法用量】煎服，3~10g。

【注意事项】本品助火伤阴，故热盛及阴虚内热者忌服。

【鉴别】生姜系姜的新鲜根茎，干姜系生姜晒干或烘干而成，炮姜系干姜武火炒焦而成，煨姜系生姜煨熟而成。生姜、干姜、炮姜鉴别如下。

（1）相同点：生姜、干姜与炮姜同出一物，均能温中散寒，适用于脾胃寒证。

（2）不同点：生姜长于散表寒，为呕家之圣药。干姜偏于祛里寒，为温中散寒之要药。炮姜善于走血分，长于温经止血。

【古籍摘要】

《名医别录》："味辛，微温。主治伤寒头痛、鼻塞、咳逆上气，止呕吐。又，生姜，微温，辛，归五脏。祛痰，下气，止呕吐，除风邪寒热。久服小志少智，伤心气。"

《本草拾遗》："本功外，汁解毒药，自余破血，调中，去冷，除痰，开胃。须热即去皮，要冷即留皮。"

《药性论》："主痰水气满，下气。生与干并治嗽，疗时疾，止呕逆不下食。"

《本草纲目》："满口烂疮：生姜自然汁，频频漱吐。生用发散，熟用和中。"

【现代药理】生姜含有姜醇、α- 姜烯、β- 水芹烯、柠檬醛、芳香醇、甲基庚烯酮、壬醛、α- 龙脑、姜辣素等。

（1）促进消化作用：本品能促进消化液分泌，具有止吐及保护胃黏膜作用。

（2）抗炎和镇痛作用：本品具有强烈的解热、抗炎和镇痛作用，可以帮助减轻疼痛和炎症，适用于缓解关节疼痛、肌肉疼痛和治疗炎症性疾病，并且具有兴奋心脏、增强心房收缩力作用。

（3）刺激头皮局部血液循环作用：本品能够促进头发生长，用姜汁涂擦可治疗斑秃。

【临证体悟】

（1）消炎除臭：生姜有杀灭口腔致病菌和肠道致病菌的作用，用生姜水含漱可治疗口臭和牙周炎。

（2）温中止泻：凡因药物引起腹泻者，可在煎药中加入生姜3片。

（3）降逆止呕：喝药引发的恶心呕吐，可用生姜片在舌面搽涂以缓解。

【实战经验】

（1）单独使用

①解药物、鱼蟹毒：生姜可用于缓解生半夏、生天南星等药物中毒，以及由鱼虾蟹等食物引起的中毒症状。在日常生活中亦建议吃海鲜类食物时搭配生姜以防中毒。

②促进头发生长：生姜可以通过刺激头皮局部的血液循环，促进头发生长。建议使用姜汁涂抹头皮治疗斑秃，促进毛发再生。

③治疗口腔疾病：生姜具有消炎除臭的作用，能够杀灭口腔致病菌和肠道致病菌，对牙周炎等口腔疾病有治疗效果。

④降逆止呕：生姜为呕家圣药，呕吐为气不散，生姜能行阳而散气。生姜的主要成分是姜辣素，可通过对胃黏膜的刺激作用，促进消化液分泌，抑制胃酸及呕吐，健胃而使食欲增加。临证特色：当孕妇在孕期出现呕吐时，依据患者体质情况，以生姜擦拭舌面，并煮数片生姜，饮用生姜水，可以发挥健胃和中作用。

⑤温胃散寒止泻：生姜常作健脾益胃药之佐，如服用中药汤剂出现腹泻，提示中焦虚寒，可在汤剂中加用3片生姜，以防出现腹痛、腹泻症状。

（2）配伍使用

①风寒感冒者，可选用桂枝汤，风寒伤人肌表，腠理不固，卫气外泄表虚，桂枝汤中生姜与桂枝配伍，解肌发表，调和营卫。生姜在桂枝汤中一可走表，助君臣之药以调和营卫；二可走里，和胃以温阳益气畅津。

②恶心呕吐者，见小柴胡汤证"心烦喜呕"，大柴胡汤证"心下急，呕不止"等，给予大、小柴胡汤。本人在临证中多以生姜与半夏、陈皮配伍加入大、小柴胡汤中，助理气化痰使气顺痰消，调节中焦，治疗胃气不和而见恶心、呕吐等胃气上逆的症状。

③胃寒腹痛者，运用温建中气的小建中汤、黄芪建中汤以治疗虚劳虚寒里急的腹痛，取生姜辛散，以温通阳气、温胃益气。

④心下痞硬，胃脘痛者，可用生姜泻心汤。生姜泻心汤即由半夏泻心汤加生姜而成，生姜擅长和胃降逆、散结消痞，故临证使用生姜泻心汤必见半夏泻心汤的"痞"，主治伤寒汗后，胃阳虚弱，水饮内停，心下痞硬，肠鸣下利。

附药

干姜

【基本概述】

入药部位：姜科植物姜的干燥根茎。趁鲜切片晒干或低温干燥者称为"干姜片"。

别名：干生姜、白姜、均姜。

产地：主产于四川、贵州、湖北、广东、广西。

性味：辛，微温。

归经：归肺、脾、胃经。

功效：温中散寒，回阳通脉，温肺化饮。

【临床应用】

（1）温中散寒：主要针对脘腹冷痛、胃寒呕吐、食入即吐、中寒水泻等症状，干姜之温热性质可祛散中焦脾胃之寒气。常配合党参、白术、甘草等以增强健脾温中的效果，如理中丸；如食入即吐，可配高良姜以增强止呕作用，如二姜丸；对于中寒水泻、上热下寒、寒热格拒的复杂情况，可考虑以干姜黄芩黄连人参汤寒热并调。

（2）回阳通脉：适用于四肢厥逆、脉微欲绝等阳气极虚的症状。干姜具有温补阳气、通畅血脉的功效，治疗亡阳证常与附子等温阳药同用，以增强回阳救逆之力，如四逆汤。

（3）温肺化饮：主要针对寒饮喘咳，即由肺部寒邪停聚、水饮不化导致的咳喘。小青龙汤是治疗寒饮喘咳的主方，其中包含干姜、细辛、五味子、麻黄等药物，细辛温肺化饮、五味子收敛肺气、麻黄宣肺平喘，共同发挥温肺化饮、止咳平喘的作用。

【用法用量】煎服，3~10g。

【注意事项】本品辛热燥烈，阴虚内热、血热妄行者忌用。

【古籍摘要】

《珍珠囊》："干姜其用有四：通心阳，一也；去脏腑沉寒痼冷，二也；发诸经之寒气，三也；治感寒腹痛，四也。"

《本草求真》："干姜，大热无毒，守而不走，凡胃中虚冷，元阳欲绝，合以附子同投，则能回阳立效，故书有附子无姜不热之句。"

【现代药理】干姜含有6-姜辣素、α-姜烯、牻牛儿醇、β-甜没药烯等。

（1）散寒作用：本品能够促进消化液的分泌，增强胃肠的蠕动功能，从而缓解因脾胃虚寒引起的脘腹冷痛、呕吐、泄泻等症状。

（2）抗菌消炎作用：本品能抑制多种病原体的生长和繁殖，从而对人体多种因病原体感染引起的疾病有辅助治疗作用，有显著灭螺和抗血吸虫作用。

（3）促进血液循环作用：干姜中的活性成分能够扩张血管，改善血液循环障碍及心脏供血功能，增强心肌收缩力和增加心排血量，扩张血管，预防血栓形成，从而有助于预防心悸等心脏不适症状的发生。

（4）兴奋中枢神经系统和呼吸系统作用：本品能提高机体的应激能力，改善肌无力，增强肌肉运动功能。

【临证体悟】

（1）回阳通脉：干姜辛热燥烈，专于通心回阳，可用于治疗四逆厥冷、脉微欲绝的亡阳证。

（2）温中散寒：干姜可治疗脘腹冷痛、吐泻食少的脾胃虚寒证。

【实战经验】干姜常用于治疗脾胃虚寒、阳虚失血证所致的胸痹或病后多涎唾，或小儿慢惊。脾胃虚寒者，多由饮食不节、寒邪直中或久病耗伤脾胃阳气所致。临证治之，多运用理中丸，并尤重君药干姜之效用。干姜其性温热，归脾、胃经，能温中散寒、回阳通脉，恰中脾胃虚寒之病机。再配以人参益气健脾，白术燥湿健脾，甘草调和诸药，共奏温中祛寒、补气健脾之效。干姜温阳散寒之力，不仅能祛散脾胃之寒邪，更激发脾胃之阳气，使脾胃功能得以恢复，运化有力，从而改善脘腹冷痛、呕吐泄泻、手足不温等脾胃虚寒之症，运用理中丸之精妙与干姜在其中的核心功效。

本人在诊疗中，针对上热下寒、寒热格拒、阳不入阴之复杂证候，将干姜与高良姜相辅相成运用即为二姜丸，共同发挥温通经络、破寒散结之效。本人认为干姜之辛热，可温中散寒，重挫下焦寒水，同时促进阳气下沉，调和阴阳，以消除寒热错杂，使上焦之火得以下引，下焦之寒得以温化，从而恢复机体阴阳平衡，实现寒热调和、阳入阴安之治疗目标。

在治疗心肾阳衰之寒厥重症时，精妙运用四逆汤。四逆汤中，干姜作为君药，其温阳散寒之力尤为卓著。针对心肾阳虚至极，阴寒内盛，阳气欲脱之危急重症，干姜以其辛热之性，大能回阳复脉，温通心肾之阳，祛散在里之阴寒。与附子、甘草相伍，共奏回阳救逆、温中祛寒之效，温肺化饮，使阳气得复，阴寒得散，血脉得通。

临证时对于外寒里饮之证，尤善运用小青龙汤以宣肺散寒、温化水饮。患者因外受寒邪，内有水饮停聚，常表现为恶寒发热、无汗、咳嗽痰多、痰清稀色白、胸痞，或干呕，或噎，或渴，舌苔白滑，脉浮紧。小青龙汤之精髓，在于方中加入干姜，以其辛温之性，既能助麻黄、桂枝发散在表之风寒，又能助半夏、细辛温化在里之水饮，生姜在此方中犹如桥梁，连接内外，既散表寒又温里饮，温阳散寒，化饮止咳，使表里之邪得以双解。

炮姜

【基本概述】

入药部位：姜科植物姜的干燥根茎的炮制加工品。

别名：黑姜、姜炭、干姜炭、炮干姜。

产地：主产于四川、贵州等地。

炮制：取干姜，照炒法用砂烫至鼓起（药物与热砂同炒的一种炮制方法，称为砂烫，亦叫烫法），表面棕褐色。

性味：辛，热。

归经：归脾、胃、肾经。

功效：温经止血，温中止痛。

【临床应用】

（1）温经止血：本品性温，擅长温经散寒，从而能有效止血，尤其适用于虚寒或脾不统血导致的血证。

①治疗脾不统血之血证：炮姜可单独使用，通过其温补脾阳、固摄血液的作用，达到止血效果。此用法简单直接，适用于病情较轻者或作为辅助治疗手段。

②治疗虚寒性吐血、便血：炮姜常与补气助阳的药物配伍使用，如人参（大补元气）、黄芪（补气升阳）、附子（温阳散寒）等，以增强温阳散寒、固摄血液的功效，增强止血效果。

③治疗冲任虚寒之崩漏下血：冲任二脉为调节月经及生育的重要经脉，若冲任虚寒，则易导致崩漏下血等妇科病症。炮姜配伍艾叶（温经止血、散寒止痛）、乌梅（收敛止血）、棕榈炭（收敛止血）等，共奏温经散寒、收敛止血之功，能有效治疗冲任虚寒所致的崩漏下血。

（2）温中止痛：炮姜具有温中散寒、止痛的功效，对于中焦虚寒引起的各种疼痛病症有显著疗效。

①治疗中寒水泻：适用于中焦受寒，脾胃运化失职所致水泻。炮姜可研末冲服，以提高温中散寒、止泻的功效。

②治疗脾虚冷泻不止：对于因脾虚寒盛引起的长期腹泻不止，常以炮姜与健脾燥湿、温阳散寒的药物配伍，如厚朴（燥湿消痰、下气除满）、附子（温阳散寒），共同发挥温补脾阳、燥湿止泻的作用，使腹泻得以根本改善。

③治疗寒凝脘腹冷痛：脘腹冷痛多为寒邪凝滞所致，炮姜配伍高良姜（温胃散寒、消食止痛），如二姜丸，能温中散寒、行气止痛，治疗寒凝脘腹冷痛。

④治疗产后血虚寒凝之小腹疼痛：产后多气血虚弱，易受寒邪侵袭，致小腹疼痛。与当归、川芎、桃仁配伍，如生化汤，能养血活血、温经散寒、化瘀止痛，有效治疗产后血虚寒凝引起的小腹疼痛。

【用法用量】煎服，3~9g。

【注意事项】阴虚火旺者及孕妇慎用，热盛出血者忌用，热毒证者忌用。

【古籍摘要】

《得配本草》："炮姜守而不走，燥脾胃之寒湿，除脐腹之寒痞，暖心气，温肝经，能去恶生新，使阳生阴长，故吐衄下血有阴无阳者宜之。"

《本草分经》：辛苦大热，除胃冷而守中兼补心气，祛脏腑沉寒锢冷，去恶生新，能回脉绝无阳，又引血药入肝而生血退热，引以黑附则入肾祛寒湿。

【现代药理】本品不仅含有姜烯、水芹烯、莰烯、6-姜辣素、姜酮、姜醇等，还含树脂、淀粉等成分。

（1）止血与凝血作用：本品能显著缩短出血和凝血时间。

（2）抗溃疡作用：本品能够保护胃黏膜，减少溃疡的形成，促进溃疡面的愈合，有抗应激性及幽门结扎型胃溃疡、醋酸诱发的胃溃疡的作用，可缓解患者的疼痛和不适。

（3）镇痛与抗炎作用：本品能够调节体内炎症因子的表达，减轻炎症反应，并可通过神经调节机制缓解疼痛。

【临证体悟】炮姜专能温里并引药入血，有温中止泻、温经止血之功，可治疗里寒腹痛、吐泻及出血。

【实战经验】炮姜经炮制后趋于温经，既保留了干姜之温阳散寒的特性，又增强了止血之功。在治疗冲任虚寒、血不循经之崩漏病时，以炮姜炒炭后入药，既能温煦冲任、祛散深伏之寒，又能迅速收敛止血，使血行归经，崩漏得止。此法妙在炮姜既能温阳固本，治其根本之虚寒，又能即时止血，缓其标急之症，标本兼治，奏温阳止血、调补冲任之效，从而使患者气血和调，恢复机体健康。

产后女性，因分娩之劳，气血大伤，阳气式微，加之瘀血留滞胞宫，易致虚寒内生，瘀血不去，新血难生。沈氏女科深谙此理，善用生化汤，行产后温通之法治疗，以炮姜善走血分，能温经散寒而不伤阴血，配以桃仁、赤芍之活血化瘀，共奏温阳散寒、祛瘀生新之功，使寒散瘀化，促进新血生成，气血得以调和，子宫得以复旧，恶露得以尽除，从而达到治疗产后诸症、恢复母体健康之目的。

紫苏叶

（解表散寒，行气和胃）

【基本概述】

入药部位：唇形科植物紫苏的干燥叶（或带嫩枝）。

别名：赤苏叶、香苏叶、红苏叶、桂苏叶、苏叶。

产地：主产于江苏、浙江、河北。

性味：辛，温。

归经：归肺、脾经。

功效：解表散寒，行气和胃，解鱼蟹毒。

【临床应用】

（1）解表散寒

①治疗风寒表证兼气滞：紫苏叶辛温发散，能发散风寒，又能宣肺气、宽中气，常与香附配伍，以缓解胸脘满闷、恶心呕逆等症状，如香苏散。

②治疗咳嗽痰多：紫苏叶配伍杏仁、桔梗，能增强宣肺止咳、化痰平喘的功效，以治疗咳嗽痰多、痰白质稀、胸闷不适等症，如杏苏散。

（2）行气和胃

①治疗中焦气机郁滞之胸脘胀满：偏寒者，与砂仁、丁香等温中行气药配伍，能够温中散寒、行气止痛，适用于中焦虚寒、气滞所致的胸脘胀满、冷痛等症状；偏热者，与黄连、芦根等清热燥湿、生津止渴药同用，以达到清热行气、和胃除胀的功效。

②治疗妊娠胎气上逆之胸闷呕吐：紫苏叶与砂仁、陈皮等配伍，既能安胎止呕，又能行气和中，治疗妊娠期间因胎气上逆引起的胸闷、呕吐等症状。

③治疗七情郁结，痰凝气滞之梅核气：半夏厚朴汤是治疗梅核气的经典方剂，其中紫苏叶行气散结、宽胸利膈，与半夏、厚朴等化痰散结药合用，能缓解因情志不畅、痰凝气滞所致的咽喉异物感、胸闷不适等症状。

（3）解鱼蟹毒：紫苏叶具有解毒作用，如食鱼蟹中毒而致腹痛吐泻，可单用煎服，也可配伍生姜、陈皮、藿香等以增强解毒，和胃止呕。

【用法用量】 煎服，5~10g，不宜久煎。

【注意事项】 避免与相克食物、药物同食，阴虚火旺、温病患者慎用，对紫苏叶过敏的人群忌用。

【古籍摘要】

《名医别录》："主下气，除寒中。"

《本草纲目》:"行气宽中,消痰利肺,和血,温中,止痛,定喘,安胎。"

《本草新编》:"紫苏叶梗,味辛,气微温,无毒。入心、肺二经。发表解肌,疗伤风寒,开胃下食,消胀满,除脚气口臭。紫苏虽有叶与梗、子之分,而发表解肌,止喘定呕,未尝有异。但叶与梗宜少用,而子可多用也。盖叶、梗散多与收,而子则收多于散,亦在人临症而酌用之耳。"

【鉴别】紫苏叶:解表散寒,行气和胃,可升高血糖。紫苏梗:理气止呕安胎,尤治梅核气、胸满嗳气、呕吐不止、胎动不安。紫苏子:降气平喘,又能滑肠抗癌,主治痰壅气逆、肠燥便秘,以及乳腺癌、结肠癌等。

【现代药理】紫苏叶中含有紫苏醛、紫苏酮、苏烯酮、矢车菊素、莰烯、薄荷醇、薄荷酮、紫苏醇、二氢紫苏醇、丁香油酚等成分。

(1)解热作用:紫苏叶能帮助降低体温,缓解发热症状。

(2)促进胃肠蠕动作用:紫苏叶能促进消化液分泌,增强胃肠蠕动,有助于改善消化功能,缓解消化不良、腹胀等症状。

(3)抗菌作用:紫苏叶对大肠埃希菌、痢疾志贺菌、葡萄球菌等多种细菌具有抑制作用,因此可以用于治疗由细菌引起的肠道疾病等。

(4)止咳平喘作用:紫苏叶能减少支气管分泌,缓解支气管痉挛,对于咳嗽、气喘等症状有一定的缓解作用。

(5)升血糖作用:紫苏油可使血糖上升。

(6)抗血栓作用:紫苏叶能缩短凝血时间、血浆复钙时间和凝血酶活化时间。紫苏叶中的某些成分能够抑制血栓形成,有助于预防心脑血管疾病的发生。

(7)镇静催眠作用:紫苏叶中的某些成分还具有镇静催眠作用,有助于改善睡眠质量。

【临证体悟】

(1)发表散寒:本品可用于治疗外感风寒、恶寒发热、鼻塞流涕者。

(2)行气和胃:对于脾胃气滞、胸闷、呕恶,不论有无表证,均可应用。

(3)升高血糖:本品可升高血糖,临床上可用于治疗低血糖患者,故糖尿病患者慎用。

【实战经验】紫苏叶发散风寒之力强,善于开宣肺气,本人常以此药为君。紫苏叶轻扬升散,不仅可祛散在表之风寒,更可宣通闭塞之肺气,适用于外感风寒初期、恶寒发热、头痛鼻塞、咳嗽胸闷之症,可使寒邪得散,肺气得宣,诸症自解。

在诊疗中,深谙紫苏叶之妙用,常用于饮食不慎如鱼蟹中毒导致伤食,继而引发腹痛腹泻、恶心呕吐,并伴随低热等症状的患者。以其辛温之性,解鱼蟹之毒,和胃止呕。在治疗此类胃肠道不适时,常建议患者以紫苏叶煮水服用,或配合生姜、陈皮、藿香，既能温中散寒，缓解腹痛、腹泻之急，又能和胃降逆、止呕除恶，同时其辛散之性还有助于消退低热。

对于痰凝气滞所致梅核气，应运用半夏厚朴汤以行气散结、降逆化痰。紫苏叶之效用尤为关键，以其辛温之性，行气宽中而不燥烈，助半夏、厚朴等药增强行气散结之力，调和气机，使痰凝得散、气滞得通。紫苏叶更兼芳香辟秽之能，对于痰气互结、阻滞咽喉之梅核气，可引药入经，使痰消气顺、咽喉爽利。

气滞胸闷之症，源于气机不畅，中焦受阻，本人擅长以紫苏叶为引，行气解郁，和胃宽胸。紫苏叶可畅达气机，化解胸中郁闷，同时兼具调和胃气之功，使气机升降有序，则胸闷之感得消。其药性轻扬，善走上焦，入肺、胃，理肺宽胸，使脾胃气机顺畅，胸闷、呕吐之症自解，脾胃恢复正常功能。

当出现急性出血或伴随抽搐、手足痉挛、头晕、心慌等低血糖症状时，可巧妙运用紫苏叶以应急，紫苏叶能够迅速发挥其行气活血、定惊安神的作用，通过煮水饮用，可缓解抽搐与手足痉挛，稳定心神，减轻头晕与心慌之感。其辛散之性，还能促进气血流通，辅助提升血糖水平，在急救中具有独特价值。

附药

紫苏梗

【基本概述】

入药部位：唇形科植物紫苏的干燥茎。

别名：紫苏茎、苏梗、紫苏枝茎、苏茎、紫苏杆、紫苏草。

产地：主产于江苏、浙江、河北。

性味：辛，温。

归经：归肺、脾经。

功效：理气宽中，止痛，安胎。

【临床应用】

（1）紫苏梗辛温祛滞，善于顺气而利胸膈，宽中而止呕吐，能有效缓解气机不畅所引起的多种胸腹不适症状，可用于治疗梅核气、胸胁胀痛、胸膈痞闷、胃脘胀痛、嗳气频发等症。与桔梗配伍，一升一降，开上宣肺，止咳平喘，可治疗肺气不宣之胸膈满闷、咳嗽气喘痰多等症状。

（2）紫苏梗能顺气安胎、和胃止呕，可用于治疗妊娠胎气上逆所致胸闷呕吐、胎动不安者。配伍陈皮、生姜，可通过理气宽中缓解胸闷、恶心，有止痛安胎、固护胎气之功。

【用法用量】水煎汤，用量5~10g。

【古籍摘要】

《本草汇言》:"气郁结而中满痞塞,胸膈不利,或胎气上逼,腹胁胀痛者,苏梗可以顺气而宽中。"

《本草蒙筌》:"梗下诸气略缓,体稍虚者用宜。"

《本草崇原》:"主宽中行气,消饮食,化痰涎,治噎膈反胃,止心腹痛,通十二经关窍脉络。"

《药品化义》:"苏梗,能使郁滞上下宣行,凡顺气诸品惟此纯良。"

【现代药理】

(1)安胎作用:紫苏梗具有与孕酮相似的药理活性,能够激发动物子宫内膜酶活性增长,作用随剂量的增加而增加。

(2)调节胃肠功能作用:紫苏梗可以促进结肠收缩运动,表现出良好的调节胃肠道动力的作用。

【临证体悟】

(1)止呕安胎:本品适用于妊娠早期胃气上逆引起的恶心呕吐、胎动不安等症。

(2)行气和中,宽胸利膈:本品适用于气滞痰凝所致的梅核气、胸膈痞闷、胃脘胀满等症。

【实战经验】沈氏女科善用紫苏梗调治胎动不安与妊娠呕吐。紫苏梗味辛性平,既能安胎定悸,稳定胎气以防胎动不安,又能行气宽中、和胃止呕,缓解妊娠期间因胃气上逆所致的呕吐。其药性和缓,不燥不烈,尤为适宜孕妇体质,通过调和气机,使胎元稳固、呕吐得止,从而达到安胎顺产的目的。紫苏梗之妙,在于其行中有止,止中有行,既无毒副作用,不损胎元,又能调顺妊娠诸症,实为妇科安胎之良药。

紫苏子

【基本概述】

入药部位:唇形科植物紫苏的干燥成熟果实。

别名:苏子、黑苏子、铁苏子、任子。

产地:主产于湖北、江苏、河南、浙江、河北。

性味:辛,温。

归经:归肺经。

功效:降气化痰,止咳平喘,润肠通便。

【临床应用】

(1)降气化痰,止咳平喘:紫苏子能治疗痰壅气逆,改善肺气郁结或上逆所致的咳嗽气喘、痰多黄稠、胸闷胁痛等症。

①治疗痰壅气逆之咳喘痰多、食少胸痞：紫苏子具有降气化痰的功效，可配伍白芥子、莱菔子，共同发挥温肺化痰、降气消食之功，缓解胸闷不适，如三子养亲汤，适用于治疗痰壅气逆导致的咳喘痰多、食少胸痞等症状。

②治疗上盛下虚之久咳痰喘、胸膈满闷：紫苏子具有降气化痰、止咳平喘的作用，配伍半夏、厚朴等，旨在降气平喘、温肾纳气，如苏子降气汤，能改善患者的呼吸状况，缓解虚喘。

③治疗风寒外束，痰热内蕴之咳喘：紫苏子具有降气平喘的作用，与麻黄、杏仁等药配伍，共奏宣肺平喘、清热化痰之功，如定喘汤，能缓解患者的咳喘、痰多色黄症状，清除体内的痰热。

（2）润肠通便：紫苏子富含油脂而具有润肠通便的作用，常与火麻仁同用，增强润肠效果；常与苦杏仁同用，既能缓解咳嗽气喘症状，又能改善便秘；常与瓜蒌仁同用，既可清热化痰，又能增强润肠通便的效果。

【用法用量】煎服，5~10g。

【使用注意】脾虚便溏者慎用。

【古籍摘要】

《本草汇言》："设或上气喘逆，苏子可以定喘而下气；痰火奔迫，苏子可以降火而清痰。"

《日华子本草》："主调中，益五脏，下气，止霍乱、呕吐、反胃，补虚劳，肥健人，利大小便，破癥结，消五膈，止咳，润心肺，消痰气。"

《本草纲目》："治风顺气，利膈宽肠，解鱼蟹毒。"

【现代药理】紫苏子含有油酸、亚油酸、亚麻酸、迷迭香酸、氨基酸、维生素与微量元素等成分。

（1）镇咳、祛痰、平喘作用：紫苏子在治疗呼吸系统疾病方面表现出色，具有显著的镇咳、祛痰和平喘作用。它能够有效地缓解咳嗽、气喘等症状，改善呼吸功能。这一作用可能与其含有的活性成分能够降低呼吸道阻力、松弛支气管平滑肌有关。

（2）降脂、降压作用：紫苏子所含的脂肪酸成分对于降低血脂和血压具有积极作用，能够降低血清总胆固醇、甘油三酯和低密度脂蛋白胆固醇水平，同时提高高密度脂蛋白胆固醇水平，从而起到调节血脂的作用。紫苏子也可以通过扩张血管、降低血管阻力等途径降低血压，有助于预防和治疗高血压等心脑血管疾病。

（3）抑菌作用：紫苏子还具有广谱的抑菌作用，能够抑制多种细菌的生长和繁殖。研究发现，紫苏子油对变形杆菌、酵母菌、黑曲霉菌、青霉菌等多种病原菌具有显著的抑制作用。

（4）促进肠蠕动作用：紫苏子能够增加肠道的蠕动频率和幅度，促进粪便排出，从而缓解便秘症状。

（5）镇静安眠作用：紫苏子能够抑制中枢神经系统的兴奋性，起到镇静安眠的作用。

【临证体悟】

（1）止咳平喘：本品与炒葶苈子、莱菔子三者合用，称为止咳三子汤，可用于痰涎壅盛的咳嗽咳喘、气机不利者。

（2）润肠通便：本品适用于肠燥便秘，尤其适用于咳喘兼有便秘者，可以降泄肺气，以助大肠传导。

【实战经验】对于气机逆乱、肺气上逆而致的咳嗽气喘，本人常以紫苏子为主药，与陈皮、半夏相配，以增强化痰止咳、降气平喘之效。在此基础上，针对不同类型的喘咳病机，应灵活化裁。若患者兼有咳痰喘促、胸膈满闷，且表现出上盛下虚之证，则用三子养亲汤。该方以紫苏子为核心，辅以白芥子、莱菔子，三药合用，既能温肺化痰，又能降气消食，特别适用于老年喘咳及食积痰阻之证。对于上实下虚之喘咳，症见痰多色白、胸膈满闷，兼见腰膝酸软，则选用苏子降气汤。该方以紫苏子为主，配伍肉桂、当归等，上能降气化痰以平喘，下能温肾纳气以固本，标本兼治，使喘咳得平。面对痰壅于肺所致咳嗽气喘，劳则加重，动则益甚之症，应选用定喘汤。该方以麻黄、白果为君，紫苏子为辅，配以黄芩、桑白皮等清热化痰之品，共奏宣肺定喘、清热化痰之功，尤适用于风寒外束、痰热内蕴之咳喘。针对外感风寒，内有痰饮，症见咳嗽痰多色黄，伴喘息，甚则有支气管炎者，则应依据患者具体病情，灵活加减，可加紫苏子于温肺化饮、止咳平喘之方剂中，或联合小青龙汤等经典方，以解表散寒、温肺化饮，同时不忘兼顾祛痰平喘，力求标本同治，迅速缓解患者病痛。

若久咳不愈，肺气耗伤，肠燥津亏，易致便秘，可生用紫苏子。紫苏子既能润肺止咳、平息喘促，又兼润肠通便之妙，尤适用于小儿。小儿体质娇嫩，用紫苏子治疗小儿咳嗽伴发高热、便秘者，一则止咳平喘，二则润肠通便，使热邪有路可出，从而辅助退热，达到标本兼治的效果，体现"同病异治，异病同治"的灵活与精妙。

防风

（祛风解表，胜湿止痛）

【基本概述】

入药部位：伞形科植物防风的干燥根。

别名：铜芸、回云、回草、百枝、百种、屏风、风肉。

产地：主产于黑龙江、内蒙古、吉林、辽宁。

性味：辛、甘，微温。

归经：归膀胱、肝、脾经。

功效：祛风解表，胜湿止痛，息风止痉，散风止痒。

【临床应用】

（1）祛风解表：防风能祛风解表、发汗退热，又因其微温而不燥，药性较为缓和，故既能祛散风寒，又能发散风热。

①治风寒表证，头痛身痛、恶风寒者，常配以荆芥、羌活、独活等药同用，如荆防败毒散。

②治风热感冒，发热恶风、头痛、咽痛口渴者，常配伍薄荷、蝉蜕、连翘等辛凉解表药。

③治外感风湿，头痛如裹、身重肢痛，或一身关节尽痛、微热昏倦者，每与羌活、独活、藁本、川芎等药同用，如羌活胜湿汤。

④治卫气不足，肌表不固，而极易外感风邪，动辄感冒，汗出难止者，与黄芪、白术等益卫固表药同用，如玉屏风散。

（2）胜湿止痛：防风为较常用之祛风湿止痹痛药，可用于风寒湿痹、关节疼痛、四肢挛急等症。

①治疗风寒湿痹，肢节疼痛、筋脉挛急者，可配伍羌活、独活、姜黄等祛风湿止痹痛药，如蠲痹汤。

②治风、寒、湿邪郁而化热，关节红肿热痛，成为热痹者，可与地龙、薏苡仁、乌梢蛇等药同用。

（3）息风止痉：防风可以用于肌肉痉挛、四肢抽搐、角弓反张的破伤风。常与天麻、天南星、白附子相配，如玉真散。

（4）散风止痒：防风可以治疗多种皮肤病，其药性平和，风寒、风热所致之瘾疹瘙痒皆可配伍使用。

①治疗风寒瘙痒，疹色淡白或淡红、遇冷加剧者，可配伍麻黄、白芷、苍耳子等药，如消风散（《太平惠民和剂局方》）。

②治疗风热瘙痒，疹色鲜红、皮肤发热、遇热加剧者，可配伍薄荷、蝉蜕、僵蚕等药。

③治疗湿热瘙痒，痒势剧烈，遇湿、遇热加重，舌苔黄腻者，可配伍土茯苓、白鲜皮、赤小豆等药。

④治疗血虚风燥瘙痒，皮肤干痒、口干口渴者，可配伍当归、地黄等药，如消风散（《外科正宗》）。

⑤若兼里实热结，可配伍大黄、芒硝、黄芩等药，如防风通圣散。

【用法用量】煎服，5~10g。

【注意事项】本品药性偏温，阴血亏虚及热盛动风者不宜使用。

【古籍摘要】

《神农本草经》："主大风，头眩痛，恶风，风邪，目盲无所见，风行周身，骨节疼痹，烦满。"

《名医别录》："胁痛胁风，头面去来，四肢挛急，字乳金疮内痉。"

《本草纲目》："三十六般风，去上焦风邪，头目滞气，经络留湿，一身骨节痛，除风去湿仙药。"

【现代药理】防风主要含色酮类成分（如防风色酮醇、5-O-甲基维斯阿米醇苷、升麻素、升麻素苷）、香豆素类成分（如香柑内酯），还含酸性多糖、挥发油等。

防风有解热、抗炎、镇静、镇痛、抗惊厥、抗过敏作用。防风对铜绿假单胞菌和金黄色葡萄球菌有一定的抑制作用。防风煎剂对痢疾志贺菌、溶血性链球菌等有不同程度的抑制作用，并有增强小鼠腹腔巨噬细胞吞噬功能的作用。

【临证体悟】

（1）防风辛润善祛风邪，佐助黄芪、白术，即为玉屏风散，功效益气固表止汗，补中有疏，固表而不至于留邪，临床适用于表虚自汗或体虚反复感冒的患者。若见发汗恶风、恶寒发热，合用桂枝汤治之。

（2）防风配伍荆芥具有疏散透利之性，能够透邪外出，用于内有郁热者则能发散于外，故以防风、荆芥为君药的荆防败毒散可治外感风寒湿郁而化热之证。

（3）防风乃风药之统领，能治一身之风，风能胜湿，治疗湿重苔腻者可加防风提高疗效。

【实战经验】防风可治各种感冒，其味辛，具有解表作用，且性微温而不燥，药性较为缓和，既能发散风寒，又能发散风热，本人临证中常以防风配伍治疗。如遇患者恶风、恶寒、无汗，可配伍荆芥、羌活等祛风解表散寒药使用；遇发热、有汗、咽痛者，可配伍薄荷、连翘等辛凉解表药使用；遇关节疼痛之外感风湿者，可配伍羌活、藁本等祛湿解表药使用；遇气短乏力、常自汗出之虚人感冒者，可与黄芪、白术组成玉屏风散使用。

防风可治各种风症。风胜则动，对于患有破伤风、癫痫、帕金森、脑中风等疾病，症见肌肉痉挛、四肢抽搐、角弓反张的患者，可给予玉真散加减治疗，以祛风化痰、定搐止痉。风盛则痒，对于风邪导致的瘙痒症患者，可给予消风散加减治疗，以疏风养血、清热燥湿止痒。

苍耳子

（通利鼻窍，祛风除湿）

【基本概述】

入药部位：菊科植物苍耳的干燥成熟带总苞的果实。

别名：莫耳实、牛虱子、胡寝子、苍郎种、棉螳螂、苍子、胡苍子、饿虱子、苍棵子、苍耳蒺藜、苍浪子、老苍子。

产地：主产于山东、江苏、湖北。

性味：辛、苦，温；有毒。

归经：归肺经。

功效：散风寒，通鼻窍，祛风湿，止痛。

【临床应用】

（1）散风寒：苍耳子辛温宣散，可用于治疗外感风寒，症见恶寒发热、头身疼痛、鼻塞流涕者。

治疗外感风寒之恶寒发热、头身疼痛、鼻塞流涕者，可与防风、白芷、羌活等其他发散风寒药同用。

（2）通鼻窍：苍耳子上通颠顶，善通鼻窍以除鼻塞、止前额及鼻内胀痛，为治疗鼻鼽、鼻渊之良药。

①尤宜于鼻渊兼有外感风寒者，常与辛夷、白芷等散风寒、通鼻窍药配伍，如苍耳子散。

②治疗鼻渊，证属风热外袭或湿热内蕴者，常与薄荷、黄芩等疏散风热、清热药同用。

③治疗其他鼻病，如伤风鼻塞（急性鼻炎）、鼻窒（慢性鼻炎）、鼻鼽（过敏性鼻炎）等，本品亦较常用。

（3）祛风湿：苍耳子辛散温通，可遍及孔窍、肌肤，能散风除湿、杀虫止痒，用治风疹瘙痒、麻风疥疮，症见身痒难忍、时作时休者。

①治疗风疹瘙痒，可与地肤子、白鲜皮、白蒺藜等药同用，以祛风止痒。

②治疗疥癣麻风，可以苍耳子研末，用大风子油为丸。

（4）止痛：苍耳子辛散苦燥，性温散寒，能祛风除湿、通络止痛。

治疗风湿痹证之关节疼痛、四肢拘挛，可单用苍耳子煎汤服用，或与羌活、威灵仙、木瓜等药同用。

【用法用量】煎服，3~10g。或入丸、散。

【注意事项】血虚头痛者不宜服用。本品有一定毒性。可以引起多器官损害，对心脏、肝脏、肾脏等实质性器官损害较为严重。苍耳子中毒的主要原因是用量过大（一次超过30g或10枚）和炮制不当。因此要严格控制剂量，入汤剂以3~10g为宜，并严格遵守炮制规范。

【古籍摘要】

《神农本草经》："主风头寒痛，风湿周痹，四肢拘挛痛，恶肉死肌。"

《本草备要》："善发汗，散风湿，上通脑顶，下行足膝，外达皮肤。治头痛，目暗，齿痛，鼻渊，去刺。"

《本草汇言》："甘能益血，苦能燥湿，温能通畅，故上中下一身风湿众病不可缺也。"

【现代药理】苍耳子主要含有水溶性苷类、倍半萜内酯类、挥发油类、脂肪油类、酚酸类等化合物。

苍耳子水煎剂具有镇痛、消炎作用，对金黄色葡萄球菌、乙型溶血性链球菌、肺炎链球菌等有一定抑制作用，并能抗病毒，抑制疱疹病毒的生长。

小剂量苍耳子有呼吸兴奋作用，大剂量有抑制作用。另外，对化学刺激引起咳嗽具有显著的镇咳作用。对心脏有抑制作用，可以减慢心率，降低心脏收缩力。静脉注射可以起到短暂降压作用，所含的苍耳苷还可以降低血糖及改善糖耐量。

【临证体悟】

（1）苍耳子可治疗鼻炎，用香油炸后以棉签蘸之通鼻，每日2~3次即可。

（2）沈氏女科临证应用炒苍耳子与蛇床子、地肤子、葶苈子、莱菔子组成经验方"五子饮"，能利湿排毒、祛风止痒，专治表现为皮肤瘙痒或起疹块、小便不畅、苔薄黄腻、脉滑数濡的"湿毒证"，疗效显著。但苍耳子有毒，故应少量炒用或以车前草代之。

（3）苍耳子配合苦参、白鲜皮、蛇床子、野菊花、黄柏、炒苍术、土茯苓、萆薢、地肤子煎水坐浴15分钟，每日1次，可治疗外阴瘙痒。

【实战经验】对于素有鼻炎，又感受风寒，引起鼻炎加重，影响日常生活者，可以祛痰法配合苍耳子散治疗。方中辛夷、薄荷散风通窍，白芷祛风宣肺，诸药合用，具有祛痰湿、散风邪、通鼻窍之效。若患者鼻流浊涕不止、色黄质稠，为入里化热，应给予清热药。同时可配合以中药第三煎熏鼻、洗鼻之法。

若皮疹患者，症见局部红肿、起疹块、皮肤瘙痒、反复发作，可给予五子饮（炒苍耳子3g，蛇床子10g，地肤子10g，葶苈子10g，莱菔子10g），以利湿排毒、祛风止痒。同时配合药浴或中药外敷患处，以增强疗效。

菊花

（清肝明目，清热解毒）

【基本概述】

入药部位：菊科植物菊的干燥头状花序。

别名：甘菊、家菊、白菊花。

产地：主产于浙江、安徽、河南、四川。按产地和加工方法的不同，分为"亳菊""滁菊""贡菊""杭菊"，以亳菊和滁菊品质最优。

性味：辛、甘、苦，微寒。

归经：归肺、肝经。

功效：疏散风热，平抑肝阳，清肝明目，清热解毒。

【临床应用】

（1）疏散风热：菊花具有较好的疏散肺经风热之功，但发散表邪之力不强，可用于治疗风热感冒，或温病初起，温邪犯肺之发热、头痛、咳嗽等症。

治疗风热感冒所引起头痛、咽痛等症，可与桑叶相须为用，常配伍连翘、薄荷、桔梗等，如桑菊饮。

（2）平抑肝阳：菊花具有较好的平肝阳之功，常用于治疗肝阳上亢、肝经热盛之证。

①治疗肝阳上亢、肝经有热所致双目赤红、眩晕、耳鸣等症，与石决明、珍珠母、白芍等同用，以平肝潜阳。

②治疗肝阳上亢导致的头痛、眩晕等症，可配伍羚羊角、钩藤、桑叶等，如羚角钩藤汤。

（3）清肝明目：菊花既能疏散肝经风热，又能清泄肝热以明目，故可用治肝经风热或肝火上攻所致目赤肿痛、眼目昏花等症。

①治疗肝经风热，可配伍蝉蜕、木贼、僵蚕等。

②配伍石决明、夏枯草以清肝明目，可治疗肝火上炎所致双目红赤、肿痛、视物模糊等症。

③若精血不足，可配伍枸杞子、熟地黄等，如杞菊地黄丸。

（4）清热解毒：菊花能清热解毒，可用治疮痈肿毒。

若疮痈肿毒，红肿疼痛，可配伍金银花、生甘草等，如甘菊汤。

【用法用量】 煎服，5~10g。

【注意事项】《本草汇言》云："气虚胃寒，食少泄泻之病，宜少用之。"凡阳虚或头痛而恶寒者均忌用。

【鉴别】菊花类的鉴别。黄菊花：清上焦风热，散风退热，为外感风热的主药。白菊花：善泻肝火，清肝热，平肝明目又降压。野菊花：解毒消肿，降压强心，用治疮毒、高血压、心脏病。

（1）相同点：①白菊花、黄菊花、野菊花均有疏风清热之效。②野菊花与菊花为同科植物，均有清热解毒之功。

（2）不同点：①野菊花苦寒之性尤胜，长于解毒消痈，疮痈疔毒肿痛多用之。②菊花辛散之力较强，长于清热疏风，上焦头目风热多用之。③黄菊花清上焦风热，散风退热。④白菊花清泻肝火，明目降压。

【古籍摘要】

《神农本草经》："主风，头眩肿痛，目欲脱，泪出，皮肤死肌，恶风湿痹。久服利血气，轻身，耐老延年。"

《本草纲目》："风热，目疼欲脱，泪出，养目去盲，作枕明目。"

《本草衍义》："近世有二十余种，惟单叶花小而黄，绿叶色深小而薄，应候而开者是也。"

【现代药理】菊花主要含挥发油、黄酮、有机酸、菊苷、腺嘌呤、胆碱、黄酮、水苏碱等成分。

（1）对心血管的治疗作用：菊花可扩张冠状动脉，增加冠状动脉血流量，增加心肌耗氧量，改善因缺氧而致的心肌细胞收缩率下降。杭菊还具有改善和缓解心律失常的作用。

（2）抗感染作用：菊花水浸剂或煎剂对金黄色葡萄球菌、多种致病性杆菌及皮肤真菌均有一定抗菌作用。对流感病毒和钩端螺旋体也有抑制作用。

（3）其他作用：菊花还具有解热、抗炎、镇静、降压、缩短凝血时间等作用。

【临证体悟】

（1）降压强心：本品配伍钩藤、葛根，可用于治疗肝阳上亢所致的高血压，火热扰心所致的心律失常等症。

（2）润肠通便：本品配伍当归，可用于肠燥便秘，为沈氏女科治疗虚性便秘常用药对。二药搭配，通便无峻下伤阴之弊。

（3）清肝明目：菊花轻清上行头目，清肝火且平肝阳，配伍赤芍、桑叶，为治疗目赤肿痛常用药。

【实战经验】曾治某高血压患者，血压不稳，且眩晕、头痛等伴随症状明显，考虑为肝阳上亢、肝经热盛，给予菊花、桑叶等以清肝泄热，并配合降压四味［钩藤15g（后下），泽泻10g，川芎10g，莱菔子10g］，以及天麻、葛根等药，以平肝潜阳，缓解症状，平稳降压。若患者热盛伤津而致大便秘结，可给予白菊花配合当归，以润肠通便。

若患者情绪激动后出现目赤肿痛，考虑为肝火上攻所致，因菊花具有疏散肝经风热、清肝明目的功效，可配伍石决明、夏枯草、密蒙花等药共同治疗。另外，可嘱患者平素使用菊花代茶饮，同时可以代茶饮熏蒸双目。

附药

野菊花

【基本概述】

入药部位：菊科植物野菊的干燥头状花序。

别名：野菊、野黄菊、苦薏。

产地：主产于广西、湖南、江苏。

性味：苦、辛，微寒。

归经：归肝、心经。

功效：清热解毒，泻火平肝。

【临床应用】野菊花清热解毒、泻火平肝，常用于治疗风热感冒、肺炎、白喉、胃肠炎、疔、痈、口疮、丹毒、湿疹、高血压等疾病。

①治疗热毒蕴结之疔疖丹毒、痈疽疮疡、咽喉肿痛，常配伍蒲公英、紫花地丁、金银花等，如五味消毒饮。

②治疗风热上攻之目赤肿痛，常配伍金银花、密蒙花、夏枯草等。

③治疗肝阳上亢之头痛眩晕，常配伍夏枯草、决明子、钩藤等。

【用法用量】煎服，9~15g。外用适量，煎汤外洗或制膏外涂。

【古籍摘要】

《本草纲目》："治痈肿疔毒，瘰疬眼瘜。""调中止泄，破血，妇人腹内宿血宜之。"

《本草汇言》："破血疏肝，解疔散毒。主妇人腹内宿血，解天行火毒丹疔。洗疮疥，又能去风杀虫。"

【现代药理】野菊花主要含蒙花苷、矢车菊苷、菊花内酯、野菊花三醇、野菊花酮、樟脑、龙脑等成分。现代药理研究显示，野菊花有显著的抗菌作用，对金黄色葡萄球菌、白喉棒状杆菌、痢疾志贺菌、流感病毒、疱疹病毒以及钩端螺旋体均有抑制作用。此外，野菊花有明显的抗炎和降血压作用。

【实战经验】曾治一位疖肿患者，红肿热痛，反复发作，考虑为热蕴皮肤腠理所致，给予玄参汤加连翘、野菊花、紫花地丁等药以清热解毒消痈，同时配合以中药第三煎外洗。患者治疗1周，红肿明显消退；治疗2周，疖肿已愈。

柴胡

（疏散退热，疏肝解郁）

【基本概述】

入药部位：伞形科植物柴胡的干燥根。按性状不同，分别习称"北柴胡"和"南柴胡"。

别名：地熏、茈胡、山菜、茹草、柴草。

产地：北柴胡主产于河北、河南、辽宁；南柴胡主产于湖北、江苏、四川。

性味：辛、苦，微寒。

归经：归肝、胆、肺经。

功效：疏散退热，疏肝解郁，升举阳气，退热截疟。

【临床应用】

（1）疏散退热：柴胡有祛邪解表退热之功，可用于治疗外感风邪所致的恶寒发热、鼻塞流涕、脉浮等症。

①治疗风寒感冒，可配伍防风、生姜等，如正柴胡饮。

②外感风寒，寒邪入里化热，可配伍葛根、石膏等，如柴葛解肌汤。

③治疗风热感冒，可配伍菊花、薄荷、升麻等。

④治疗寒热往来，可与黄芩同用，如小柴胡汤。二药并用，外透半表半里之邪，内清少阳阳明之郁火，疏清并行，调畅枢机，可用于治疗少阳病发热、疟疾发热、外感热病、胸胁苦满以及肝胆诸疾。

（2）疏肝解郁：柴胡性善调达肝气、疏肝解郁，可用于治疗肝失疏泄，气机郁阻所致的月经不调、经前乳房胀痛、胸胁胀痛等症。

①治疗肝郁气滞，可配伍香附、川芎、白芍等，如柴胡疏肝散。

②配伍当归、白芍、白术等，可调达肝气、养血调经、缓急止痛，用于治疗女性肝气不舒之情志抑郁、月经失调等症，如逍遥散。

（3）升举阳气：柴胡气质清轻，能升少阳之气，可用于治疗中气不足、气虚下陷所致的脏器脱垂等症。

治疗气虚下陷，可配伍人参、黄芪、升麻等，以益气升阳、扶正祛邪，如补中益气汤。

（4）退热截疟：柴胡能疏散少阳半表半里之邪，用于治疗邪在少阳所致的寒热往来、胸胁苦满、口苦咽干等症。

治疗疟疾寒热，可配伍黄芩、常山、草果等。

【用法用量】煎服，3~10g。疏散退热宜生用，疏肝解郁宜醋制，升举阳气可

生用或酒制。

【注意事项】柴胡其性升散，古人有"柴胡劫肝阴"之说，阴虚阳亢、肝风内动、阴虚火旺及气机上逆者忌用或慎用。大叶柴胡的干燥根茎，表面密生环节，有毒，不可当柴胡用。

【鉴别】

①北柴胡：生用，解表退热、疏肝解郁；醋制或醋炒，调经止痛；鳖血炒，退虚热；酒制，升提止泻；蜜水炒，润肺止咳。抗炎作用较强，治疗肝炎效果较好。

②南柴胡：生用可治肝郁劳热，解热作用较强。

③竹叶柴胡：疏肝止痛之力更强。

④银柴胡：长于清虚热、除疳热，善治疗阴虚发热、骨蒸劳热、小儿疳热。

【古籍摘要】

《神农本草经》："主心腹，去肠胃中结气，饮食积聚，寒热邪气，推陈致新。"

《本草纲目》："治阳气下陷，平肝、胆、三焦、包络相火，及头痛眩晕，目昏赤痛障翳，耳聋鸣，诸疟及肥气寒热，妇人热入血室，经水不调，小儿痘疹余热，五疳羸热。"

【现代药理】柴胡含有柴胡皂苷A、B、D、F，2-甲基环戊酮，柠檬烯，月桂烯，香芹酮，以及戊酸、己酸、庚酸、辛酸、2-辛烯酸、壬酸、γ-庚烯酸等，亦含有多糖、有机酸、植物甾醇及黄酮类成分等。

（1）退热作用：柴胡煎剂、注射液、醇浸膏，以及柴胡挥发油、粗皂苷等，对多种原因引起的动物实验性发热，均有明显的解热作用。

（2）抗炎作用：柴胡及其有效成分柴胡皂苷有抗炎作用。柴胡皂苷A可通过抑制NF-κB信号通路，有效降低促炎性细胞因子的表达。柴胡皂苷D可通过抑制PI3K/Akt/mTOR信号通路诱导自噬，缓解炎症反应和抑制细胞凋亡，具有显著的抗炎作用。

（3）其他作用：柴胡具有镇静、镇痛、镇咳、降血脂、保肝、利胆、兴奋肠平滑肌、抑制胃酸分泌、抗溃疡、抑制胰蛋白酶、抗病原微生物、兴奋子宫、影响物质代谢、抗肿瘤、抗癫痫、抗辐射及促进免疫功能等作用。

【临证体悟】柴胡性升散，不宜久用、大量使用，临证须配伍使用党参、黄芩。对于经期感冒以及儿童外感发热，在治疗中配伍柴胡可增强退热效果。

【实战经验】治疗月经不调、情绪抑郁者，应考虑肝郁气滞，给予疏肝解郁之法，可以沈氏女科经验方"小柴胡汤"（柴胡10g，黄芩10g，白芍10g，佛手10g）为主方，同时配合香附、当归、白芍、菟丝子、泽兰等药以调达肝气，养血调经。此外，调理女性月经，经前必先调气，尤其肝气郁结患者，需先疏肝调气，可用丹栀逍遥散，选用柴胡、白术、石菖蒲、郁金、益母草、牡丹皮等药，再选加调节内分泌的泽兰、茜草、鳖甲、川续断、女贞子等。

附药

银柴胡

【基本概述】

入药部位：石竹科植物银柴胡的干燥根。

别名：银夏柴胡、银胡、牛肚根、沙参儿、白根子。

产地：主产于宁夏、甘肃、内蒙古等地。

性味：甘，微寒。

归经：归肝、胃经。

功效：清虚热，除疳热。

【临床应用】

（1）清虚热：银柴胡性微寒，善清虚热。治疗阴虚发热、骨蒸劳热，常与地骨皮、青蒿、鳖甲等同用，如清骨散。

（2）除疳热：银柴胡治疗小儿食滞或虫积所致的疳积发热、腹部膨大、口渴消瘦、毛发干枯等，常与胡黄连、鸡内金、使君子等同用。

【用法用量】煎服，3~10g。

【注意事项】外感风寒、血虚无热者不宜使用。

【古籍摘要】

《本草从新》："治虚劳肌热，骨蒸劳热，热从髓出，小儿五疳羸热。"

《医林纂要》："坚肾水，平相火。"

《本草求原》："清肺、胃、脾、肾热，兼能凉血。治五脏虚损，肌肤劳热，骨蒸烦痛，湿痹拘挛。"

【现代药理】银柴胡主要含 α- 菠菜甾醇、豆甾醇等甾醇类成分，以及黄酮类成分等。银柴胡具有抗动脉粥样硬化作用，其提取物三萜皂苷可降低动脉粥样硬化的血清胆固醇含量，改善动脉粥样硬化。此外，银柴胡还有解热和抗炎作用。

【临证体悟】

（1）古人有"柴胡劫肝阴"（"劫"有升提胃阴的意思，来自叶天士）的说法，阴虚火旺患者需使用银柴胡，配伍牡丹皮、栀子克服柴胡之燥性，防止其进一步耗散阴液。

（2）南柴胡解热作用较强；北柴胡抗炎作用较强，治疗肝炎效果较好；银柴胡退虚热、清肝热的效果较强，可用于骨蒸盗汗、烘热颧红等虚热证。

【实战经验】骨蒸劳热患者，考虑阴虚火旺为患，可给予银柴胡治疗。银柴胡性微寒，善清骨髓之热，可作君药以退虚热，配合知母、地骨皮等药，入阴分，清伏热，再配合青蒿辛散之功，宣内伏之热而出表，配合成方，共奏清骨退蒸、滋阴潜阳之功。

葛根
（解肌退热，生津止渴）

【基本概述】

入药部位：豆科植物野葛的干燥根。习称"野葛"。

别名：干葛、甘葛、葛麻茹、葛子根、葛条根、鸡齐根。

产地：主产于河南、湖南、浙江、四川。

性味：甘、辛，凉。

归经：归脾、胃、肺经。

功效：解肌退热，生津止渴，透疹，升阳止泻，通经活络，解酒毒。

【临床应用】

（1）解肌退热：葛根善解肌发表、发汗退热，可用于治疗外感发热、项背强痛等。外感表证发热，无论风寒、风热，均可使用。

①治疗风热感冒发热，常配伍薄荷、菊花、蔓荆子，以发汗退热。

②治疗风寒感冒发热，常配伍柴胡、黄芩、白芍、羌活等药，如柴葛解肌汤，以解肌退热。

③若患者表实无汗，常配伍麻黄等药，如葛根汤，以发汗解肌、生津舒筋。葛根汤治外感风寒表实，恶寒发热、头痛、项背强几几、身痛无汗、腹微痛，或下利，或干呕，或微喘，舌淡苔白，脉浮紧者。现用于感冒、流行性感冒、麻疹、痢疾等病见上述症状者。

④若患者表虚汗出，常配伍桂枝、芍药等药，如桂枝加葛根汤，以解肌发表、生津和营。临床应用以发热汗出、恶风、项背强痛不舒为主要症状。

（2）生津止渴：葛根既能鼓舞脾胃清阳之气上升，又能滋润胃中津液，而发挥生津止渴之功，适用于热病烦渴及消渴证口渴多饮者。

①治疗热病津伤口渴，常配伍芦根、天花粉、知母等。

②治疗阴津不足之消渴，常配伍天花粉、麦冬等。

③治疗内热消渴，常配伍天花粉、地黄、麦冬、五味子等，如玉泉丸。

（3）透疹：葛根能发散表邪、透发麻疹，用于麻疹初起，发热恶寒，疹出不畅之症。若麻疹不透，为表邪外束，而致疹出不畅，可配伍升麻、芍药等，如升麻葛根汤。

（4）升阳止泻：葛根能升发清阳，鼓舞脾胃清阳之气，可治疗湿热泻痢、脾虚泄泻等。

①治疗湿热泻痢或邪热入里，可配伍黄芩、黄连等，如葛根芩连汤。

②治疗脾虚泄泻，可配伍茯苓、白术、藿香等药，如七味白术散。

（5）通经活络：葛根善舒筋活络、通经止痛，可治疗中风偏瘫、胸痹心痛、项背不舒等病症。若中风偏瘫，或胸痹心痛，或眩晕头痛，常配伍三七、丹参、川芎等。

（6）解酒毒：葛根和中缓急，能化解饮酒过多所致的湿热之毒，适用于饮酒过多、损伤脾胃所致恶心呕吐、脘腹痞闷者。治疗酒毒伤中，常配伍陈皮、白豆蔻、枳椇子等。

【用法用量】煎服，10~15g。解肌退热、生津止渴、透疹、通经活络、解酒毒宜生用，升阳止泻宜煨用。

【注意事项】葛根性凉，易于动呕，胃寒者少用、慎用。

【古籍摘要】

《神农本草经》："主消渴，身大热，呕吐，诸痹，起阴气，解诸毒。"

《名医别录》："疗伤寒中风头痛，解肌发表，出汗，开腠理，疗金疮，止痛，胁风痛。"

《本草拾遗》："生者破血，合疮，堕胎，解酒毒，身热赤，酒黄，小便赤涩。"

【现代药理】葛根主要含葛根素、黄豆苷元、黄豆苷、黄豆苷元 8-O-芹菜糖（1-6）葡萄糖苷，以及 6,7- 二甲基香豆素、6- 牻牛儿基 -4,7- 二羟基香豆素等成分。

（1）对心血管的作用：葛根素可通过松弛冠状动脉血管平滑肌以扩张冠状动脉，避免发生心肌缺血导致的再灌注损伤和炎症反应，进而减轻心肌细胞结构的损伤，抑制血管内皮细胞的凋亡，发挥保护心肌的作用。此外，还可扩张冠状动脉、增加血流量、有效降低外周阻力，并能通过影响细胞膜通透性，减少儿茶酚胺的释放，抑制心肌兴奋，进而预防心律失常的发生。

（2）对脑血管的作用：葛根可以通过直接扩张脑血管、增加脑血流量，以改善脑循环、稳定脑血管功能，从而增加脑组织和脑细胞的供血和供氧，预防神经功能障碍的发生。有研究发现，葛根素能够抑制脑缺血再灌注时脑组织的相关蛋白表达以及血小板聚集，进而保护脑组织，预防脑梗死发生。

（3）降压作用：葛根的有效成分葛根素、葛根黄酮具有扩张血管的作用，可增强心肌收缩力，降低主动脉压，并能调节机体肾素 - 血管紧张素系统，对抗内皮素、肾上腺素以及异丙肾上腺素等诱导的升压作用。

（4）降血糖和降血脂作用：动物研究发现，葛根素可有效提高糖尿病小鼠胰岛素敏感性，改善胰岛素抵抗，对于降低血糖水平以及改善糖耐量具有重要作用。此外，葛根素还可以降低小鼠总胆固醇、低密度脂蛋白胆固醇以及极低密度脂蛋白胆固醇含量，升高高密度脂蛋白胆固醇含量，有效降低血脂，在糖尿病治疗中具有积极作用。

【临证体悟】

（1）发表退热：本品配伍柴胡、连翘，可用于外感风热引起的发热汗出、咽喉肿痛等病症；配伍桂枝、白芍，可用于外感风寒引起的恶寒发热、头项强痛等病症。

（2）清热生津：配伍天花粉、知母、麦冬，可用于肺胃热盛引起的口干口渴、津液内伤等病症，也可用于糖尿病津亏热盛之证。

（3）强心扩冠：配伍红花、水蛭，可用于心血管疾病，如冠状动脉粥样硬化性心脏病（简称冠心病）、心肌梗死、心律失常、高血压等。

【实战经验】对于冠心病之痰瘀互结证患者，应以沈氏女科经验方"温胆汤"为主方，先祛其痰，同时配合活血化瘀、强心扩冠之法，给予葛根、红花、水蛭等药。其中，葛根可缓解冠状动脉痉挛，增加冠状动脉血流量，抗心肌缺血，并可增加缺血区心肌的局部血流量，从而有效缓解胸痛症状。

糖尿病患者，口渴多饮，考虑为阴虚内热，耗伤津液，可应用葛根以发挥生津止渴之功，常配合天花粉、麦冬、芦根、知母等药以养阴生津。

清热药

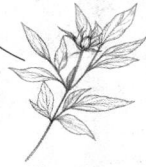

凡以清解里热为主要功效，常用以治疗里热证的药物，称为清热药。根据其药性、功效及主治的差异，可将清热药分为清热泻火药、清热燥湿药、清热解毒药、清热凉血药、清虚热药五类。清热泻火药，能清气分热，治疗气分实热证，有泻火泄热的作用，代表药物有石膏、知母、芦根、栀子、夏枯草等；清热燥湿药，药性寒凉，偏于苦燥，有清热化湿的作用，代表药物有黄芩、黄连、黄柏、苦参、白鲜皮等；清热解毒药，常用于治疗各种热毒证，代表药物有金银花、连翘、蒲公英、板蓝根、山慈菇等；清热凉血药，专入血分，能清血分热，治疗血分实热，有凉血清热作用，代表药物有生地黄、玄参、牡丹皮、赤芍、紫草等；清虚热药，能清虚热、退骨蒸，常用于午后潮热、低热不退等症，代表药物有青蒿、地骨皮、银柴胡等。

本类药物药性寒凉，沉降入里，能通过清热泻火、清热燥湿、清热解毒、清热凉血及清虚热等不同作用，使里热得以清解，正如《黄帝内经》"热者寒之"及《神农本草经》"疗热以寒药"的用药原则。清热药主要用治温热病高热烦渴，肺、胃、心、肝等脏腑实热证，以及湿热泻痢、湿热黄疸、温毒发斑、痈疮肿毒、阴虚发热等里热证。由于里热证的致病因素、疾病表现阶段，以及病位不同，又有热在气分、血分之分，有实热、虚热之别，需选择不同的清热药进行治疗。使用清热药时应辨别热证的虚实，实热证有气分实热、营血分热及气血两燔之别，应分别予以清热泻火、清热凉血、气血两清之法；虚热证则以养阴清热、凉血除蒸之法为主。

本类药物药性大多寒凉，易伤脾胃，故脾胃虚弱、食少便溏者慎用。苦寒药物易化燥伤阴，故热病伤阴或阴虚津亏者慎用。清热药禁用于阴盛格阳或真寒假热之证。

芦根

（清热泻火，生津止渴）

【基本概述】

入药部位：禾本科植物芦苇的新鲜或干燥根茎。

别名：芦茅根、苇根、芦菰根、顺江龙、水蓈蔃、芦柴根、芦通、苇子根、芦芽根、甜梗子、芦头。

产地：全国大部分地区均产。

性味：甘，寒。

归经：归肺、胃经。

功效：清热泻火，生津止渴，除烦止呕，利尿。

【临床应用】

（1）清热泻火：芦根能清泄肺热，善于祛痰排脓，可用于治疗肺热咳嗽、风热咳嗽、肺痈吐脓等症。

①治疗肺中积热，可配伍黄芩、浙贝母、瓜蒌等。

②风热咳嗽，常见咽干、咽痛、发热等症，可配伍桑叶、菊花、苦杏仁等治疗，如桑菊饮。

③肺炎、肺脓肿，见咳吐大量腥臭浊痰，甚则脓血相兼，可配伍薏苡仁、冬瓜仁等治疗，如苇茎汤。

（2）生津止渴：芦根可用于治疗热病伤津所致烦热口渴。

①治疗阴液大伤，口干口渴，或热病高烧，饮不解渴者，可配伍麦冬、天花粉等。

②治疗口舌干燥，烦热口渴，或干燥综合征患者，可配伍麦冬汁、梨汁、荸荠汁、藕汁为五汁饮，药食同源，为食疗佳品。

（3）除烦止呕：芦根入胃经，能清胃热而止呕逆，可用于治疗胃热呕吐。可配伍竹茹、生姜等，以和胃止呕。

（4）利尿：芦根形如圆柱而中空，有利水通淋之功，可用于治疗热淋涩痛、小便短赤等症。配伍白茅根、车前草等，以清热利尿通淋。

【用法用量】 煎服，15~30g。鲜品用量加倍，或捣汁用。

【注意事项】 脾胃虚寒者慎用。

【古籍摘要】

《药性论》："能解大热，开胃。治噎哕不止。"

《玉楸药解》："清降肺胃，消荡郁烦，生津止渴，除烦下食，治噎哕懊憹。"

【现代药理】芦根含有咖啡酸、龙胆酸，维生素 B_1、B_2、C，天冬酰胺，以及蛋白质、脂肪、多糖等成分。

（1）抗氧化作用：芦根多糖有一定的抗氧化活性，具有抗氧化效果，可清除羟基自由基并抑制其产生，具有一定的抗氧化作用。

（2）保肝作用：芦根多糖有一定的保肝及抗肝纤维化的作用，可增强肝细胞抗损伤能力，降低肝损伤者肝脏内毒物的含量，提高血清和肝脏 GSH-Px 活力，进一步将过氧化物氧化成水和无毒醇。芦根多糖可通过抗氧化、保护肝细胞、抑制胶原沉积等途径，改善肝功能，降低肝脂肪化程度，抑制肝纤维化。

（3）抗菌作用：芦根对金黄色葡萄球菌有明显抑制作用。

【临证体悟】

（1）祛痰排脓：配伍金荞麦、桑白皮，可用于治疗痰热壅盛所致的肺癌、肺脓肿、肺炎等病症。

（2）生津止渴：配伍生地黄、天花粉、麦冬，可用于热病气阴两伤所致的咽干口渴、烦渴欲饮等症。

（3）清热利尿：配伍炒葶苈子、泽兰、白茅根，可用于治疗心力衰竭、肾功能衰竭导致的尿少、尿闭、水肿等病症。

【实战经验】治疗糖尿病，苔腻、口渴症状明显者，临证时应先退舌苔，同时给予芦根 30g 以生津止渴。舌苔退后可配伍生地黄、天花粉、麦冬等药，以治疗气阴两伤所致的烦热口渴、咽干、大饮等症。此时不可用人参、附子等虎狼之药，亦慎用补法，以防滋腻加重口渴。

肺炎患者，发热、咳嗽、吐大量腥臭浊痰，甚则脓血相兼，考虑治以清泄肺热、祛痰排脓为主，给予苇茎汤治疗，同时可配伍金荞麦、桑白皮等药，以在祛脓痰的同时，缓解口渴等症。

肾功能衰竭患者，表现为尿少、尿闭、水肿等症，需控制饮水量，但临床应用利尿药后咽干明显。此时用芦根，既利尿又清热，且利尿不伤阴，临床效佳。芦根用量一般控制在 30g 以内，若超量可引起舌苔腻。

知母

（清热泻火，滋阴润燥）

【基本概述】

入药部位：百合科植物知母的干燥根茎。

别名：蚔母、连母、地参、水参、货母、蝭母、芪母、提母、女理、苦心、昌支等。

产地：主产于河北、山西、陕西、内蒙古。

性味：苦、甘，寒。

归经：归肺、胃、肾经。

功效：清热泻火，滋阴润燥。

【临床应用】

（1）清热泻火：知母善清泻肺胃实火，为清肺胃火之要药，并可滋养肺阴而润燥，用于治疗肺热咳喘、阴虚燥咳，或壮热、烦渴的温热病气分实热证。

①治疗外感热病，高热烦渴者，可配伍生石膏，如白虎汤，以发挥清热之功效，适用于肺胃热证、气分实热证。

②治疗肺热咳嗽，常配伍黄芩、栀子、瓜蒌等，如清金化痰汤。

③治疗阴虚燥咳，可与贝母同用，如二母散。

（2）滋阴润燥：知母能清降相火而滋肾阴，宜治疗内热伤津，阴虚火旺导致的消渴病，改善多饮、多食、多尿的"三多"症，亦能治疗肠燥便秘。

①治疗骨蒸潮热，常配伍黄柏、地黄等，如知柏地黄丸。

②治疗内热消渴，常配伍天花粉、葛根等，如玉液汤。

③治疗肠燥便秘，常配伍生地黄、玄参、麦冬等，如增液汤。

【用法用量】煎服，6~12g。本品清热泻火宜生用，滋阴降火宜盐水炙用。

【注意事项】本品性寒质润，能滑肠通便，故脾虚便溏者慎用。

【古籍摘要】

《神农本草经》："主消渴热中，除邪气，肢体浮肿，下水，补不足，益气。"

《用药法象》："泻无根之肾火，疗有汗之骨蒸，止虚劳之热，滋化源之阴。"

《药性论》："主治心烦躁闷，骨热劳往来，生产后蓐劳，肾气劳，憎寒虚损，患人虚而口干，加而用之。"

【现代药理】知母主要含知母皂苷A-Ⅰ、A-Ⅱ等皂苷类，以及知母多糖、芒果苷、异芒果苷、生物碱及有机酸等成分。

（1）解热作用：知母具有一定的解热作用。以高热大鼠为实验模型，通过测定大鼠血清中药物有效成分含量探究知母的解热作用，结果发现其须根的黄酮提取物能明显降低发热大鼠体温，表明知母具有一定程度的降温、解热作用。

（2）抗菌、抗病毒作用：体外实验中知母浸出液对金黄色葡萄球菌、白色葡萄球菌、铜绿假单胞菌、大肠埃希菌，以及甲型、乙型链球菌等均有明显抑制作用。

（3）降糖作用：知母总酚对糖尿病动物有较好的降糖作用，可显著提高小鼠糖耐量，降低空腹血糖。分别以知母不同炮制品的大、小剂量的药效进行比较发现，大剂量组降血糖效果更明显。

此外，知母还有抑制血小板聚集、抗炎、利尿、祛痰、抗癌、抗溃疡、改善学习记忆能力、保护脑缺血性损伤等作用。

【临证体悟】

（1）清降相火：知母配伍玄参，善清有余之相火，用于肺肾阴伤，虚火内生引起的口舌生疮久治不愈者。

（2）镇静安神：可用于心烦不得眠之围绝经期综合征，有夜间镇静作用，可加深睡眠深度。

（3）滋阴润燥：配伍生地黄、天花粉可清消渴之烦蒸，用于肾阴亏虚所致口干舌燥明显的糖尿病患者。

【实战经验】曾治一位糖尿病青年患者，平素嗜食甜食及饮料，考虑为内热消渴，以玉液汤为主方治疗。方中知母、天花粉滋阴清热，润燥止渴，佐以葛根升发脾胃清阳，输布津液而止渴，全方共奏清热泻火、滋阴润燥之功。

曾治一位糖尿病老年患者，症见口干口渴、失眠、夜尿频、睡眠差，既往亦患有高脂血症、高血压，因患者诉求为用药简单方便，遂给予知母、百合、枸杞子、麦冬、梨、大枣等，作为养生茶饮用。若腹泻，或平素大便溏薄，可加入2~3片生姜；若小便不畅，可加入白茅根。患者每日坚持服用，口干口渴明显改善，起夜减少，睡眠好转。

栀子

（清热利湿，凉血解毒）

【基本概述】

入药部位：茜草科植物栀子的干燥成熟果实。

别名：木丹、鲜支、卮子、支子、越桃、山栀子、枝子、小卮子、黄鸡子、黄荑子、黄栀子、黄栀、山黄栀、山栀。

产地：主产于江西、湖南、湖北、浙江。

性味：苦，寒。

归经：归心、肺、三焦经。

功效：泻火除烦，清热利湿，凉血解毒，消肿止痛。

【临床应用】

（1）泻火除烦：栀子能清泻三焦之火，治疗目赤肿痛、头痛口疮等火毒炽盛于三焦之症，可泻心火而除烦，治疗热病心烦、郁闷失眠、高热烦躁、神昏谵语等症。

①若见热病烦闷，常与淡豆豉同用，如栀子豉汤。栀子豉汤方中栀子泄热除

烦，豆豉透邪解热，共奏宣泄郁热而除烦之功，治疗热郁胸膈导致的心中懊恼、虚烦不得眠等症。

②若火毒炽盛，常配伍黄芩、黄连、黄柏等，如黄连解毒汤。

（2）清热利湿：栀子善清利肝胆湿热，可用治湿热郁蒸之黄疸、口苦、目赤等，也可利尿通淋，治疗热淋涩痛、血淋等症。

①治疗湿热黄疸，常配伍茵陈、大黄等，如茵陈蒿汤。

②治疗淋证涩痛，常配伍滑石、车前子等，如八正散。

（3）凉血解毒：栀子除清气分之热外，还可入血分，清热解毒，凉血止血，用于治疗血热妄行之吐血衄血，以及热毒疮疡之红肿热痛。

①治疗吐血衄血，常配伍大蓟、小蓟、牡丹皮等，如十灰散。

②治疗肝胆火热之目赤肿痛，常配伍黄连、夏枯草等。

③治疗热毒疮疡，常配伍连翘、蒲公英等。

（4）消肿止痛：栀子能清血中郁热，凉血止痛。治疗疮疡肿毒、扭挫伤痛，可以生栀子粉与黄酒调成糊状，外敷患处。

【用法用量】煎服，6~10g。外用生品适量，研末调敷。

【注意事项】栀子苦寒伤胃，脾虚便溏者慎用。

【鉴别】生栀子走气分而清热泻火，焦栀子及栀子炭入血分而凉血止血。栀子皮（果皮）偏于达表而祛肌肤之热，栀子仁（种子）偏于走里而清里热。

【古籍摘要】

《神农本草经》："主五内邪气，胃中热气，面赤酒疱，皶鼻，白癞，赤癞，疮疡。"

《本草正》："栀子，若用佐使，治有不同：加茵陈除湿热疸黄，加豆豉除心火烦躁，加厚朴、枳实可除烦满，加生姜、陈皮可除呕哕，同元胡破热滞瘀血腹痛。"

【现代药理】栀子含有栀子苷、羟异栀子苷、栀子素、西红花素、西红花酸、栀子花甲酸、栀子花乙酸、绿原酸，还含挥发油、多糖、胆碱及多种微量元素。

（1）导泻通便作用：栀子可以抑制自由基生成，增强清除自由基的能力，有明显导泻作用。

（2）保肝利胆作用：栀子的主要有效成分栀子苷具有保肝利胆作用，其能促进胆汁分泌及胆红素排泄，降低血中胆红素水平。栀子苷可通过降低血清谷氨酸氨基转移酶和天冬氨酸氨基转移酶活性，提高肝脏内谷胱甘肽浓度，从而发挥保肝作用。

（3）抗炎抗感染作用：栀子对金黄色葡萄球菌、脑膜炎双球菌、卡他球菌等有抑制作用，水煎剂可以杀死钩端螺旋体及血吸虫成虫，栀子水浸液在体外对多种真菌有抑制作用。栀子生品的抗炎作用最强，但当炮制温度过高时，其抗炎作用消失，这与栀子苷受热破坏分解、有效成分损失增加有关。

【临证体悟】

（1）清热通便：生栀子可用于口舌生疮、大便不通及鼻衄出血等症。生栀子配伍黄柏、大黄清热泻火，燥湿止痒，可治疗白带颜色偏黄、气味偏重。

（2）利湿退黄：生栀子配伍茵陈可以治疗肝胆病症，如黄疸型肝炎、胆囊炎、氨基转移酶水平升高等。

（3）凉血止血：本品适用于小便灼热赤痛，以及血热引起的月经量多、崩漏等病症。栀子炭尚可收敛止血。

【实战经验】 曾治疗一位黄疸型肝炎重症患者，氨基转移酶水平升高，急性肝坏死，本人给予急救措施，考虑为湿热黄疸，以茵陈蒿汤为主方。注意方中茵陈后下，大黄需生用。本方可清泄肠道湿热，泻肝胆实火，退热及退黄的效果较好。但需注意中病即止，本例患者服药1剂，见腹泻、氨基转移酶水平下降，立即停药。

曾经治疗一位反复尿路感染患者，多发作于情绪激动后，因心与小肠相表里，心火旺盛，下移小肠，则致尿血、尿痛症状，可伴发热。且因患者免疫功能低下，故易反复发作。本人给予生栀子配伍滑石、车前草、竹叶等药以清热泻火，利水通淋。待体内火热清除后，调整治则治法，加以扶正祛邪。若扶正后虚火又复起，则配以清泻虚火之药。加减治疗3个月，患者诉诸证皆除，未再发作。

淡竹叶

（清热泻火，利尿通淋）

【基本概述】

入药部位：禾本科植物淡竹叶的干燥茎叶。

别名：碎骨子、山鸡米、竹叶卷心。

产地：主产于浙江、江苏。

性味：甘、淡，寒。

归经：归心、胃、小肠经。

功效：清热泻火，除烦止渴，利尿通淋。

【临床应用】

（1）清热泻火：淡竹叶性寒而清泄心火，又味甘而淡，有助于渗湿利尿，适用于内热炽盛，心火上炎导致的口舌生疮或心火下移小肠之尿赤涩痛。

①常配伍玄参、连翘，增强清热泻火、解毒消肿之效，治疗上焦火旺，热毒

炽盛的咽喉肿痛、口腔溃疡。

②与木通、滑石等同用，增强清热利湿、通淋止痛之效，可用于尿道刺痛，如导赤散。

（2）除烦止渴：淡竹叶以其甘寒之性，独具双重功效，可入心经而有效清心火，从而解除心火亢盛所致烦躁不安；同时亦可入胃经，能泻胃火，达到止渴的目的，尤其对于热病伤津导致的心烦、口渴症状有显著疗效。

治疗热病伤津引发的烦渴多饮，或热病后期余热留恋导致口燥咽干等症，常配伍石膏、知母、芦根等，以清热泻火、养阴止渴。

（3）利尿通淋：淡竹叶以其甘淡之味而具有显著的利尿作用，能清除体内湿热之邪，治疗湿热蕴结导致的小便不利、尿血、尿痛以及热淋等病症。

①配伍白茅根、小蓟等，加强清热利湿、凉血止血的功效，用以治疗湿热蕴结下焦导致的尿血。

②配伍灯心草、海金沙等，加强清热利湿、通淋排石的功效，适用于湿热下注，膀胱气化不利所导致尿频、尿急、尿痛、尿道灼热之热淋及石淋等。

【用法用量】煎服，6~10g。

【注意事项】阴虚火旺、骨蒸潮热者不宜使用。

【古籍摘要】

《本草纲目》："去烦热，利小便，清心。"

《滇南本草》："治肺热咳嗽，肺气上逆。治虚烦，发热不眠。退虚热，止烦热。"

《本草备要》："凉心暖脾，消痰止渴。除上焦风邪烦热，咳逆喘促，呕哕吐血，中风失音，小儿惊痫。竹生一年以上者，嫩而有力。"

【现代药理】淡竹叶主要含芦竹素、白茅素等三萜类化合物，以及蒲公英甾醇等甾类物质。

（1）利尿作用：淡竹叶水煎剂有利尿作用，能增加尿中氯化物的含量。

（2）解热作用：淡竹叶水浸膏有解热作用。

（3）抑菌作用：淡竹叶的抑菌作用主要归功于其黄酮类化合物、三萜类化合物等化学成分。淡竹叶乙醇提取物在体外实验中对金黄色葡萄球菌、溶血性链球菌、铜绿假单胞菌、大肠埃希菌等有抑制作用。

【临证体悟】

（1）清热除烦：临床用淡竹叶治疗心火上炎、胃火炽盛导致的口舌生疮及夏季发热等症。

（2）利尿通淋：临床用淡竹叶治疗心火下移小肠等实火所致小便短赤涩痛。

【实战经验】对于口舌生疮、尿赤涩痛、心烦患者，可于方中加入淡竹叶，以清热泻火、利尿通淋。患者素体热盛，心脾火旺，湿热蕴结于内，上扰口舌，下注膀胱，故见口舌生疮、疼痛难忍，尿赤涩痛。治疗应以清热利湿为主，方中淡竹叶清热利湿，导热下行，使湿热之邪从小便排出，诸症缓解。

热淋患者，见尿频尿急、尿痛尿赤、淋沥不尽，甚或血尿，乃湿热蕴结膀胱，气化不利所致。患者体内热毒炽盛，湿热下注，膀胱气化失司，此时可用淡竹叶配伍小蓟、车前草等以增强清热利湿之效，使湿热之邪从小便排出。经治疗，可见患者症状明显减轻，排尿顺畅，尿痛消失，尿色转清。淡竹叶汤治疗热淋，效果显著。

夏枯草
（清肝明目，散结消肿）

【基本概述】

入药部位：唇形科植物夏枯草的干燥果穗。

别名：麦夏枯、铁线夏枯、夕句、乃东等。

产地：江苏、浙江、安徽、河南、湖北。

性味：辛、苦，寒。

归经：归肝、胆经。

功效：清肝泻火，明目，散结消肿。

【临床应用】

（1）清肝泻火明目：本品苦寒，能清肝火，降泄肝经，对于肝火上炎引起的目赤肿痛、眼干涩等症有良好疗效。

①与桑叶、菊花、决明子等合用，可增强清肝明目的效果，用于治疗肝火上炎引起的目赤肿痛等症状。

②与生地黄、当归、白芍等合用，可增强滋养肝阴、清肝明目的效果，治疗肝阴不足导致的目珠疼痛、入夜加剧者。

（2）散结消肿：本品辛以散结，苦以泄热，有良好的清肝火、散郁结作用，既可消瘿瘤、瘰疬，又可治疗乳痈、乳癖、乳房胀痛等。

①治疗瘿瘤、瘰疬，可与海藻、浙贝母、玄参等消痰散结药同用，共收清肝火、散痰结之效，如内消瘰疬丸。

②治疗乳痈、乳癖、乳房胀痛，常配伍蒲公英、浙贝母、柴胡等，可增强清热解毒、消肿散结的功效，特别适用于治疗乳痈、乳癖以及乳房胀痛等，尤其是对于哺乳期女性的乳腺炎症有良好的疗效。

【用法用量】煎服，9~15g。

【注意事项】夏枯草性寒味苦，脾胃虚弱者服用后可能会引起腹痛、腹泻等不适，因此应慎用。

【古籍摘要】

《神农本草经》："气味苦、辛，寒，无毒。主寒热，瘰疬，鼠瘘，头疮，破癥，散瘿，结气，脚肿，湿痹，轻身。"

《本草图解》："夏枯草苦辛微寒，独入厥阴，消瘰疬，散结气，止目珠痛。"

《本草衍义》："今又谓之郁臭。自秋便生，经冬不瘁。春开白花，中夏结子，遂枯。古方九烧灰，合紧面药。初生嫩时作菜食之，须浸洗，淘去苦水，治瘰疬、鼠漏。"

【现代药理】夏枯草含有迷迭香酸等有机酸成分，齐墩果酸、熊果酸等三萜类成分，以及芦丁、木犀草素等黄酮类成分。

（1）降血压作用：夏枯草具有显著的降血压作用。研究表明，夏枯草的乙醇提取物能够通过降低自发性高血压大鼠体内的血管紧张素Ⅱ水平，减轻血管紧张素Ⅱ对血管的收缩作用，从而降低血压。此外，夏枯草还可以通过调节细胞内外钙离子的释放和内流，影响血管平滑肌细胞的收缩状态，进而发挥其降压效果。

（2）降血糖作用：夏枯草含有咖啡酸结构单元，这是一种具有生物活性的化学成分，能够对降血糖起到积极作用。研究表明，夏枯草能够改善糖耐量，从而帮助降低血糖水平，这可能与其抗肾上腺素和促进肝糖原合成的能力有关。

（3）保肝作用：夏枯草含有的总三萜类化合物，对肝脏具有保护作用，它们不仅可以抑制肝星状细胞的增殖，还能促进其凋亡。此外，夏枯草还能降低平滑肌肌动蛋白和Ⅰ型前胶原的表达水平。这些生物分子通常与肝脏纤维化有关，因此夏枯草能够有助于保护肝脏，防止肝纤维化的发展。

【临证体悟】

（1）助睡眠：夏枯草常与清半夏配伍使用，将半夏的温性和夏枯草的凉性相结合，有助于调和阴阳，对于改善肝火上炎导致的入睡困难具有一定作用。

（2）散结消肿：夏枯草主要通过清肝泻火治疗甲状腺肿大、甲状腺结节、淋巴结肿大或结节、乳腺结节等病症，亦可治疗妇科良性肿瘤和疮疡肿痛。

（3）平抑肝阳：夏枯草常与生石决明配伍，用于治疗、缓解高血压及其相关症状，如面红目赤、头晕目眩等，这些症状通常与肝阳上亢有关。

【实战经验】肝火上炎患者，临证常见目赤肿痛、头痛眩晕等症状。夏枯草味辛、苦，性寒，归肝、胆经，能清肝泻火、明目、散结消肿。夏枯草可作为君药与菊花、决明子等药配伍，以增强清肝明目之效，对于肝火上亢诸症，有良好的治疗作用。

甲状腺肿大患者，症见颈部肿块、胸闷不适等，以夏枯草与浙贝母、牡蛎等药配伍，有清热化痰、软坚散结之功。夏枯草的清肝泻火作用，对于肝经热盛引起的甲状腺肿大及结节具有良好的治疗效果。

高血压患者，出现眩晕、面红目赤等症状。以夏枯草与石决明、生白芍等药配伍，以平肝潜阳、清泻肝火。石决明具有清热平肝、息风止痉的功效，而生白芍则能养血柔肝，三者合用治疗肝阳上亢之高血压，具有协同降压的效果。

决明子

（清肝明目，润肠通便）

【基本概述】

入药部位：豆科植物钝叶决明或决明（小决明）的干燥成熟种子。

别名：草决明、羊明、羊角、马蹄决明、还瞳子、假绿豆等。

产地：安徽、广西、四川。

性味：甘、苦、咸，微寒。

归经：归肝、大肠经。

功效：清肝明目，润肠通便。

【临床应用】

（1）清肝明目：本品主入肝经，功擅清肝明目，其苦寒之性能够清泻肝火，对于肝火上炎引起的目赤肿痛、眼干涩等症有良好疗效。

①与黄芩、赤芍、木贼等同用，可治肝火上炎之目赤肿痛、羞明多泪，如决明子散。

②山茱萸能补肾固精，熟地黄可补血滋阴，枸杞子善补肝肾之阴，与山茱萸、熟地黄、枸杞子等合用，可治疗肝肾阴亏之视物昏花、目暗不明者。

（2）润肠通便：本品苦寒，归大肠经，具有清热润肠的作用，适用于热结便秘或肠道津亏所致的大便干结。常与瓜蒌仁、火麻仁、郁李仁等润肠通便药配伍使用，可有效缓解便秘症状。

【用法用量】煎服，9~15g。

【注意事项】由于决明子的药性偏苦寒，久服易损伤脾胃，且具有泻下作用，因此气虚便溏的患者不宜服用。

【古籍摘要】

《日华子本草》："助肝气，益精水；调末涂，消肿毒；贴太阳穴治头痛，又贴脑心止鼻衄；作枕胜黑豆，治头风，明目。"

《神农本草经》："主青盲，目淫肤赤白膜，眼赤痛，泪出，久服益精光。"

《本草崇原》："气味咸平，无毒。主治青盲、目淫、肤赤、白膜、眼赤泪出。

久服益精光，轻身。"

【现代药理】决明子含有大黄酚、大黄素、大黄素甲醚、大黄酸、橙黄决明素、美决明子素等蒽醌类化合物。

（1）润肠通便作用：决明子可以抑制便秘患者结肠内水通道蛋白3的功能，从而增加肠道水分，达到润肠通便的效果。此外，决明子还能促进胃肠蠕动，帮助清除体内宿便，对于治疗肠燥便秘有积极作用。

（2）降血压作用：决明子含有的橙黄决明素，可通过一氧化氮信号通路促进血管舒张，从而发挥其降低血压的作用，对于因高血压引起的头痛、眩晕等症状有一定的缓解作用。

（3）护目作用：决明子提取物中的抗氧化成分能够减少氧自由基的产生，提高晶状体组织内的谷胱甘肽水平。这一作用有助于保护晶状体免受过氧化损伤，从而维护眼睛的健康状态，治疗目赤涩痛、羞明多泪，以及青光眼、白内障等眼疾。

【临证体悟】

（1）润肠通便：决明子性寒质润，归大肠经，具有清热润肠通便的功效，常与白菊花、全当归等药配伍使用，以增强其润燥之力，适用于热结便秘或肠道津亏所致的大便秘结。

（2）清肝降压：决明子配伍珍珠母、白菊花等药，组成珍决降压汤，适用于肝阳亢盛的高血压患者，有助于平肝潜阳、降低血压。

（3）益肾利水：决明子与生地黄、黄精、山茱萸等药配伍，可用于治疗阴液亏虚，水湿内停所致诸症，如腰膝酸软、肢体水肿等，对于伴有小便不利的胸腔积液、腹水也有一定的疗效。

【实战经验】肝火上炎患者，常见目赤肿痛、头痛眩晕等症状。决明子性寒味苦，归肝经，具有清肝泻火、明目、散结消肿的功效。决明子作为主药，与菊花、石决明等药配伍，可增强清肝明目的功效，对于肝火上亢引起的症状有良好的缓解作用。

高血压患者，常见眩晕、面红目赤等症状。决明子与夏枯草、钩藤等药配伍，组成清肝降压方。决明子在此方中，既能清肝火，又能润肠通便，对于肝阳上亢型的高血压具有辅助降压效果。

肠燥便秘患者，症见大便干结、腹胀不适等。决明子性寒质润，归大肠经，具有清热润肠通便的功效。决明子作为主药，与火麻仁、郁李仁等药配伍，可增强润肠通便的效果，适用于肠燥便秘或热结所致的大便不畅。

黄芩

（清热安胎，凉血止血）

【基本概述】

入药部位：唇形科植物黄芩的干燥根。

别名：腐肠、黄文、虹胜、经芩、印头、内虚等。

产地：河北、山西、内蒙古、陕西。

性味：苦，寒。

归经：归肺、胆、脾、大肠、小肠经。

功效：清热燥湿，泻火解毒，止血，安胎。

【临床应用】

（1）清热燥湿：本品性味苦寒，擅长清除肺、胆及大肠等脏之湿热，尤其对于中上焦的湿热有着显著的清解作用。

①与滑石、白豆蔻、通草等药物配伍，以增强渗利化湿的效果，治疗身热不扬、胸脘痞闷、舌苔黄腻等症状，如黄芩滑石汤。

②与黄连、半夏、干姜等药物配伍使用，可治疗湿热中阻引起的痞满呕吐等症状，如《伤寒论》半夏泻心汤。

（2）泻火解毒：本品归肺经，清热泻火解毒功效显著，不仅能够缓解因肺热引起的咳嗽，还能有效治疗痈肿疮毒等由热毒引起的皮肤病变。

①与瓜蒌、桑白皮、苦杏仁等清肺化痰止咳的药物配伍，其清热化痰、止咳平喘的效果尤为显著，常用于治疗痰热咳喘之症，如清气化痰丸。

②与黄连、黄柏、栀子等药物配伍使用，以增强清热解毒的效果，在治疗痈肿疮毒等由热毒引起的皮肤病变方面显示出其独特的疗效，如黄连解毒汤。

【用法用量】煎服，3~10g。

【注意事项】本品苦寒伤胃，脾胃虚寒者不宜使用。

【古籍摘要】

《神农本草经》："味苦，平。主诸热黄疸，肠澼泄利，逐水，下血闭，恶疮疽蚀，火疡。"

《名医别录》："大寒，无毒。主治痰热，胃中热，小腹绞痛，消谷，利小肠，女子血闭、淋露、下血，小儿腹痛。"

《日华子本草》："下气，主天行热疾，疗疮排脓，治浮痈发背。"

【现代药理】黄芩主要含黄芩苷、黄芩素（黄芩苷元）、汉黄芩素、汉黄芩苷、黄芩新素等黄酮类成分。

（1）抗细菌、病毒作用：黄芩在抗菌和抗病毒方面表现出广泛的活性，能够有效抑制包括痢疾志贺菌、伤寒和副伤寒沙门菌、金黄色葡萄球菌、溶血性链球菌、肺炎链球菌、霍乱弧菌等多种细菌，对甲型流感病毒、柯萨奇病毒 B3 型、肺炎衣原体等也显示出明显的清除和杀灭作用。这些研究成果进一步证实了黄芩作为天然抗生素和抗病毒药物的潜力和价值。

（2）解热抗炎作用：黄芩具有显著的解热抗炎作用，能够有效抑制炎症因子的释放，如一氧化氮和其他炎症介质，从而减轻炎症反应。研究表明，黄芩的解热抗炎强度与阿司匹林相近，显示出其在治疗炎症相关疾病中的潜力。黄芩中的主要活性成分，如黄芩苷和黄芩素，能够通过抑制炎症细胞的活化和炎症信号通路的激活，进一步增强其抗炎效果。

（3）保肝、降血脂作用：黄芩不仅能够改善肝脏病理性损伤，还具有降低血清中总胆固醇、甘油三酯和低密度脂蛋白胆固醇水平的作用，同时能够显著升高高密度脂蛋白胆固醇水平。此外，黄芩苷还能通过降低自由基引起的脂质过氧化作用及提高机体清除自由基的能力，降低总胆固醇和甘油三酯水平，升高高密度脂蛋白胆固醇水平，起到防治高脂血症的作用。

【临证体悟】

（1）清热燥湿：黄芩与制大黄、桑白皮、败酱草、大青叶等药物配伍，可用于治疗由肺胃热盛引发的上半身皮肤病症，如湿疹、湿疮、湿毒等，尤其适宜于颜面部的治疗。黄芩的清热燥湿作用颇强，对于湿温发热、胸闷、口渴不欲饮，以及湿热泻痢、黄疸等症有显著效果。

（2）清热安胎：黄芩与紫苏梗、蒲公英等药物配伍，可用于治疗妊娠早期胎热所致胎动不安，以及伴随的恶心呕吐、心烦燥热、大便干结等症状。黄芩具有清热安胎之功，适用于血热胎动不安、气虚血热胎动不安、肾虚有热胎动不安等情况。

（3）凉血止血：黄芩与牡丹皮、生栀子等药物配伍，可用于治疗由血热上行所致的鼻衄、齿衄、咯血等出血病症。黄芩能清热泻火以凉血止血，适用于火毒炽盛迫血妄行之吐血、衄血等血证。

【实战经验】肝火上炎患者，常见目赤肿痛、头痛眩晕等症状。临床以黄芩为君药治疗，其味苦性寒，归肺、胆、脾、大肠经，能清热燥湿、泻火解毒。与菊花、决明子等药配伍，以增强清肝明目之效。对于肝火上亢诸症，黄芩能发挥良好的治疗作用。

甲状腺肿大患者，症见颈部肿块、胸闷不适等。黄芩用于此类病症，多与浙贝母、牡蛎等药配伍，以清热化痰、软坚散结。黄芩具有清热燥湿作用，对于肝经热盛引起的甲状腺肿大及结节具有良好的治疗效果。

高血压患者，出现眩晕、面红目赤等症状，常以黄芩与石决明、生白芍等药配伍治疗，以平肝潜阳、清泻肝火。石决明具有清热平肝、息风止痉的功效，而生白芍则能养血柔肝，三者合用，对于肝阳上亢型的高血压具有协同降压的效果。

黄连

（清心泻火，燥湿解毒）

【基本概述】

入药部位：毛茛科植物黄连、三角叶黄连或云连的干燥根茎。

别名：味连、川连、鸡爪连。

产地：四川、湖北、云南。

性味：苦，寒。

归经：归心、脾、胃、肝、胆、大肠经。

功效：清热燥湿，泻火解毒。

【临床应用】

（1）清热燥湿：本品清热燥湿之力超越黄芩，特别擅长清泄中焦脾胃及大肠的湿热。在治疗湿热泻痢、呕吐等症时，黄连常被用作主药，尤其在治疗泻痢方面效果显著。

①与白芍、木香、槟榔等药配伍，可用于治疗湿热引起的泻痢，缓解腹痛和里急后重，尤其是下痢脓血的症状，如芍药汤。

②常与厚朴、石菖蒲、半夏等燥湿行气药同用，治疗湿热蕴结脾胃导致的胸腹痞满、呕吐泄泻等症，如连朴饮。

（2）泻火解毒：本品清热泻火力强，尤善清心火，对心经热盛所致多种病证均有较好疗效。

①若配白芍、阿胶等滋阴养血之品，可用治心火亢盛，热盛耗伤阴血之虚烦失眠、心悸怔忡，如《伤寒论》黄连阿胶汤。

②与生地黄、升麻、牡丹皮等同用，治疗胃中积热导致的上下牙痛、牙龈红肿溃烂、口腔炎症等，如清胃散。

【用法用量】 煎服，2~5g。

【注意事项】 本品大苦大寒，过量久服易伤脾胃，脾胃虚寒者忌用。苦燥易伤阴津，阴虚津伤者慎用。

【古籍摘要】

《名医别录》："微寒，无毒。主五脏冷热，久下泄澼、脓血，止消渴、大惊，除水，利骨，调胃，厚肠，益胆，疗口疮。"

《药性赋》："味苦，平，气寒，无毒。沉也，阴也。其用有四：泻心火，消心下痞满之状；主肠澼，除肠中混杂之红；治目疾暴发宜用，疗疮疡首尾俱同。"

《本草新编》："止吐利吞酸，解口渴，治火眼，安心，止梦遗，定狂躁，除痞满。"

【现代药理】黄连主要含小檗碱、黄连碱、药根碱、黄藤素、棕榈碱、非洲防己碱、木兰碱、表小檗碱等异喹啉类生物碱。

（1）抗心律失常作用：黄连素能够通过多种机制发挥抗心律失常的效果。它可以延迟激活钾离子通道，阻断钾离子内流，延长心肌细胞的动作电位时间和有效不应期，使单向阻滞变成双向阻滞，从而达到抗折返性心律失常的作用。此外，黄连素还能增强乙酰胆碱作用，对室性期前收缩、室上性心动过速等多种心律失常有着抑制作用。

（2）保护胃黏膜作用：黄连中的有效成分黄连素能够抑制 H^+,K^+–ATP 酶活性，从而减少胃酸的分泌。这一作用对于治疗消化性溃疡和胃炎等胃酸过多引起的疾病具有重要意义。黄连素能够提高小鼠胃组织中一氧化氮和一氧化氮合酶的水平。一氧化氮是一种重要的血管舒张因子，对于保护胃黏膜血流具有积极作用。

（3）抗病原微生物作用：黄连素（小檗碱）是一种从黄连中提取的生物碱，具有显著的抗病原微生物作用。黄连素对多种细菌具有抑制作用，包括大肠埃希菌、金黄色葡萄球菌、福氏志贺菌、宋氏志贺菌、幽门螺杆菌以及白色念珠菌等。它不仅对革兰阳性菌和革兰阴性菌有抑制作用，而且对真菌也有一定的抑制效果。

【临证体悟】

（1）清心止悸：黄连能够清泻心火，对于心火上炎引起的心烦不寐具有显著的治疗效果。当与苦参配伍时，可以增强其治疗心律失常的作用，特别是对于快速性心律失常，效果尤为显著。此外，黄连还能通过清热泻火的作用，有效缓解心火过旺导致的心烦、失眠、口干舌燥等症状。

（2）清热泻火：黄连与牡丹皮、生栀子等药配伍，可以清泻三焦之火，适用于肺胃热盛引起的牙龈肿痛、口舌生疮、鼻衄出血等症状。黄连的清热燥湿作用，使其成为治疗湿热痞满、呕吐吞酸、泻痢、黄疸等病症的要药。

（3）燥湿解毒：黄连与紫花地丁、大青叶等药配伍，适用于湿热蕴毒引起的皮肤疖肿疔毒、湿疮等病症。黄连的清热燥湿、泻火解毒之功，使其在治疗皮肤湿疹、湿疮等方面显示出独特的优势。此外，黄连还可以用于外治湿疹、湿疮、耳道流脓等，通过清热燥湿、泻火解毒有效缓解症状。

【实战经验】（1）腹泻：黄连常用于治疗湿热引起的腹泻，见腹痛、大便急迫等症状者，尤其适用于急性胃肠炎。其性味苦寒，归心、肝、胃、大肠经，能清热燥湿、泻火解毒。临证治疗腹泻常以黄连为君药，可与葛根、黄芩等药配伍，以增强清热止泻之效。

（2）口腔溃疡：黄连可用于治疗心脾积热型口腔溃疡，常与黄芩、黄柏等药配伍，以清热燥湿、泻火解毒，具有良好的治疗效果。

（3）糖尿病：黄连被誉为"消渴圣药"，在治疗糖尿病方面具有独特优势。黄连及其有效成分可以抑制病原菌，增强益生菌的作用，调节肠道菌群，同时可以调节肠促胰酶素的分泌，改善降解酶系统，最终促进胰岛素分泌，增强胰岛素敏感性，促进外周组织对葡萄糖的吸收、利用，抑制糖异生等。常用于糖尿病，症见口干多尿、烦躁易怒者，临证可与葛根、生石膏等药配伍，以增强清热生津之效。

黄柏

（清降相火，清利湿热）

【基本概述】

入药部位：芸香科植物黄皮树的干燥树皮。

别名：檗木，檗皮，黄檗。

产地：四川、贵州、辽宁、吉林、河北。

性味：苦，寒。

归经：归肾、膀胱经。

功效：清热燥湿，泻火解毒，除骨蒸。

【临床应用】

（1）清热燥湿：本品苦寒沉降，长于清泄下焦湿热。可用于治疗湿热泻痢、黄疸尿赤、带下阴痒、热淋涩痛、脚气痿躄等。

①与山药、芡实、车前子等药配伍使用，可健脾燥湿、清热止带，治疗湿热下注引起的带下黄浊臭秽、阴痒等症状，如易黄汤。

②与苍术、牛膝等药配伍使用，可用于治疗湿热下注引起的脚气肿痛、痿软无力等症状，如三妙丸。

（2）泻火解毒：本品具苦寒之性，擅长清热燥湿、泻火解毒。在治疗疮疡肿毒时，不仅能内服黄柏以清除体内的湿热和火毒，还能外用直接作用于患处，发挥解毒消肿的作用。

①以本品配黄芩、黄连、栀子内服，治疗三焦火毒证，见大热烦躁、口燥咽干、错语不眠等症状者，如黄连解毒汤。

②与知母相须为用，并配生地黄、山药等药，善泻相火、退骨蒸。治阴虚火旺所致骨蒸潮热、遗精盗汗等，如知柏地黄丸。

【用法用量】煎服，3~12g。

【注意事项】本品苦寒伤胃，脾胃虚寒者忌用。

【古籍摘要】

《神农本草经》："味苦，寒。主五脏，肠胃中结热，黄疸，肠痔，止泄痢，女子漏下赤白，阴阳蚀疮。"

《名医别录》："无毒，主治惊气在皮间，肌肤热赤起，目热赤痛，口疮。久服通神。"

《本草蒙筌》："味苦、微辛，气寒。阴中之阳，降也。无毒。恶干漆，治三焦。"

【现代药理】黄柏主要含小檗碱、木兰花碱、黄柏碱、药根碱、掌叶防己碱等多种生物碱。此外，还含有黄柏内酯、黄柏酮、黄柏酮酸等苦味质成分及 7- 脱氢豆甾醇、β- 谷甾醇、菜油甾醇等甾体成分。

（1）抗菌、抗炎作用：体外实验表明，黄柏对金黄色葡萄球菌、溶血性链球菌、肺炎链球菌、霍乱弧菌等致病细菌具有不同程度的抑制作用。此外，黄柏对多种致病性皮肤真菌也有抑制作用，因此在治疗皮肤感染方面具有潜在的应用价值。

（2）降血压、降血糖作用：黄柏中的小檗碱成分具有显著的降糖作用，并且其提取物可以促进肝糖原的合成，从而调节血糖浓度。黄柏的降压机制可能与阻断神经节、抑制血管中枢、抗交感神经介质有关，能够引起迅速且显著的降压效果，且这种降压作用可能是中枢性的。

（3）抗心律失常作用：黄柏中的药根碱和小檗碱具有正性肌力作用和抗心律失常作用，能够对抗心肌缺血和再灌注引起的心律失常，推迟心律失常的开始时间、缩短持续时间，并降低室性心律失常的发生率和死亡率。

【临证体悟】

（1）清降相火：黄柏苦寒，能坚阴制约相火，防止相火扰动精室而引起遗精。在临床应用中，黄柏常与知母配伍使用，以增强其清热降火的效果，如知柏地黄丸等。

（2）清利湿热：黄柏归肾、膀胱经，这两经互为表里，都属于下焦，因此黄柏擅长清利下焦湿热。在治疗湿热下注引起的阴部潮湿瘙痒等症状时，黄柏常与肉桂、苍术等药配伍，以增强清热燥湿的效果，如二妙丸。

【实战经验】

（1）湿热下注：黄柏入肾、膀胱经，善清利下焦湿热。配伍肉桂、苍术，可用于治疗湿热下注引发的阴部潮湿瘙痒者。四妙丸中含有黄柏，具有清热利湿的功效，适用于湿热下注所致痹证，症见足膝红肿、筋骨疼痛、小便热赤、舌质红等。

（2）慢性肝炎：慢性肝炎患者常有肝功能异常及乏力、黄疸等表现。黄柏在慢性肝炎的治疗中具有一定的疗效和安全性。常与栀子、茵陈等配伍使用，以清热燥湿、泻火解毒，如栀子柏皮汤。

（3）湿疹：湿疹患者常见皮损潮红灼热、瘙痒无度、滋水淋漓等症状。黄柏能清解湿热、流通水湿，用于缓解湿疹的湿热症状有良好效果。治疗湿热浸淫型湿疹时，可与龙胆草、黄芩、栀子等药配伍，具有清热利湿的效果，如龙胆泻肝汤合萆薢渗湿汤加减。

苦参

（清热燥湿，杀虫止痒）

【基本概述】

入药部位：豆科植物苦参的干燥根。

别名：地槐、好汉枝、山槐子、野槐。

产地：我国大部分地区均产。

性味：苦，寒。

归经：归心、肝、胃、大肠、膀胱经。

功效：清热燥湿，杀虫止痒，利尿。

【临床应用】

（1）清热燥湿：本品苦寒之性较强，既清热燥湿，又兼利尿，使湿热之邪外出，可用治多种湿热证。

①与木香配伍使用，能够有效清除胃肠湿热，治疗腹痛泄泻或下痢脓血等，可以单独将苦参制成丸剂服用，以增强行气化湿、调气和血的效果，如香参丸。

②与防风、蝉蜕、荆芥等药配伍，能够发挥疏风止痒、清热除湿的功效，共同用于治疗风疹瘙痒，如消风散。

（2）杀虫止痒：本品既能清热燥湿，又能杀虫止痒，为治皮肤病之要药，内服外用均可。治疗湿疹湿疮、皮肤瘙痒、疥癣麻风、滴虫性阴道炎等。

①治湿疹、湿疮，单用煎水外洗有效，或与黄柏、蛇床子煎水外洗。

②既能清热，又能利尿，用治湿热蕴结之小便不利、灼热涩痛、尿闭不通，常与石韦、车前子、栀子等药同用。

【用法用量】煎服，4.5~9g。

【注意事项】脾胃虚寒及阴虚津伤者忌用或慎用。不宜与藜芦同用。

【古籍摘要】

《药性论》："治热毒风，皮肌烦燥生疮，赤癞眉脱，主除大热嗜睡，治腹中冷痛，中恶腹痛，除体闷，治心腹积聚。"

《滇南本草》："凉血，解热毒，疥癞，脓窠疮毒。疗皮肤瘙痒，血风癣疮，顽皮白屑，肠风下血，便血。消风，消肿毒，痰毒。"

《名医别录》："养肝胆气，安五脏，定志益精，利九窍，除伏热肠澼，止渴，醒酒，小便黄赤，疗恶疮下部䘌，平胃气，令人嗜食。"

【现代药理】 苦参主要含苦参碱、氧化苦参碱、异苦参碱、槐果碱、异槐果碱、氧化槐果碱、槐胺碱等生物碱。

（1）抗心律失常作用：苦参所含苦参碱具有显著的正性肌力作用，可抗心律失常，保护心肌缺血，增加冠状动脉血流量，扩张血管而降压。研究表明，苦参碱对冠状动脉结扎缺血、缺血再灌注、异丙肾上腺素、高血脂、糖尿病和阿霉素引起的心肌损伤都有保护作用。苦参碱还能阻滞心肌肥大和纤维化的发生、发展，其保护心脏作用的基本机制是抗氧化、抗炎、降血糖、调血脂，由此抑制 ROS/TLR4 信号通路、PI3K/Akt 信号通路和 TGF-β 诱导的 PERK 信号通路，激活 Akt 和 STAT3 信号通路和 AMPKα/UCP2 信号通路，上调 JAK2/STAT3 通路上的 HSP70 以及 JNK、ASK1、eNOS 和一氧化氮的表达，提高线粒体 ATP 酶活性，保护线粒体而减少心肌细胞凋亡、减轻心肌损伤和抑制胶原合成。

（2）抗病毒作用：苦参所含苦参碱、氧化苦参碱对乙型肝炎病毒、丙型肝炎病毒、柯萨奇病毒、腺病毒具有较强抑制作用。苦参碱类生物碱具有广谱的抗病毒作用，除抗肝炎病毒外，还能抗柯萨奇 B3 病毒、流感病毒、呼吸道合胞病毒、猪繁殖与呼吸综合征病毒、肠道病毒 71 型、牛乳头状瘤病毒、新城疫病毒和巨细胞病毒等。苦参碱类生物碱可能是通过直接灭活病毒，抑制病毒吸附、进入细胞以及在细胞内复制，产生抗病毒作用。通过上调病毒感染细胞的 PI3K/PKB 信号通路和下调 TLR4/MyD88/TRAF6 信号通路，促进干扰素表达和抑制炎症因子表达，减轻病毒对细胞的伤害。

【临证体悟】

（1）清热止悸：本品配伍丹参、西洋参，为沈氏女科经验方"三参饮"，能够气阴双补，是治疗快速性心律失常、阵发性房颤等心律失常的有效方剂。丹参具有活血化瘀、清心除烦的功效，西洋参则能补气养阴、清热生津，三者合用，不仅能够增强心肌收缩能力，还能改善微循环、抗心律失常。

（2）杀虫止痒：本品配伍蛇床子、地肤子、葶苈子，具有清热利湿、杀虫止痒功效，常用于治疗皮肤瘙痒、带下色黄、阴痒阴肿等。蛇床子能温肾助阳、燥湿杀虫，地肤子清热利湿、祛风止痒，葶苈子泻肺平喘、行水消肿，诸药配伍能够增强清热利湿和杀虫止痒的效果，配合外用可以更快地缓解症状。

【实战经验】皮肤瘙痒，常见周身风痒、疥疮顽癣等症状。苦参与赤芍、地黄、白鲜皮等药配伍，具有清热利湿、杀虫止痒功效，常用于治疗皮肤瘙痒，配合外用效果更佳。

滴虫性阴道炎，症见带下色黄、阴痒等。苦参单味煎汤外用，或与蛇床子、地肤子等药配伍，具有清热利湿、杀虫止痒的功效，是治疗滴虫性阴道炎的有效方药。

急性扁桃体炎，常见咽喉肿痛、发热等症状。苦参与板蓝根、连翘等药配伍，具有清热解毒、利咽消肿的功效，对于急性扁桃体炎有良好的治疗效果。

痔疮及肛周疾病，常见痔漏、脱肛等症状。苦参与地榆、槐角等药配伍，具有清热燥湿、止血消肿的功效，适用于痔疮出血、肛裂疼痛等病症的治疗。

白鲜皮

（清热燥湿，祛风解毒）

【基本概述】

入药部位：芸香科植物白鲜的干燥根皮。

别名：白藓皮、八股牛、山牡丹、羊鲜草。

产地：辽宁、河北、四川、江苏。

性味：苦，寒。

归经：归脾、胃、膀胱经。

功效：清热燥湿，祛风解毒。

【临床应用】

（1）清热燥湿：本品性味苦寒，有清热燥湿、泻火解毒、祛风止痒之功，常用于治疗湿热疮毒、黄水淋漓、湿疹、风疹、疥癣疮癞。

①配伍苍术、苦参、连翘等药，治疗湿热疮毒、肌肤溃烂、黄水淋漓等。

②配伍苦参、防风、地肤子等药，煎汤内服、外洗，治湿疹风疹、疥癣疮癞等。

（2）祛风解毒：本品善于清热燥湿，可治湿热蕴蒸之黄疸、尿赤。

①常配伍茵陈、栀子等药，既能清热燥湿，又能祛风通痹。

②配伍苍术、黄柏、薏苡仁等药，用治风湿热痹之关节红肿热痛等。

【用法用量】煎服，5~10g。

【注意事项】脾胃虚寒者慎用。

《日华子本草》："通关节，利九窍及血脉，并一切风痹筋骨弱乏，通小肠水气，天行时疾，头痛眼疼。根皮良，花功用同上。"

《药性论》："治一切热毒风，恶风，风疮、疥癣赤烂，眉发脱脆，皮肌急，壮热恶寒；主解热黄、酒黄、急黄、谷黄、劳黄等。"

《本草原始》："白鲜皮，入肺经，故能去风，入小肠经，故能去湿，夫风湿既除，则血气自活而热亦去。治一切疥癫、恶风、疥癣、杨梅、诸疮热毒。"

【现代药理】白鲜皮主要含白鲜碱、异白鲜碱等生物碱及梣酮、黄柏酮、黄柏酮酸等柠檬苦素类化合物。此外，还含有粗多糖、谷甾醇等。

（1）抗炎止痒作用：白鲜皮提取物能抑制抗原与 IgE 结合，抑制肥大细胞释放组胺等炎症介质，从而减轻机体瘙痒。研究表明，从白鲜皮的 95% 乙醇水溶液中分离出的化合物对脂多糖诱导小鼠小胶质细胞（BV-2）生成一氧化氮表现出显著的抑制效果，半数抑制浓度（IC_{50}）值低于 5.0 µmol/L。此外，白鲜皮甲醇提取物显著抑制 2, 4- 二硝基氟苯诱导的小鼠耳部增生、水肿和免疫细胞浸润等，减少了 Th1 免疫反应中 γ 干扰素和肿瘤坏死因子 -α 的产生。

（2）抗真菌作用：白鲜皮所含白鲜碱能影响真菌细胞壁遗传物质的正常合成，其水浸液对紫色毛癣菌、同心性毛癣菌等多种皮肤真菌有不同程度的抑制作用。白鲜皮提取物通过影响 Nox1 基因，使红色毛癣菌等真菌发生氧化应激，影响菌体正常代谢及蛋白转运功能，从而发挥抗真菌作用。

（3）抗癌作用：白鲜皮的非极性溶剂提取物及挥发油有体外抗癌活性，能抑制癌细胞生长，其中白鲜碱、胡芦巴碱和槲皮酮是其主要抗癌活性成分。白鲜皮的抗肿瘤作用可能与其抗炎、抗氧化和免疫调节作用有关，这些作用共同抑制肿瘤细胞的增殖和转移。

【临证体悟】

（1）解毒止痒：白鲜皮具有清热燥湿、祛风解毒的功效，常与沈氏女科三子止痒汤配伍使用，以增强清热解毒、祛风止痒的效果。此方适用于湿热内蕴、热毒伤及营血所致的湿疹、湿疮、皮肤瘙痒溃烂、脓水淋漓等病症。此外，白鲜皮的外用洗剂，能直接作用于患处，通过其清热解毒的特性，减轻皮肤症状，疗效更佳。

（2）凉血消斑：白鲜皮还具有凉血活血、消斑美容的作用，常与泽兰、败酱草等药配伍，用于外敷治疗黄褐斑、雀斑等色素沉着性疾病。黄褐斑、雀斑等病症多与肝气郁结、气血不和、湿热内蕴有关。白鲜皮清热燥湿，泽兰活血化瘀，败酱草清热解毒，外敷使用，可以直接作用于色素沉着部位，通过调和气血、清热解毒，促进肌肤健康，减少色素沉着。

【实战经验】湿疹瘙痒，常见皮肤红斑、水疱、瘙痒等症状。临床治疗以白鲜皮为君药，其性寒味苦，归脾经，能清热燥湿、祛风止痒。与地肤子、蛇床子等药配伍，如皮肤瘙痒方，以增强清热解毒、祛风止痒之效。对于湿热内蕴引起的湿疹瘙痒，白鲜皮能发挥良好的治疗作用。

皮肤疮疡，常见局部红肿、疼痛、脓液等症状。临床治疗以白鲜皮为君药，其性寒味苦，能清热解毒、燥湿敛疮。与金银花、连翘等药配伍，如五味消毒饮，以增强清热解毒、燥湿敛疮之效。对于热毒蕴结肌肤引起的疮疡，白鲜皮能发挥良好的治疗作用。

金银花

（清热解毒，疏散风热）

【基本概述】

入药部位：忍冬科植物忍冬的干燥花蕾或带初开的花。

别名：忍冬花、银花、双花、鸳鸯草。

产地：主产于河南、山东。

性味：甘，寒。

归经：归肺、心、胃经。

功效：清热解毒，疏散风热。

【临床应用】

（1）清热解毒：金银花具有抗炎解毒、清喉利咽的作用，常用于治疗温病发热、热毒血痢、痈肿疔疮、喉痹等多种疾病。

①金银花为治疗热毒痈肿疔疮的要药，内服、外用皆有效，常与连翘相须为用。若见红肿热痛，可单用煎服，或配伍为仙方活命饮，或配伍野菊花、蒲公英等作五味消毒饮。

②治疗肠痈腹痛，配伍大血藤、败酱草、当归等。

③治疗肺痈吐脓，配伍鱼腥草、芦根、薏苡仁等。

④治疗咽喉肿痛，配伍板蓝根、山豆根、马勃等。

⑤治疗血热毒盛，见丹毒红肿，配伍大青叶、板蓝根、紫花地丁等。

⑥治疗热毒痢疾，可单用浓煎服或配伍黄连、黄芩等。

（2）疏散风热：金银花药力颇强而不苦泄，为解散热毒之良药，且味不苦而易服。以清为主，清中兼透，凡热毒、风热皆可投用。温病各个阶段皆宜，并常配伍连翘，在卫分能透表，在气分能清解，在营分能透营转气，在血分能清解血分热毒。

①治疗温病初起，症见身热头痛、咽痛口渴，可配伍连翘、薄荷、牛蒡子、芦根等，如银翘散。

②治疗气分热盛，症见壮热烦渴，配伍石膏、知母等。

③治疗热入营分，症见身热夜甚、神烦少寐，可配伍生地黄、丹参、麦冬、连翘等，如清营汤。

④治疗热入血分，症见高热神昏、斑疹吐衄，可配伍石菖蒲、黄芩、生地黄、板蓝根、玄参等，如神犀丹。

⑤治疗外感暑热，症见清解暑热，可配伍荷叶、竹叶、扁豆花等，如清络饮。

【用法用量】煎服，6~15g。生品常用于疏散风热、清泄里热；炒炭宜用于热毒血痢；露剂多用于暑热烦渴。

【注意事项】金银花性寒，脾胃虚寒及气虚疮疡脓清者忌用。

【古籍摘要】

《本草纲目》："一切风湿气，及诸肿毒、痈疽疥癣、杨梅诸恶疮。散热解毒。"

《本草拾遗》："主热毒、血痢、水痢，浓煎服之。"

《本草正》："金银花，善于化毒，故治痈疽、肿毒、疮癣、杨梅、风湿诸毒，诚为要药。"

【现代药理】金银花主要含有机酸类成分（绿原酸、异绿原酸、咖啡酸等），以及黄酮类成分（木犀草苷、忍冬苷、金丝桃苷、槲皮素等）。

（1）抗病原微生物作用：金银花对金黄色葡萄球菌、溶血性链球菌、大肠埃希菌、痢疾志贺菌等致病菌有较强的抑制作用，对钩端螺旋体、流感病毒及致病霉菌等多种病原微生物亦有抑制作用。

（2）解热抗炎作用：金银花煎剂能促进白细胞吞噬，有明显的抗炎及解热作用。

【临证体悟】

（1）金银花内服可用于内外科诸症，如急性阑尾炎、胃炎、扁桃体炎（化脓），属于热毒壅盛者，配伍紫花地丁、蒲公英等；也可用于疮疡疔肿、红肿灼痛等。水煎外洗，可用于妇科炎症、外阴湿疹、肛周脓肿等疾患。

（2）忍冬的干燥茎枝称为忍冬藤，用量30~60g，具有清热、解毒、通络的作用。善治风湿热痹及痛风之关节红肿热痛、屈伸不利。

（3）金银花用于传染性肝炎，如甲型、乙型和丙型肝炎等急性期的治疗。

（4）金银花用于治疗中毒性痢疾、消化道出血等，增大剂量至30g炒炭用。

【实战经验】金银花可与连翘、薄荷等药配伍，用于治疗风热感冒引起的发热、头痛、咽喉肿痛等。金银花的清热解毒作用有助于清除体内的风热邪气。金银花亦可与藿香、佩兰等药配伍，用于治疗暑湿感冒，表现为发热、胸闷、恶心呕吐等症状者。

治疗皮肤疾病，如痤疮、湿疹等，临床可以金银花与紫草、地肤子等药配合，能增强疗效，具有清热解毒、散风止痒的作用。

金银花与菊花开水浸泡后代茶饮用，可以帮助降低血压。

本人认为，金银花是解毒的良药，临床可广泛用于救治煤气中毒和食物中毒等。例如，治疗煤气中毒，用金银花12g，与生甘草9g、绿豆衣6g、制大黄9g、莱菔子6g浓煎灌肠；治疗毒蘑菇中毒，用金银花（根、藤、叶）一起捣汁服或60g煎服；治疗鱼胆中毒，可以金银花10g、生甘草15g，与紫苏、陈皮、生姜各10g煎服。

连翘
（清热消痈，疏散风热）

【基本概述】

入药部位：木犀科植物连翘的干燥果实。

别名：连壳、黄花条、黄链条花、黄奇丹、青翘、落翘。

产地：主产于山西、河南、陕西、湖北、山东。

性味：苦，微寒。

归经：归肺、心、小肠经。

功效：清热解毒，消肿散结，疏散风热。

【临床应用】连翘具有抗炎解毒、清喉利咽的作用，常用于治疗温病发热、热毒血痢、痈肿疔疮、喉痹、淋证、瘰疬等多种疾病。

青翘清热解毒之力较强；老翘长于透热达表，疏散风热；连翘心长于清心泻火，常用治邪入心包之高热烦躁、神昏谵语等症。

（1）清热解毒

①治疗疮痈，未溃者，配伍皂角刺、紫花地丁等；红肿溃烂者，配伍牡丹皮、天花粉、白芷等。

②治疗乳痈肿痛，配伍蒲公英、紫花地丁、漏芦等。

③治疗热淋涩痛，配伍车前子、白茅根、竹叶、白花蛇舌草等。

（2）消肿散结

①治疗痰火郁结之瘰疬痰核，常配伍夏枯草、浙贝母、玄参等。

②治疗血热毒盛之丹毒红肿，常配伍板蓝根、紫花地丁等。

（3）疏散风热

①治疗外感风热或温病初起，发热、咽痛口渴，如银翘散。

②治疗热入营分，配伍生地黄、玄参等，如清营汤。

③治疗热入血分，配伍黄芩、石菖蒲、紫草等，如神犀丹。

④治疗热陷心包，配伍黄连、莲子心等。

【用法用量】煎服，6~15g。

【注意事项】脾胃虚寒及气虚脓清者不宜用。

【古籍摘要】

《神农本草经》："主寒热，鼠瘘，瘰疬，痈肿，恶疮，瘿瘤，结热，蛊毒。"

《珍珠囊》："连翘之用有三：泻心经客热，一也；去上焦诸热，二也；为疮家圣药，三也。"

《本草纲目》："连翘状似人心，两片合成，其中有仁甚香，乃少阴心经、厥阴包络气分主药也。诸痛痒疮疡皆属心火，故为十二经疮家圣药，而兼治手足少阳手阳明三经气分之热也。"

【现代药理】连翘主要含有挥发油（含烃类、醛酮类、醇类、酯类或醚类成分等），苯乙醇苷（连翘酯苷 A、C、D 等），木脂素（连翘苷等），三萜（齐墩果酸等），有机酸（咖啡酸等）。

（1）抗病原微生物作用：连翘可抑制伤寒沙门菌、副伤寒沙门菌、大肠埃希菌、痢疾志贺菌、白喉棒状杆菌、霍乱弧菌、葡萄球菌、链球菌等，对其他致病菌、流感病毒以及钩端螺旋体也均有一定的抑制作用。

（2）抗炎作用：连翘酯苷 A 可以通过调节 PPAR–γ/RXR–α 复合物的活性，并抑制 TLR4/MAPK/NF–κB 和 MLCK/MLC2 信号通路的激活，进而改善肺、结肠炎症和上皮屏障损伤。

（3）对心血管的作用：连翘含有的齐墩果酸具有轻微的强心作用，对心血管系统有一定的保护作用。它可以帮助降低血压，对因伤寒菌苗所致内毒素休克低血压的成年猫，静脉注射连翘注射液可出现明显升压作用。连翘所含生物类黄酮可降低血管通透性及脆性，防止溶血。

（4）镇吐和抗肝损伤作用：连翘煎剂还具有镇吐和抗肝损伤作用。

【临证体悟】

（1）消痈：连翘是疮家圣药，可治疗疮疡、痈疖、扁桃体炎、痄腮，表现为红肿热痛，属于阳证者。

（2）清热：《医学衷中参西录》记载："连翘诸家皆未言其发汗，而以治外感风热，用至一两必能出汗，且其发汗之力甚柔和，又甚绵长。"可见重用连翘能缓和发汗而达清热之效。

（3）消炎：连翘功能清热解毒，有抗菌、消炎的作用，可用于治疗热邪犯胃型胃炎、胃痛，症见胃脘灼热疼痛、嘈杂易饥、口苦咽干、便秘等。

（4）止血：有研究表明，连翘能让血液中血小板的数量尽快增加，还能提高毛细血管的通透性和韧性，防止毛细血管破裂。这些作用对于紫癜的恢复都大有好处，故可用连翘治疗紫癜。

（5）退黄：连翘可治疗黄疸型肝炎。连翘味苦，性微寒，入胆经，对肝胆之湿热疗效尤著，退黄作用可靠。连翘与茵陈相配，可增强清热利湿退黄之效，无论阴黄、阳黄皆可用之。现代药理研究表明，连翘还有保肝的作用。

【实战经验】连翘因其清热解毒的功效而被广泛应用于外感风热引起的呼吸道感染，尤其是急性上呼吸道感染。可与金银花等药配伍，形成银翘散，用于治疗风热感冒、发热、头痛、咳嗽等症状。

连翘具有清热解毒、散风止痒的作用，在治疗皮肤疾病，如痤疮、湿疹等时，可与紫草、地肤子等药配伍以增强疗效。

连翘具有清热、解毒、散结排脓等功效，亦常用于治疗尿路感染等。

蒲公英
（清热解毒，消肿散结）

【基本概述】
入药部位：菊科植物蒲公英、碱地蒲公英或同属数种植物的干燥全草。
别名：蒲公草、仆公英、仆公罂、金簪草、蒲公丁。
产地：全国大部分地区均产。
性味：苦、甘，寒。
归经：归肝、胃经。
功效：清热解毒，消肿散结，利湿通淋，清肝明目。

【临床应用】蒲公英既能清解火热毒邪，又能降泄滞气，故为清热解毒、消痈散结之佳品，主治内外热毒疮痈诸症，兼能疏郁通乳，故为治疗乳痈之要药。

（1）清热解毒
①鲜品捣汁内服、药渣外敷，或配伍紫花地丁，治乳痈肿痛；鲜品捣敷还可用治毒蛇咬伤。
②配伍金银花、紫花地丁、野菊花等药，如五味消毒饮，可治痈肿疔疮。
③配伍鱼腥草、冬瓜仁、芦根等，可治肺痈吐脓。
④配伍大黄、牡丹皮、桃仁等，可治肠痈腹痛。
（2）消肿散结
①配伍板蓝根、玄参，可用治咽喉肿痛。
②配伍夏枯草、连翘、浙贝母等药，可治疗瘰疬。

（3）利湿通淋：本品清利湿热、利尿通淋作用较佳，配伍石韦、车前草、白花蛇舌草等药，常用治湿热黄疸、热淋涩痛。

（4）清肝明目：本品还有清肝明目作用，用治肝火上炎引起的目赤肿痛，可单用取汁点眼，或浓煎内服，亦可配伍菊花、夏枯草、决明子等药。

【用法用量】 煎服，10~15g，鲜用或生用。外用鲜品适量，捣敷，或煎汤熏洗患处。

【注意事项】一是阳虚外寒、脾胃虚弱者忌用；二是用量过大可致缓泻，不宜过量使用。

【古籍摘要】

《本草备要》："专治乳痈，疔毒，亦为通淋妙品。"

《本草衍义补遗》："解食毒，散滞气，化热毒，消恶肿结核疔肿。"

《医林纂要》："补脾和胃，泻火，通乳汁，治噎膈。"

《神农本草经疏》："蒲公英味甘平，其性无毒。当是入肝、入胃，解热凉血之要药。乳痈属肝经，妇人经行后，肝经主事，故主妇人乳痈肿，乳毒，并宜生啖之良。"

【现代药理】蒲公英的有效成分主要有黄酮类、酚酸类、萜类、甾醇类、多糖。此外，还含有挥发油、香豆素等成分。

（1）抑菌作用：本品煎剂及浸剂对金黄色葡萄球菌、溶血性链球菌及卡他球菌有较强的抑制作用，对肺炎链球菌、脑膜炎球菌、白喉棒状杆菌、福氏志贺杆菌、铜绿假单胞菌及钩端螺旋体等也有一定的抑制作用，和甲氧苄啶之间有增效作用。

（2）抗肿瘤作用：蒲公英地上部分的水提取物能活化巨噬细胞，对癌细胞增殖有抑制作用。

（3）抗氧化作用：蒲公英的活性成分绿原酸是一种强力的抗氧化剂，可抑制丙二醛、谷胱甘肽等氧化应激标志物。

（4）促进免疫作用：体外实验提示本品能提高机体的免疫功能。

（5）其他作用：蒲公英尚有利胆、保肝、抗内毒素及利尿作用。

【临证体悟】

（1）治急性乳腺炎：蒲公英二两，香附一两。每日1剂，煎服2次。

（2）治目赤红肿：蒲公英30g，黄芩10g，水煎，熏洗患眼。

（3）公英玫瑰茶：玫瑰、蒲公英根，代茶饮。蒲公英能抗炎，治疗乳疮，玫瑰花温和，可调蒲公英之寒凉。二者合用则理气解郁、和血散瘀，可治肝胃气痛、新久风痹、吐血咯血、月经不调、赤白带下、痢疾、乳痈、肿毒，尤其适宜用于预防女性乳腺疾病。

（4）治疗乙型肝炎：蒲公英、乌梅、大黄、五味子等份，水煎服。因蒲公英尚有利胆、保肝、抗内毒素及利尿作用，其利胆效果较茵陈煎剂更为显著。

【实战经验】本人给予蒲公英配合金银花、野菊花外敷，内服清热解毒中药汤剂、治疗疮痈肿毒。考虑到蒲公英性寒，辅以温和的甘草以调和药性，避免过度寒凉。

治疗产后出现的急性乳腺炎，乳房红肿热痛，以蒲公英为主药，辅以连翘、赤小豆等药内服，同时外敷蒲公英鲜草汁，增强清热解毒、消肿散结之效。

治疗慢性胃炎之脾胃湿热证，伴胃脘部隐痛、食欲减退者，给予蒲公英配合黄芩、黄连等药，以清热燥湿、泻火解毒。同时，加入少量干姜以温中和胃，防止蒲公英寒凉伤胃。

治疗湿热下注所致尿频、尿急、尿痛，则以蒲公英配伍车前草、滑石等药，组成清热利湿的方剂，以缓解排尿不适。蒲公英的利尿通淋作用显著，辅以车前草增强利湿效果。

治疗手部湿疹反复发作，皮肤干燥、瘙痒难忍者，给予蒲公英配合地肤子、白鲜皮等药内服，以清热解毒、祛风止痒。同时，使用蒲公英煎液进行局部湿敷，以减轻皮肤症状。

白花蛇舌草

（清热解毒，利湿通淋）

【基本概述】

入药部位：茜草科植物白花蛇舌草的干燥全草。

别名：蛇舌草、蛇舌癀、羊须草、鹤舌草、白花十字草。

产地：主产于云南、广东、广西、福建。

性味：微苦、甘，寒。

归经：归胃、大肠、小肠经。

功效：清热解毒，消肿散结，利湿通淋，清肝明目。

【临床应用】白花蛇舌草清热解毒、利湿通淋，长于治疗各种炎症，对于各类痈肿疮毒（尤其是咽喉肿痛），以及痢疾、肠炎、湿热黄疸都有效。

（1）清热解毒，消肿散结

①治痈肿疮毒，可单用鲜品捣烂外敷，也可与金银花、连翘、野菊花等同用。

②治肠痈腹痛，常与大血藤、败酱草、牡丹皮等同用。

③治咽喉肿痛，与黄芩、玄参、板蓝根等同用。

④治毒蛇咬伤，可单用鲜品捣烂绞汁内服或水煎服，药渣外敷伤口，亦可与

半边莲、紫花地丁、重楼等配伍应用。

⑤治各种肿瘤，尤其是消化道肿瘤及淋巴瘤，可以与土茯苓、半枝莲等治疗肿瘤的药物配伍使用。

（2）利湿通淋

①治疗膀胱湿热之小便淋沥涩痛，常与白茅根、车前草等同用。

②治疗痢疾、肠炎，可单用，也可与白头翁、蒲公英等同用。

【用法用量】煎服，15~60g。外用适量。

【注意事项】阴虚及脾胃虚寒者忌用，孕妇忌用。

【古籍摘要】

《潮州志·物产志》："茎叶榨汁饮服，治盲肠炎，又可治一切肠病。"

《闽南民间草药》："清热解毒，消炎止痛。"

《泉州本草》："清热散瘀，消痈解毒。治痈疽疮疡，瘰疬。又能清肺火，泻肺热。治肺热喘促、嗽逆胸闷。"

【现代药理】白花蛇舌草的有效成分主要有三十一烷、豆甾醇、熊果酸、齐墩果酸、β-谷甾醇、β-谷甾醇-D-葡萄糖苷、对香豆酸等。

（1）抗菌消炎作用：白花蛇舌草对金黄色葡萄球菌、大肠埃希菌、沙门菌、链球菌等都有抑制和杀灭的作用，可用于腹泻、胃肠炎和化脓性感染等。

（2）抗肿瘤作用：白花蛇舌草可明显改善免疫系统、造血系统功能，对乳腺癌、黑色素瘤、结肠癌等均有抑制活性，特别是乳腺癌细胞。

（3）免疫调节作用：白花蛇舌草能显著提高 NK 细胞活性，提高血清 IL-2、IL-6、TNF-α 的含量，发挥免疫调节作用。

【临证体悟】

（1）解毒抗癌：本品配伍生薏苡仁、山慈菇、连翘，适用于热毒壅盛所致的疮疖肿毒、咽喉肿痛以及各类癌症。值得注意的是，本品性寒味苦，癌症患者脾胃功能差时，应从较小剂量开始使用，如 10g 或 15g，不可用量过重。

（2）清热利尿：本品配伍竹叶、生栀子、金钱草，适用于湿热下注引起的尿热、尿痛等病症。

（3）利胆退黄：本品治疗湿热性黄疸具有较好的疗效，配伍车前草、虎杖等疗效更佳。

【实战经验】临证时针对反复发作的口腔溃疡，可以白花蛇舌草与金银花、甘草配伍，组成清热解毒、生津止痛的方剂治疗。白花蛇舌草的抗炎作用与金银花的清热功效相结合，能有效缓解口腔疼痛，促进溃疡愈合。局部使用白花蛇舌草煎液含漱，进一步减轻症状，加速恢复。

针对尿路感染引起的尿频、尿急、尿痛，以白花蛇舌草与石韦、海金沙等药物联合治疗，发挥清热利湿、通淋止痛的效果。白花蛇舌草的利尿特性与石韦的通淋作用相辅相成，可以迅速改善尿路刺激征，减轻患者的不适感。

盆腔炎，常伴有下腹疼痛、白带异常，用白花蛇舌草与黄芩、黄柏等药物配伍治疗，以清热燥湿、泻火解毒。白花蛇舌草的抗炎效果与黄芩的清热燥湿特性相结合，能有效控制炎症，减轻疼痛，改善白带症状。

病毒性肝炎患者见肝功能异常，用白花蛇舌草与垂盆草、栀子、鸡骨草等药物配合治疗，以清热解毒、护肝降酶。白花蛇舌草的抗炎护肝作用与垂盆草的降酶效果相得益彰，有助于恢复肝功能，减轻肝炎症状，提高患者生活质量。

山慈菇
（清热解毒，散结消肿）

【基本概述】

入药部位：兰科植物杜鹃兰、独蒜兰或云南独蒜兰的干燥假鳞茎。一般把前者称为"毛慈姑"，后二者称为"冰球子"，虽在植物学上有异，但中医功效基本一致。

别名：山茨菇、慈姑、山慈姑、毛慈姑。

产地：四川、贵州。

性味：甘、微辛，凉。

归经：归肝、脾经。

功效：清热解毒，消肿散结，利湿通淋，清肝明目。

【临床应用】山慈菇擅长治疗痈肿疔毒、瘰疬痰核，以及蛇虫咬伤等急重症，具有消炎解毒的能力，在皮肤疾病和肿瘤方面也显示出潜在的疗效。此外，山慈菇还能增强免疫功能、改善消化系统功能，因此被广泛应用在肿瘤及癌症术后患者的治疗中。

（1）清热解毒：山慈菇治疗痈疽发背、疔疮肿毒、瘰疬痰核、蛇虫咬伤，常与雄黄、朱砂、麝香等解毒疗疮药配伍使用，内服外用均可，如紫金锭。

（2）化痰散结：山慈菇治疗肝硬化，配伍土鳖虫、穿山甲、蝼蛄等，有明显的改善肝功能的效果。治甲状腺瘤，常与丹参、浙贝母、夏枯草等制成复方。

【用法用量】煎剂，5~10g；散剂，每天1g以内。

【注意事项】《本草拾遗》及《本草纲目》均记载本品有小毒，故正虚体弱者慎服。

【古籍摘要】

《本草新编》："山慈菇，玉枢丹中为君，可治怪病。大约怪病多起于痰，山慈菇正消痰之药，治痰而怪病自除也。或疑山慈菇非消痰之药，乃散毒之药也。不知毒之未成者为痰，而痰之已结者为毒，是痰与毒，正未可二视也。"

《本草拾遗》："疗痈肿疮瘘，瘰疬结核等，醋磨敷之。"

《本草纲目》："主疗肿，攻毒破皮，解诸毒蛊毒，蛇虫、狂犬伤。"

【现代药理】山慈菇含黏液质、葡配甘露聚糖及甘露糖等成分。

（1）抗癌作用：山慈菇含有秋水仙碱等多种生物碱，为抗癌的有效物质。可广泛用于治疗乳腺癌、宫颈癌、食管癌、肺癌、胃癌、皮肤癌等多种癌症。

（2）镇静、降压作用：山慈菇含有秋水仙碱，具有镇静、催眠的作用，可治疗癫痫、高血压等。

【临证体悟】

（1）消肿散结：本品具有较好的抗肿瘤作用，常配伍红花、生牡蛎、三七以消肿散结，尤适用于乳腺结节、甲状腺结节、子宫肌瘤、卵巢囊肿、乳腺癌、宫颈癌等。

（2）清热解毒：本品配伍连翘、金银花、皂角刺，可用于毛囊炎、痤疮、湿疮等症。

【实战经验】在肺癌的治疗中，可用山慈菇与半枝莲、白花蛇舌草等药配伍，形成清热解毒、抗肿瘤的方剂。山慈菇含有的生物碱成分对抑制肿瘤细胞生长具有一定作用，与半枝莲的活血化瘀特性相结合，有助于减轻患者症状，提高治疗效果。

乳腺癌术后患者常需调理身体，可用山慈菇与党参、黄芪等药物配合，以补气养血、清热解毒。山慈菇的抗炎作用与黄芪增强免疫功能的特性相辅相成，有助于促进术后恢复。

鼻咽癌患者在放疗期间，使用山慈菇配合天葵子、辛夷等药，以清热解毒、消肿散结。山慈菇的抗肿瘤特性与天葵子的消肿效果相结合，可以增强放疗效果，并减轻放疗引起的局部不适。

山慈菇与丹参、三七等药配伍治疗肝癌，以活血化瘀、清热解毒。山慈菇中的生物活性成分与丹参的活血作用相得益彰，有助于改善肝功能，缓解化疗带来的副作用，提高患者生活质量。

生地黄

（清热凉血，滋补肝肾）

【基本概述】

入药部位：玄参科植物地黄的干燥块根。

别名：干地黄、原生地、干生地。

产地：河南。

性味：甘，寒。

归经：归心、肝、肾经。

功效：清热凉血，养阴生津。

【临床应用】生地黄既能清热凉血，又能养阴生津，故为清热养阴、生津止渴之良药，主治热病伤阴、阴虚内热所致的骨蒸劳热、内热消渴、舌绛烦渴等症；兼能止血，故为治疗血热妄行引起的吐血、衄血等血证之常用药。

（1）清热凉血

①治疗热入营分之壮热烦渴、舌绛，如清营汤。

②治疗热入血分之身热发斑、神昏谵语，如犀角地黄汤。

③治疗吐血衄血，与侧柏叶、荷叶、艾叶等同用，如四生丸。

④治疗便血尿血，与地榆、槐花、小蓟等同用。

⑤治疗血热崩漏或产后出血，可与茜草、苎麻根等同用。

（2）养阴生津

①治疗热病伤阴之烦渴多饮、舌绛者，如益胃汤。

②治疗骨蒸潮热，配伍知母、麦冬、地骨皮等。

③治疗温病后期，余热未尽，阴津已伤，如青蒿鳖甲汤。

④治疗阴虚津伤之肠燥便秘，如增液汤。

【用法用量】煎服，10~15g。

【注意事项】脾虚湿滞，腹满便溏者不宜使用。

【古籍摘要】

《神农本草经》："主折跌绝筋，伤中，逐血痹，填骨髓，长肌肉，作汤，除寒热积聚，除痹，生者尤良。"

《名医别录》："其治溺血，利大小肠者，甘寒清热，又能养阴，固通利二府热结之正治也。"

《本经逢原》："干地黄，内专凉血滋阴，外润皮肤荣泽，病人虚而有热者宜加用之。"

【现代药理】生地黄主要含有梓醇、乙酰梓醇、地黄苷、桃叶珊瑚苷、密力特苷、去羟栀子苷、筋骨草苷等环萜烯苷类成分。

（1）对循环系统的作用：地黄水提取物能刺激骨髓，快速增加血红蛋白、血小板、红细胞数量，并能加速造血恢复，提高外周血细胞活性。

（2）调节免疫功能作用：地黄多糖显著刺激淋巴细胞、T细胞增殖，促进T细胞中IL-2、IFN-γ生成，并有效促进树突状细胞成熟，增强免疫功能。

【临证体悟】

（1）凉血止血：本品适用于各种阴虚血热之证，如消化性溃疡引起的胃出血，以及血热妄行所致崩漏等。

（2）滋阴清热：本品有降血糖的作用，春、夏季用鲜地黄60~90g，捣汁后兑入汤药，效果更好。

（3）滋补肝肾：治疗肝肾亏虚引起的腰膝酸软、头晕目眩、口干口渴之症，用生地黄较熟地黄更为适宜。

【实战经验】 生地黄以其滋阴补肾的功效常被用于改善2型糖尿病胰岛素抵抗和糖代谢紊乱。本人将生地黄与葛根、麦冬等药配伍，以增强滋阴清热、生津止渴的效果，帮助患者调节血糖水平。

针对肺结核患者的潮热盗汗、咳嗽咯血症状，本人常以生地黄为主药，配伍玄参、贝母等药，以滋阴降火、润肺止咳，有效缓解患者症状。在用量方面，可根据患者阴虚的程度，酌情增加用量至30g。

在高血压患者的治疗中，生地黄因其滋阴潜阳的作用而被广泛应用。本人将生地黄与菊花、钩藤等药配合，以清热平肝、滋阴降压，对于肝肾阴虚所致高血压疗效显著。

临证治疗贫血患者时不宜一味补血，此类患者多伴有气虚或脾胃功能虚弱。临床应注意把握患者的饮食及二便情况，在调理脾胃的基础上，增加绞股蓝、灵芝、佛手等补气行气药物，取"气为血之帅"之意，以增强补血效果、促进气血的恢复。

治疗月经不规律、经量少或闭经等问题，常用生地黄，少用熟地黄，与川芎、益母草等药配合，以活血化瘀、调经止痛。

将生地黄与金银花、连翘等药配伍，以清热解毒、凉血消肿，可促进皮肤炎症的愈合。

玄参

（凉血滋阴，解毒散结）

【基本概述】

入药部位：玄参科植物玄参的干燥根。

别名：玄台、黑参、元参、山当归、水萝卜。

产地：主产于浙江。

性味：甘、苦、咸，微寒。

归经：归肺、胃、肾经。

功效：清热凉血，滋阴降火，解毒散结。

【临床应用】玄参既能清热凉血，又能滋阴降火，为清热滋阴、生津止渴之良药。主治阴虚火旺、热病伤津所致的口干舌燥、咽喉肿痛等症，兼能利咽消肿，为治疗咽喉疾病之常用药。其性微寒，能清解血热，对于血热妄行引起的吐血、衄血等出血症状亦有疗效，同时，玄参还能润肠通便，适用于热病后期或阴虚引起的肠燥便秘。因其多方面的治疗作用，玄参在中医临床上被广泛应用于多种热性疾病和阴虚症状的治疗中。

（1）清热凉血

①治疗热入营血，可配伍生地黄、丹参、连翘等，如清营汤。

②治疗温毒发斑，可配伍石膏、知母、升麻等，如化斑汤。

（2）滋阴降火

①治疗热病伤阴，可配伍生地黄、麦冬，如增液汤。

②治疗骨蒸劳嗽，可配伍生地黄、熟地黄和当归等，如百合固金汤。

（3）解毒散结

①治疗咽喉肿痛者，可配伍麦冬、川贝母等，如养阴清肺汤。

②治疗热毒炽盛者，可配伍金银花、当归、甘草，如四妙勇安汤。

③治疗瘰疬之痰火郁结者，可配伍浙贝母、赤芍、白芍、丹参等，如消瘰丸。

【用法用量】煎服，9~15g。

【注意事项】脾胃虚寒、食少便溏者不宜服用。不宜与藜芦同用。

【古籍摘要】

《神农本草经》："主腹中寒热积聚，女人产乳余疾，补肾气，令人目明。"

《本草纲目》："滋阴降火，解斑毒，利咽喉，通小便血滞。"

《本草正》："能退无根浮游之火，散周身痰结热痈。"

【现代药理】玄参的主要有效成分有哈巴苷、哈巴酯苷、哈巴俄苷、桃叶珊瑚苷、甲氧基玄参苷等环烯醚萜类化合物，以及斩龙剑苷A、安格洛苷等苯丙素苷类化合物。

（1）抗菌作用：本品对金黄色葡萄球菌、白喉棒状杆菌、伤寒沙门菌、乙型溶血性链球菌、铜绿假单胞菌、福氏志贺菌、大肠埃希菌、须毛癣菌、絮状表皮癣菌均有一定抑制作用。

（2）抗炎作用：本品对多种炎症反应均有抑制作用，一般认为抗炎的活性成分为哈巴苷、哈巴酯苷。此外，还具有扩张冠状动脉、降压、保肝、增强免疫功能、抗氧化、抗动脉粥样硬化等作用。

【临证体悟】

（1）滋阴降火：本品适用于阴虚火旺导致的咽喉疼痛、口舌生疮。还可用于治疗神经性发热（不明原因的发热），伴见面部潮红、心动过速等。

（2）解毒散结：本品味咸性微寒，有泻火解毒、软坚散结之功，常配伍浙贝母、生牡蛎等，为消瘰丸。

（3）治疗急、慢性咽喉炎：配伍金银花、连翘等，如抗链丸，可以治疗急、慢性咽喉炎。

【实战经验】玄参具有清热凉血、滋阴降火的功效，适用于肺热引起的咳嗽、咽喉肿痛等症状。若患者表现为干咳少痰、口干舌燥，可与麦冬、桔梗等药配伍，以润肺止咳、生津止渴。对于外感风热或阴虚火旺引起的咽喉肿痛，玄参常与板蓝根、马勃等药物配伍，以增强清热利咽的效果。

对于阴虚火旺所致便秘的患者，玄参可与麦冬、生地黄等药配伍，组成增液汤，以滋阴增液、润肠通便。玄参在方中起到清热凉血、滋阴降火的作用，对于津液亏虚、无水舟停之便秘具有良好的疗效。

玄参能软坚散结，常与贝母、牡蛎等药配伍，以清热滋阴、化痰软坚。适用于痰火郁结之瘰疬、瘿瘤、痰核等，玄参在方中起到泻火解毒、滋阴除烦的作用。

牡丹皮

（清肝泻火，活血化瘀）

【基本概述】

入药部位：毛茛科植物牡丹的干燥根皮。

别名：丹皮、粉丹皮、木芍药、条丹皮、洛阳花。

产地：主产于安徽、四川、湖南、湖北、陕西等地。

性味：苦、辛，微寒。

归经：归心、肝、肾经。

功效：清热凉血，活血化瘀。

【临床应用】

（1）清热凉血

①治疗热入营血，可配伍水牛角、生地黄等，如犀角地黄汤。

②治疗血热吐衄，可配伍大蓟、茜草根等，如十灰散。

③治疗温邪伤阴之夜热早凉、热退无汗者，可配伍青蒿、知母、鳖甲等，如青蒿鳖甲汤。

④治疗无汗骨蒸，配伍知母、生地黄、麦冬等。

（2）活血化瘀

①治疗经闭痛经，可配伍桂枝、茯苓等，如桂枝茯苓丸。

②治疗跌扑伤痛，可配伍红花、乳香、没药、三七等。

③治疗痈肿疮毒，可配伍大黄、白芷、甘草等。

④治疗肠痈初起，瘀热互结，可配伍大黄、蒲公英等，如大黄牡丹汤。

【用法用量】煎服，6~12g。清热凉血宜生用，活血化瘀宜酒炙用，止血宜炒炭用。

【注意事项】体虚者慎用。

【古籍摘要】

《神农本草经》："主寒热，中风，瘛疭，痉，惊痫，邪气，除癥坚，瘀血留舍肠胃，安五脏，疗痈疮。"

《药性论》："治冷气，散诸痛，治女子经脉不通，血沥腰疼。"

《本草纲目》："和血，生血，凉血。治血中伏火，除烦热。"

【现代药理】牡丹皮的主要有效成分有牡丹酚、牡丹酚苷、牡丹酚原苷、牡丹酚新苷、芍药苷、氧化芍药苷、苯甲酰芍药苷、苯甲酰氧化芍药苷等。

（1）抗菌抗炎作用：牡丹皮有抗炎作用，牡丹皮煎剂对大肠埃希菌、溶血性链球菌、金黄色葡萄球菌、伤寒沙门菌等20余种致病菌均有较强的抑制作用。

（2）抗心肌缺血作用：丹皮酚可改善血液流变性，降低主动脉斑块厚度，改善动脉粥样硬化症状，降低心肌缺血细胞代谢率，防止心肌细胞膜受损，发挥抗心肌缺血作用。此外，丹皮酚能够抗心律失常。

（3）镇静、抗惊厥作用：丹皮总苷可能对抗谷氨酸脱羧酶抑制剂氨基脲所致的惊厥，且能增强苯巴比妥的抗惊厥作用。

（4）抗肿瘤作用：丹皮酚可降低肿瘤细胞内质网活性，从而抑制肿瘤细胞增殖分化，诱导肿瘤细胞凋亡，发挥抗肿瘤作用。

【临证体悟】

（1）清肝泻火：牡丹皮有清热凉血活血之力，可直泻肝火，可用于治疗肝经实火引发的头晕头痛、耳鸣耳聋、目睛红赤、牙龈肿痛等症。

（2）清热凉血：牡丹皮可用于各种热盛引起的出血，如鼻衄、月经量多，以及血热导致的各种血分热证，如斑疹、痤疮等。

（3）清退虚热：牡丹皮可用于阴分伏火所致的低热、五心烦热、夜间潮热、妇人骨蒸潮热、烘热汗出等症。

（4）散瘀止痛：牡丹皮可用于血瘀血热所致的心绞痛、癌性疼痛等。

【实战经验】牡丹皮具有凉血清热、活血化瘀的功能，适用于治疗温毒发斑、吐血衄血等病症。牡丹皮能清透阴分伏热，与清热凉血的生地黄配伍，可增强凉血祛瘀的效果，适用于热入营血导致的高热、舌绛口渴、身发斑疹，以及血热妄行之吐血、衄血等症。

牡丹皮可用于治疗阴虚火旺之口干咽痛、大便干结等症状，能泻阴中之火，使火退而阴生，与滋阴药物，如熟地黄配伍，一滋一清，滋阴、泻火并进，标本兼顾，共奏滋阴泻火之功。

牡丹皮能活血化瘀，常用于经闭、痛经等症，临床可与当归、赤芍、桃仁、红花等药物用，在活血调经方面疗效显著。

赤芍

（凉血活血，清肝抗炎）

【基本概述】

入药部位：毛茛科植物芍药或川赤芍的干燥根。

别名：木芍药、赤芍药、红芍药、草芍药、毛果赤芍。

产地：主产于内蒙古、辽宁、河北、四川等地。

性味：苦，微寒。

归经：归肝经。

功效：清热凉血，散瘀止痛。

【临床应用】

（1）活血化瘀：赤芍为活血化瘀之要药，适用于血瘀所致的多种症状，如痛经、跌打损伤等。

①常与川芎、当归相须为用，以增强活血调经止痛之效，可用于治疗血瘀型月经不调。

②因赤芍兼有清热凉血之功，故对血热瘀滞者尤为适宜，如赤芍药散。

（2）清热凉血：赤芍为治疗血热妄行所致血证的要药，外可清血分之热，内可凉血止血，适用于治疗血热引起的吐血、衄血、尿血等。

①治疗血热妄行，常配伍生地黄、牡丹皮等，如《博济方》赤芍药散，可增强清热凉血止血之效。

②治疗湿热内蕴之黄疸，常配伍茵陈、栀子等药，如茵陈赤芍汤，以清热利湿退黄。

③治疗热毒瘀滞引起的疮疡肿毒，每与金银花、连翘等配伍，以清热解毒、凉血散瘀，如赤芍解毒汤。

【用法用量】煎服，6~12g。

【注意事项】血寒经闭者不宜使用，孕妇慎用。不宜与藜芦同用。

【古籍摘要】

《名医别录》："味酸，微寒，有小毒。主通顺血脉，缓中，散恶血，逐贼血，去水气，利膀胱、大小肠，消痈肿，时行寒热，中恶，腹痛，腰痛。"

《本草求真》："赤芍与白芍主治略同，但白则有敛阴益营之力，赤则止有散邪行血之意；白则能于土中泻木，赤则能于血中活滞。故凡腹痛坚积，血瘕疝痹，经闭目赤，因于积热而成者，用此则能凉血逐瘀，与白芍主补无泻，大相远耳。"

【现代药理】 赤芍主要含芍药苷、羟基芍药苷、苯甲酰芍药苷、苯甲酰羟基芍药苷等。

（1）解痉镇痛作用：赤芍具有清热、镇痛、镇静、解痉以及抗惊厥的作用，适用于治疗因血热瘀滞而致的小腹或腰背疼痛、坠痛等症状。赤芍的镇痛效果与其抗炎作用密切相关，有效成分主要为黄酮及其苷类、有机酸类等。

（2）抗炎抗感染作用：赤芍中的有效成分能够抑制多种球菌、杆菌以及某些致病性真菌的作用，具有抗病原微生物的作用。赤芍苷有抗炎作用。

（3）抗氧化、保肝作用：赤芍通过减少氧化剂的产生、调节抗氧化的防御目标系统、维持细胞能量学系统来发挥抗氧化作用。其中芍药苷主要通过减轻肝组织氧化应激来发挥保护肝脏的作用。

（4）改善心肺功能作用：赤芍含有的苷类、甾醇以及生物碱等成分，能直接作用于人类的心血管，以扩张冠状动脉，促进血液流动，预防动脉硬化。赤芍用于油酸引起的急性肺损伤，能显著降低肺循环阻力和肺动脉压，明显改善心功能，改善肺、血液氧合功能，有抗呼吸窘迫综合征的作用。

（5）抗血栓作用：赤芍能够抑制血小板聚集、抗血栓形成。赤芍水提取液、赤芍苷等成分及赤芍衍生物有抑制血小板聚集作用；其水煎剂能延长体外血栓形成时间，减轻血栓干重。这一作用对于预防和治疗心脑血管疾病具有重要意义。

【临证体悟】

（1）清热凉血：赤芍多用于实热瘀血证，针对感受热邪而有瘀血者。

（2）散瘀止痛：赤芍蜜炙有散瘀止痛作用，临证配伍柴胡、枳壳、香附等即为柴胡赤芍茶，可用于治疗肝气不舒所致胁痛。

（3）利尿消肿：若平素血热瘀滞，兼见眼睑浮肿、下肢浮肿者，临证时可佐用赤芍以达利尿消肿之效；配伍炒葶苈子、泽兰，常用于心力衰竭和肾衰竭引起的水肿，证属心肾阳虚者。

（4）调节血压和改善血流：赤芍生用有改善血液循环作用，临证配伍丹参、川芎等即为赤芍川芎汤，常用于治疗高血压、血管硬化及血液循环障碍引起的症状。

（5）温经散寒：赤芍具有温经散寒的功效，与桂枝、细辛、生蔓荆子等配伍，可用于治疗寒凝血瘀引起的痛经、关节疼痛。

【实战经验】 赤芍因其活血化瘀、清热凉血的特性，常与桂枝、附子等药配伍，用于治疗心动过缓。赤芍通过活血化瘀，改善血液循环，从而有助于提高心率。赤芍治疗眼睛干涩、目赤肿痛等眼部疾患，常与白菊花配伍。赤芍苦寒、入肝经而清肝火，对于肝火上炎引起的目赤肿痛、羞明多眵等症状有良好效果。赤芍的散瘀止痛作用，使其在治疗瘀血所致经闭、痛经、月经不调等病症中发挥重要作用。

治疗颜面痤疮、肿瘤等，常以赤芍配伍白芍、浙贝母，散结消肿，消除癥瘕。

治疗血脉瘀滞的胸痹心痛、胁腹诸痛等症，赤芍与活血化瘀类药物如红花、地龙相配。赤芍苦寒，入肝经血分，善清泻肝火，泄血分郁热，对于血热妄行之吐血衄血、斑疹紫暗者有显著疗效。

赤芍在治疗肺热喘急患者时，常与杏仁、石膏、甘草等药物配伍，以清热化痰、宣肺平喘。若痰多黄稠，可加葶苈子、川贝母、紫菀、枇杷叶、桔梗等清热化痰，宽胸利咽；若高热汗出，可加生石膏用量，或加桑白皮、黄芩、知母等清热泻肺。

青蒿

（清热除蒸，解暑利湿）

【基本概述】

入药部位：菊科植物黄花蒿的干燥地上部分。

别名：蒿子、臭蒿、香蒿。

产地：全国大部分地区。

性味：苦、辛，寒。

归经：归肝、胆经。

功效：清虚热，除骨蒸，解暑热，截疟，退黄。

【临床应用】

（1）发汗解暑：青蒿为清热解暑之要药，适用于暑热外感，热邪侵袭，腠理紧密而无汗的外感暑热实证。

①每与荷叶相须为用，以增强解暑清热之力，可用于治疗暑热感冒。

②治疗外感暑热兼有黄疸者，常配伍连翘、白扁豆。

（2）清虚热，除骨蒸：青蒿为清虚热、除骨蒸之要药，适用于阴虚发热、骨蒸劳热、夜热早凉等虚热病症。

①治疗阴虚发热、骨蒸劳热，常配伍银柴胡、胡黄连、鳖甲等，如清骨散。

②治疗温病夜热早凉、热退无汗、热自阴来者，常配伍鳖甲、细生地黄、知母、牡丹皮等，加水5杯，煮取2杯，日再服。

（3）截疟：青蒿为截疟之要药，适用于疟疾寒热。

①治疗少阳疟疾，暮热早凉，汗解渴饮，偏于热重者，常配伍知母、桑叶、牡丹皮、天花粉等。

②治疗疟疾寒热往来，常配伍黄芩使用。

【用法用量】煎服，6~12g，或鲜用绞汁。青蒿不宜久煎，煎煮时注意要后下。

【注意事项】本品苦寒，脾胃虚弱、肠滑泄泻者忌用。

【古籍摘要】

《本草纲目》："青蒿得春木少阳之气最早，故所主之证，皆少阳、厥阴血分之病也。"

《景岳全书》："味苦微辛，性寒，阴中有阳，降中有散。主肝、肾、三焦、血分之病，疗阴火伏留骨节，故善治骨蒸劳热，尸疰鬼气，降火滋阴，润颜色，长毛发，治疟疾寒热，杀虫毒，及恶疮湿疥。生捣可敷金疮，止血止痛。"

【现代药理】青蒿主要含青蒿素、青蒿酸、青蒿醇等萜类成分，黄酮类、挥发油、香豆素类成分，以及豆甾醇、β-谷甾醇和棕榈酸等。

（1）抗疟作用：青蒿素是从青蒿中提取的有效抗疟成分，具有高效、速效、低毒的特点，并且与大部分其他类别的抗疟药无交叉抗性。

（2）抗肿瘤作用：青蒿素及其衍生物被发现具有抗肿瘤活性，能够诱导癌细胞凋亡，对癌细胞生长有显著抑制作用。青蒿素衍生的蛋白水解靶向嵌合体（PROTAC）促进青蒿素老药新用并揭示其治疗靶点——增殖细胞核抗原钳制相关因子（PCLAF），能通过降解 PCLAF 来激活 p21/Rb 信号通路，从而发挥抗肿瘤活性。

（3）抗炎及免疫调节作用：青蒿素及其衍生物具有抗炎和免疫调节作用，能够保护肝脏、减轻肝损伤、对抗肝纤维化和肝硬化。

（4）发汗退热作用：青蒿挥发油及青蒿水煎剂，能影响下丘脑的体温调节中枢，而具有发汗退热作用。

（5）对皮肤的作用：现代研究发现，青蒿及其有效成分和衍生物治疗皮肤病，如光敏感性皮肤病、湿疹、痤疮等都具有良好疗效。青蒿素及其衍生物通过调节多种信号通路在多种炎症性皮肤病、光老化和皮肤肿瘤的治疗中发挥作用，显示出在炎症及免疫相关皮肤疾病以及皮肤肿瘤的治疗中有重要应用前景。

【临证体悟】

（1）清热解暑：青蒿适用于治疗暑邪发热、阴虚发热等。对于暑热引起的头晕恶心、口干口渴、体凉无力等症状，以青蒿泡水饮用，能显著缓解。

（2）除蒸截疟：青蒿能够清虚热、截疟，特别适用于虚热所致夜热早凉、骨蒸劳热、潮热盗汗、五心烦热等症状。青蒿既可截疟，又可解热，为改善疟疾寒热的要药，可单用鲜品捣汁服。

（3）利湿退黄：青蒿具有清热利湿的作用，适用于湿热黄疸。黄疸分为阳黄和阴黄，青蒿尤其适用于阳黄，即颜色黄而鲜明的黄疸。青蒿常与茵陈、大黄、栀子等药配伍使用，以增强清热利湿、退黄的效果。

【实战经验】青蒿常被用于治疗夜热早凉、热退无汗等症。青蒿配伍鳖甲、生地黄、知母、牡丹皮等药所组成的青蒿鳖甲汤，具有养阴透热的功效，适用于温病后期热邪深伏阴分者。

青蒿与鳖甲、生地黄、知母、牡丹皮等药配伍，如《温病条辨》中的青蒿鳖甲汤，能清虚热、除骨蒸。这种配伍能够清透虚热、凉血除蒸、解暑截疟，特别适用于骨蒸劳热、疟疾、痢疾、黄疸等病症。

青蒿可用于治疗暑热引起的发热口渴、汗出热不退等症状。《时病论》记载清凉涤暑法，以青蒿与滑石、甘草、白扁豆、连翘、茯苓、通草等药配伍，加西瓜翠衣1片入煎，用于治疗暑温、暑热、暑泻、秋暑。

泻下药

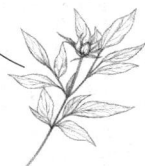

泻下药是能够引起腹泻，或润滑肠道、实现通便效果的药物，主要用于治疗里实积滞证。本类药物性质沉降，多为苦味，主要归于大肠经。泻下药的主要功效包括泻下通便、清热泻火、逐水消肿。正如《素问·灵兰秘典论篇》中所述："大肠者，传道之官，变化出焉。"泻下药可通便、清热泻火，通过泻下治疗实热壅滞，实现"上病治下"和"釜底抽薪"的治疗效果；还可逐水退肿，促使体内水饮通过大小便排出，达到消除停饮和消退水肿的目的。此外，部分泻下药还具有解毒和活血化瘀的双重作用。根据泻下药作用的强弱，可以将其分为攻下药、润下药和峻下逐水药。泻下药适用于治疗大便秘结、胃肠积滞、实热内结以及水肿停饮等里实证，有些药物也可用于治疗疮痈肿毒和瘀血证。

　　在使用泻下药时，应根据患者的具体症状和体质进行辨证论治和随症加减。如果患者同时存在表邪，应先解表后攻里，或与解表药联合使用，以实现表里双解，防止表邪内陷；若患者体内虽有实邪但正气已虚，应与补益药同用，采取攻补兼施的策略，以攻邪而不伤正。泻下药常与行气药配伍，以增强其泻下和导滞的效果。对于热积，应配伍清热药；而对于寒积，则应与温里药同用。

　　在应用攻下药和峻下逐水药时，由于这些药物作用峻烈，且部分药物具有毒性，易伤正气，损及脾胃，因此年老体弱者、脾胃虚弱者、久病正虚者应慎用。女性在胎前、产后及月经期应避免使用。使用作用强烈的泻下药时，应中病即止，避免过量，以免损伤胃气。对于作用剧烈且有毒的泻下药，必须严格控制炮制方法及用量，避免中毒，保证用药安全。

　　现代药理学研究表明，泻下药主要通过刺激肠道黏膜、增加肠道蠕动来发挥作用，引起泻下。此外，许多泻下药还具有利胆、抗菌、抗炎、抗肿瘤的作用，并能增强机体免疫功能。

大黄

（清热凉血，利湿退黄）

【基本概述】

入药部位：蓼科植物掌叶大黄、唐古特大黄或药用大黄的干燥根和根茎。前两者称北大黄，后者称南大黄。

别名：将军、黄良、火参、肤如、蜀大黄、锦纹大黄、牛舌大黄、锦纹、生军、川军。

产地：北大黄主产于青海、甘肃，南大黄主产于四川。

性味：苦，寒。

归经：归脾、胃、大肠、肝、心包经。

功效：泻下攻积，清热泻火，凉血解毒，逐瘀通经，利湿退黄。

【临床应用】

（1）泻下攻积：本品有较强的泻下作用，能荡涤肠胃、推陈致新，为治疗积滞便秘之要药；又因其苦寒沉降，善泄热，故实热积滞之便秘尤为适宜。

①治疗阳明腑实证，常配伍芒硝、厚朴、枳实，如大承气汤。

②治疗肠胃燥热之脾约便秘证，常配伍麻仁、杏仁、蜂蜜等润肠药，方如麻子仁丸。

③治疗脾阳不足之冷积便秘，常配伍附子、干姜等，如温脾汤。

④治疗肠道湿热积滞之痢疾，常配伍黄连、黄芩、芍药等。

⑤治疗老痰壅塞之喘逆不得平卧、大便秘结者，常配伍青礞石等，如礞石滚痰丸。

（2）清热泻火：本品苦降，能使上炎之火下泄，又具有清热泻火、凉血止血之功，治疗血热吐衄、目赤咽肿、牙龈肿痛。

①治疗热结津伤者，常配伍麦冬、生地黄、玄参等，方如增液承气汤。

②治疗火邪上炎所致的目赤、咽喉肿痛、牙龈肿痛等，常配伍黄芩、栀子等药，如凉膈散。

（3）凉血解毒：本品能清热凉血解毒，并借其泻下通便作用，使热毒下泄，治疗痈肿疔疮、肠痈腹痛。

①治疗热毒痈肿疔疮，常配伍金银花、蒲公英、连翘等，。

②治疗肠痈腹痛，常配伍牡丹皮、桃仁、芒硝等，如大黄牡丹汤。

③治疗热毒痈肿疔疖，常配伍生甘草，共研细末，酒熬成膏外敷，如金黄散。

④治疗烧烫伤，可单用大黄粉，或配地榆粉，麻油调敷患处。

（4）逐瘀通经：本品有较好的活血逐瘀、舒通经络作用，既可下瘀血，又能清瘀热，为治疗瘀血证的常用药，故可治疗瘀血经闭、产后瘀阻、跌打损伤。

①治疗女性产后瘀阻腹痛、恶露不尽，常配伍桃仁、土鳖虫等，如下瘀血汤。

②治疗女性瘀血经闭，常配伍桃仁、桂枝等，如桃核承气汤。

③治疗跌打损伤、瘀血肿痛，常配伍当归、红花、穿山甲等，如复元活血汤。

（5）利湿退黄：本品泻下通便，能导湿热外出，故可用治湿热蕴结之痢疾、黄疸尿赤、淋证、水肿。

①治疗肝胆湿热蕴结之黄疸、尿赤者，常配伍茵陈、栀子，如茵陈蒿汤。

②治疗湿热淋证、水肿、小便不利，常配伍木通、车前子、栀子等，如八正散。

（6）止血：本品可清热泻火、凉血止血，用于治疗血热妄行导致的出血。

①配伍黄连、黄芩等，如泻心汤，治疗血热妄行之吐血、衄血、咯血。

②现代临床单用大黄粉治疗上消化道出血，有较好疗效。

【用法用量】煎服，3~15g。外用适量，研末敷于患处。生用（生大黄），或酒炙用（酒大黄），酒炖或蒸（熟大黄），炒炭用（大黄炭）。

生大黄泻下力较强，欲攻下者宜生用，入汤剂不宜久煎，或用开水泡服；酒大黄善清上焦血分热毒，用于目赤咽肿、齿龈肿痛；熟大黄泻下力缓，能泻火解毒、清热利湿，用于火毒疮疡；大黄炭凉血化瘀止血，用于血热有瘀之血证。

【注意事项】

（1）本品为峻烈攻下之品，易伤正气，如非实证，不宜妄用。

（2）本品性沉降，善活血祛瘀，孕妇及月经期、哺乳期女性忌用。

（3）本品苦寒，易伤胃气，脾胃虚弱者应慎用。

（4）本品虽能导泻，但又含大量鞣质，有涩肠作用，可致便秘，不宜长期使用。

（5）本品泻下通便宜后下，不可久煎；泻火解毒，清热利湿宜熟用；活血，清上焦血分之热宜酒制用；凉血止血宜炒炭用。

【古籍摘要】

《药品化义》："大黄气味重浊，直降下行，走而不守，有斩关夺门之力，故号为将军。专攻心腹胀满，胸胃蓄热，积聚痰实，便结瘀血，女人经闭。"

《神农本草经》："下主瘀血，血闭，寒热，破癥瘕积聚，留饮宿食，荡涤肠胃，推陈致新，通利水谷，调中化食，安和五脏。"

《药性论》："主寒热，消食，炼五脏，通女子经候，利水肿，破痰实，冷热积聚，宿食，利大小肠，贴热毒肿，主小儿寒热时疾，烦热，蚀脓，破留血。"

《本草纲目》："主治下痢亦白，里急腹痛，小便淋沥，实热燥结，潮热谵语，黄疸，诸火疮。"

【现代药理】大黄主要含黏液质、淀粉、酒石酸，龙脑酸及其糖苷，脂肪酸和酚性化合物等。

（1）泻下攻积作用：大黄能够增强肠道蠕动，减少肠道对水分的吸收，促进排便。然而，其含有鞣质成分，可能会导致排便后出现便秘的情况。

（2）抗菌和抗病毒作用：大黄具有抗感染的特性，能抑制多种细菌，包括革兰阳性和阴性菌，尤其是对葡萄球菌和链球菌效果最为显著，同时也对白喉棒状杆菌、伤寒沙门菌、副伤寒沙门菌、肺炎链球菌和痢疾志贺菌等有一定的抑制效果。此外，大黄还能抑制流感病毒。

（3）其他作用：大黄还有利胆和胃的功能，可以促进胆汁分泌。此外，还具有止血、保护肝脏、降低血压和减少血清胆固醇等功效。

【临证体悟】

（1）泻下攻积：大黄有较强的泻下作用，功效不在通便而在泄热，能够荡涤肠胃、推陈致新，是治疗便秘的要药。经过炮制，大黄中的蒽醌类成分（如大黄素）含量会减少，但对鞣质的影响不大，因此其泻下作用有所减弱，而清热效果变得更加明显。由于其性质苦寒沉降，善能泄热，故实热积滞之便秘尤为适宜。

（2）治疗胆胰急症：在治疗胆绞痛和急性胰腺炎时，可以生大黄、木香等份，用开水浸泡后饮用。

（3）治疗上消化道出血：对于急性胃黏膜病变引起的上消化道出血，可内服大黄、白及。

【实战经验】治疗热结阳明腑实证，见高热、烦躁、谵妄、腹满、便秘等症状者，给予大承气汤峻下热结。其中大黄配伍芒硝增强泻下作用，荡涤肠胃湿热、燥结积滞；厚朴、枳实宽中调气，散结除痞。

大黄黄连泻心汤能泻火解毒、燥湿泄热，治疗邪火内炽，迫血妄行所致吐血、衄血、便秘溲赤，或湿热内蕴之黄疸、胸痞烦热，三焦积热引起的眼目赤肿、口舌生疮、外证疮疡、心胸烦闷、大便秘结等。治疗吐血衄血可加生地黄、牡丹皮以增强止血效果；治疗便血可加地榆、赤芍；治疗尿血可加白茅根、小蓟；治疗湿热黄疸可加栀子、茵陈。

实热内积、气滞不行引起的腹部胀满疼痛、大便不通等症状，可用厚朴三物汤治疗，以厚朴配伍大黄、枳实，行气除满，去积通便。厚朴三物汤虽与小承气汤药味相同，但药量不同，因此主治功效有所区别。小承气汤以大黄为君药，意在荡积攻实。厚朴三物汤中厚朴行气消满，大黄和枳实泄热导滞，三药相合，使气滞通畅，实积消除，腑气得以通畅，则诸证自解。

祛风湿药

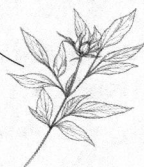

祛风湿药是指能够祛除关节、经络等处的风寒湿邪，以达到舒筋通络、通痹止痛目的的药物。祛风湿药多为苦温辛散之品，具有祛风散寒除湿之功。部分祛风湿药还具有清热祛风、通络止痛及补肝肾、强筋骨的作用。性味多为辛温香燥，归经主入肝、肾，次入脾经。

　　按照功效可分为祛风湿散寒药、祛风湿清热药和祛风湿强筋骨药。祛风湿散寒药多辛苦温，具有祛风湿、散寒止痛、舒筋通络的作用，适用于风湿痹痛属寒者。祛风湿清热药多辛苦寒，具有祛风湿、通络止痛、清热消肿的作用，适用于风湿热痹、关节红肿热痛者。祛风湿强筋骨药多苦甘温，具有祛风湿、补肝肾、强筋骨的作用，适用于风湿日久或肝肾虚损之腰膝无力。

　　根据感邪偏重的不同进行配伍，风痹（行痹）见关节游走疼痛，以祛风力强的药物加上活血养血药；寒痹（痛痹）见疼痛明显，以性温药物加上温经通阳药治疗；湿痹（着痹）见肢体重着麻木，以温燥药加上健脾运湿药治疗；热痹见红肿热痛，以苦寒性药加上清热燥湿药治疗。

　　祛风湿药辛温性燥，易耗伤阴血，阴血亏虚者应慎用。

　　现代药理研究显示，祛风湿药主要具有抗炎、镇痛作用并对免疫功能有一定影响。部分祛风湿药对多种实验性急、慢性炎症模型有抑制作用，与治疗风湿性关节炎等炎症性风湿病相关。部分祛风湿药具有不同程度的镇痛效果，能够提高动物对热、电、化学刺激的疼痛反应阈值，与治疗风湿性疾病引起的关节和肌肉疼痛相关。部分祛风湿药对机体免疫功能有明显抑制作用，与治疗类风湿关节炎等自身免疫性疾病相关。

伸筋草

（祛风除湿，舒筋活络）

【基本概述】

入药部位：石松科植物石松的干燥全草。

别名：石松、狮子草、狮子尾。

产地：主产于湖北。

性味：微苦、辛，温。

归经：归肝、脾、肾经。

功效：祛风除湿，舒筋活络。

【临床应用】

（1）祛风除湿：本品辛散、苦燥、温通，能祛风湿，尤善通经络。

① 治疗风寒湿痹之关节酸痛、屈伸不利，常配伍独活、桂枝、白芍、桑枝、木瓜。

②治疗肢体软弱、肌肤麻木，常配伍油松节、威灵仙。

③治疗风寒湿邪侵犯，经络阻滞之肢体关节疼痛、酸楚麻木、重着拘挛、屈伸不利，常配伍木瓜、桑枝。

（2）跌打损伤：本品辛能行散以舒筋活络、消肿止痛。

① 治疗跌打损伤、瘀肿疼痛，常配伍苏木、土鳖虫、老鹳草、鸡血藤、红花等活血通络药，内服、外洗均可。

② 治疗腰背酸痛、转侧不能、足膝痿痹、屈伸不利、麻木难行，常配伍桑寄生。

【用法用量】煎服，3~12g。外用适量。

【注意事项】孕妇慎用。

【古籍摘要】

《滇南本草》："石松，其性走而不守，其用沉而不浮，得槟榔良。下气，消胸中痞满横格之气，推胃中隔宿之食，去年久腹中之坚积，消水肿。"

《本草拾遗》："主人久患风痹，脚膝疼冷，皮肤不仁，气力衰弱。"

《生草药性备要》："消肿，除风温。浸酒饮，舒筋活络。其根治气结疼痛，损伤，金疮内伤，去痰止咳，治疮疥卒手足。"

【现代药理】伸筋草主要含石松碱、棒石松宁碱等生物碱，石松三醇、石松四醇酮等萜类化合物，β-谷甾醇等甾醇，以及香草酸、阿魏酸等成分。

（1）解热镇痛、消炎、抗感染作用：伸筋草水煎剂具有显著的解热镇痛、消炎和抗感染作用，对于急性和慢性炎症都能发挥明显的抑制效果。此外，伸筋草水浸液也具有解热功效。

（2）兴奋作用：伸筋草中含有的石松碱对离体大鼠和豚鼠小肠有兴奋作用，能够增强兔离体小肠蠕动，亦有收缩豚鼠离体子宫及兴奋兔离体子宫的作用。此外，伸筋草的透析液对实验性硅肺有良好的疗效，这表明伸筋草在呼吸系统疾病的治疗上也可能具有应用价值。

（3）抗氧化作用：伸筋草总提取物可有效清除活性氧，抑制脂质过氧化及促进 DPPH 自由基清除，且有量效关系。

【临证体悟】

（1）舒筋活络：沈氏女科常用伸筋草与鸡血藤、香附等合用，以舒筋活血、通络止痛，治疗女子月经不调、闭经痛经。

（2）治疗妇科痛症：伸筋草配伍路路通、山慈菇，可以调节气血、活血化瘀，是治疗卵巢囊肿、输卵管阻塞等子宫及双附件疾病的常用有效药对，缓解由妇科疾病引起的疼痛和不适，尤其对于小腹两侧吊带样疼痛者具有良好疗效。

（3）祛风除湿：伸筋草与威灵仙、豨莶草配伍，可以舒筋活络、消肿止痛，用于治疗由类风湿关节炎、痛风等引起的关节活动障碍、屈伸不利、肿胀和疼痛。

【实战经验】治疗风湿关节疼痛，可以伸筋草、老鹳草、防己和穿山龙合用祛风散寒，除湿消肿，从而缓解关节酸痛、肌肤麻木等症状。疼痛以上肢关节为主者，可加防风、羌活、白芷、川芎、葛根以祛风通络止痛；疼痛以下肢关节为主者，可加独活、牛膝、萆薢等通经活络，祛湿止痛；疼痛以腰背关节为主者，可加杜仲、狗脊、桑寄生、淫羊藿等温补肾气。

治疗颈椎不适，可以伸筋草合用葛根和桑枝舒筋活血、祛风散寒，适用于头晕目眩、手指麻木者。伴有明显上肢麻木者，可加入当归、川芎以活血化瘀；后脑疼痛、肩背困重者，可加入羌活增强祛风除湿功效；瘀血明显者，可加入苏木，增强活血祛瘀、消肿止痛之功。

老鹳草

（祛风止痛，清热止痢）

【基本概述】

入药部位：牻牛儿苗科植物牻牛儿苗、老鹳草或野老鹳草的干燥地上部分，前者习称"长嘴老鹳草"，后两者习称"短嘴老鹳草"。

别名：五叶草、老官草、五瓣花。

产地：全国大部分地区均产。

性味：辛、苦，平。

归经：归肝、肾、脾经。

功效：祛风湿，通经络，宣肺平喘，止泻痢，清热解毒。

【临床应用】

（1）祛风除湿，通经活络：老鹳草辛能行散，苦能燥湿，性善疏通，有较好的祛风湿、通经络功效。

① 治疗风湿痹痛、肢体麻木、筋肉拘挛、筋骨酸痛，既可单独煎汤内服，亦可熬制成膏剂。

② 治疗风湿性疾病之跌打损伤、筋骨酸痛等，常配伍威灵仙、独活、红花等，同时具有抗炎、抗氧化和抗肿瘤等多方面作用。

（2）止泻痢：老鹳草味苦，入脾经，能燥湿，具有止泻痢的功效，可用于治疗湿热或热毒引起的腹泻、痢疾等。

① 治疗湿热引起的大便次数增多、粪质稀溏或腹痛、里急后重、大便脓血，常配伍黄连、马齿苋。

② 治疗热毒血痢，症见腹痛剧烈、便下脓血鲜紫相杂、腐臭难闻、壮热口渴、头痛烦躁，常配伍白头翁，增强清热解毒、凉血止痢作用。

（3）清热解毒：本品有清热解毒之功，治疗疮疡，内服外用均可。

① 治疗疮、痈、疔、疖等症，常配伍蒲公英、金银花、紫花地丁，煎汤内服。

② 治疗湿毒蕴结之痈疔疮疖、湿疹及烧烫伤，常制成软膏，外敷使用。

③ 治疗皮肤湿疮、浸淫瘙痒，常配伍苦参、地肤子使用，内服或外洗。

【用法用量】

（1）内用：煎服，9~15g，或熬膏、酒浸服。

（2）外用：适量，捣烂加酒炒热外敷或制成软膏涂敷。

【注意事项】 如用于治疗皮肤病患者，应同时注意忌口，避免食用辛辣、油腻、生冷等刺激性食物，以及羊肉、鱼虾、甲鱼、香菜等发物。

【古籍摘要】

《滇南本草》："祛诸风皮肤发痒，通行十二经络。治筋骨疼痛，风痰痿软，手足筋挛麻木。利小便，泻膀胱积热。攻散诸疮肿毒，退痨热发烧，治风火牙疼、疥癞、痘疹等症。兼解诸痨热，其应如响。敷跌打损伤，能定痛治瘀。"

《药性考》："去风，疏经活血，筋健络通。损伤、痹症、麻木皮疯，浸酒常饮。"

【现代药理】 牻牛儿苗全草含挥发油，其中主要成分为牻牛儿醇、槲皮素。老鹳草全草含鞣质及金丝桃苷成分。

（1）抗炎镇痛作用：老鹳草含有的化学成分，如鞣质、挥发油等，具有抗炎镇痛作用。实验表明，老鹳草的醋酸乙酯层浸膏和正丁醇浸膏能显著抑制一氧化氮的产生。此外，老鹳草水提取物对小鼠耳肿胀也有明显抑制作用。

（2）止泻作用：日本产尼泊尔老鹳草的水煎剂或干燥提取物，可以抑制十二指肠和小肠的活动，促进盲肠的逆蠕动，从而起到止泻作用，但剂量过大可能导致大肠蠕动增强而出现泻下。

（3）抗菌作用：老鹳草全草煎剂对多种细菌有抑制作用，包括卡他球菌、金黄色葡萄球菌、福氏志贺菌、β-链球菌、肺炎球菌等。

【临证体悟】

（1）除痹止痛：老鹳草以其辛散苦燥的特性，能够有效地祛风湿、通经络，缓解风湿痹证之腰膝疼痛、肢体麻木、关节不利等症状。此外，老鹳草含有的化学成分如鞣质、黄酮类化合物等，可抗炎镇痛，在治疗风湿性疾病中发挥重要作用。

（2）清热利湿，解毒止痢：老鹳草可应用于治疗肠炎、痢疾，能够清热利湿，对于湿热泄泻、伤食泄泻等实证腹泻有很好的止泻效果。

【实战经验】治疗风湿痹痛之腰膝疼痛、肢体麻木等症状，可使用老鹳草与鸡血藤配伍。老鹳草具有祛风湿、通经络的作用，鸡血藤可活血舒筋、养血调经。二者合用，对于多种类型腰痛有很好的缓解作用，并可以药渣泡脚增强疗效。同时，鸡血藤具有活血化瘀功效，与老鹳草配伍，可以增强其活血止痛效果，用于治疗女性月经不调、痛经等症。

五加皮

（祛风除湿，利水消肿）

【基本概述】

入药部位：五加科植物细柱五加的干燥根皮。

别名：南五加皮、五佳、白刺、木骨、追风使、五谷皮、红五加皮。

产地：湖北、湖南、浙江、四川。

性味：辛、苦，温。

归经：归肝、肾经。

功效：祛风除湿，补益肝肾，强筋壮骨，利水消肿。

【临床应用】

（1）祛风除湿：五加皮为祛风湿要药，尤其适用于老人及久病体虚者。用于治疗风湿痹证之腰膝疼痛、筋脉拘挛，可单用或配伍当归、牛膝等。治疗风湿痹痛之筋脉拘挛、屈伸不利等，常配伍木瓜、油松节。

（2）补益肝肾，强筋壮骨：五加皮是强壮要药，可用于治疗肝肾不足引起的筋骨痿软、小儿行迟、体虚乏力等症。

①治疗肝肾不足之筋骨痿软者，常配伍牛膝、杜仲。

②治疗小儿发育不良之骨软行迟，常配伍龟甲、牛膝、木瓜等。

（3）利水消肿：用于治疗水湿浸渍之全身水肿、身体困重、小便不利，以及寒湿内蕴，壅滞气血，气血运行不畅，痹阻关节之脚气肿痛、疮疽肿毒等症。

①治疗水肿，小便不利者，常配伍茯苓皮、大腹皮、生姜皮，如五皮散（《太平惠民和剂局方》）；

②治疗寒湿壅滞之脚气肿痛，常配伍木瓜、蚕沙、吴茱萸等。

【用法用量】煎服，5~10g；或酒浸、入丸散服。

【注意事项】五加皮味辛，性温，有温补之功效，故阴虚火旺者忌用。

南五加皮与北五加皮不应混用。二者科属不同，功用不同，北五加皮以"香加皮"为名被《中国药典》（2025年版）收入，功效为利水消肿、祛风湿、强筋骨，有毒，因此不应与南五加皮混用。

【古籍摘要】

《神农本草经》："主心腹疝气，腹痛，益气疗躄，小儿不能行，疽疮阴蚀。"

《本草求真》："脚气之病……服此辛苦而温，辛则气顺而化痰，苦则坚骨而益精，温则祛风而胜湿，凡肌肤之瘀血，筋骨之风邪，靡不因此而治。"

《本草纲目》："五加皮治风湿痿痹，壮筋骨，其功良深。"

【现代药理】五加皮主要含有紫丁香苷，刺五加苷 B_1，无梗五加苷 A~D、K_2、K_3，16α- 羟基 -（-）- 贝壳松 -19- 酸，左旋芝麻素，右旋芝麻素；还含多糖、脂肪酸及挥发油等。

（1）镇痛作用：五加皮提取物可以镇痛，协同戊巴比妥钠发挥中枢抑制作用，并拮抗苯丙胺的中枢兴奋作用。

（2）抗疲劳作用：五加皮总苷可以明显延长小鼠游泳时间及在常压缺氧和寒冷条件下的生存时间，也能显著抑制中老龄大鼠体内脂质过氧化物的生成。

（3）保肝作用：五加皮水煎液可以降低小鼠血浆 ALT 活性、MDA 含量及肝脏系数，促进肝糖原合成，改善肝脏组织病理损伤。

（4）其他作用：五加皮能提高血清抗体浓度，促进单核巨噬细胞吞噬，抗应激，促进核酸合成，降低血糖，并能抗肿瘤、抗溃疡，且有一定的抗排异作用。

【临证体悟】

（1）祛湿止痛：五加皮可用于治疗老人、体虚者出现的风寒湿痹，或腰膝酸软、筋脉拘挛、步履乏力，伴有劳累后加重等症状，配伍羌活、独活，以祛风除湿、补益肝肾、活血通脉。

（2）利尿通淋：五加皮可用于治疗小便不利、水肿湿阻，表现为小便不利、淋沥不净等症状，适用于男性前列腺炎和女性尿频等。

（3）燥湿止痒：五加皮可以用于治疗湿热内盛、下焦湿热引起的阴部湿疹、阴部瘙痒、皮肤瘙痒等病症，可配伍白鲜皮、紫草使用。

【实战经验】关节痹证，表现为关节疼痛、麻木、重着、屈伸不利，甚至关节肿大灼热者，可用五加皮500g煎汁和曲米酿酒，以行气活血、祛风除湿、舒筋活络。患者应在医生指导下服用五加皮酒，制备和使用过程应当遵循安全规范，并避免过量饮用。

水肿长期不退，肿势轻重不一，轻则仅在特定部位出现肿胀，重则影响全身，出现皮肤瘀斑、瘀血水肿，可以使用五加皮活血化瘀、行气利水。葶苈子与五加皮相辅相成，增强利尿作用；茯苓健脾利湿，改善脾虚水肿；桂枝温经散寒，助阳化气，辅助五加皮行气利水作用；泽兰可以活血化瘀、利水消肿，与五加皮共用，相得益彰，提高化瘀疗效。

痛痹，表现为寒重痛著，部位固定，遇寒则重，得温则舒，疼痛部位包括关节、肌肉、筋骨等，多因风、寒、湿邪侵袭人体，痹阻经络，气血运行不畅，"不通则痛"引起，可给予附子细辛汤〔细辛3g，桂枝15g，鹿角霜15g，伸筋草10g，威灵仙10g，五加皮10g，赤、白芍各10g，丹参30g，云南白药1g（冲）〕，以温经散寒、祛风除湿、散寒通络。

桑寄生

（祛风强骨，补肾安胎）

【基本概述】

入药部位：桑寄生科植物桑寄生的干燥带叶茎枝。

别名：广寄生、桑上寄生、寄生、寓木、寄生草、寄生树。

产地：主产于广西、广东。

性味：苦、甘，平。

归经：归肝、肾经。

功效：祛风湿，强筋骨，补肝肾，安胎元。

【临床应用】

（1）祛风湿，强筋骨：桑寄生辛散苦燥，气香温通，擅长祛风湿、止痹痛，且能追风定痛，是治风湿痹痛的主药，适用于所有风寒湿邪所致痹证。又因入肝、肾经，善下行，尤宜下半身风寒湿痹。

与独活配伍，可祛风胜湿、散寒止痛，治疗风寒湿痹之腰痛、四肢屈伸不利、关节拘挛疼痛者，如独活寄生汤。

（2）补肝肾：桑寄生性平，味苦、甘，可以滋补肝肾，用于治疗肝肾亏虚所致的腰膝酸痛、崩漏、月经过多、头晕目眩等。

① 治疗肝肾亏虚所致崩漏、月经过多等，常与阿胶、续断、香附配伍。

② 治疗眩晕之肝肾不足证，常配伍杜仲、牛膝。

（3）安胎元：桑寄生还能养血补气安胎，对于血虚引起的胎动不安、胎漏等症状有缓解作用。

① 桑寄生与阿胶配伍，可以调补肝肾、养血安胎。阿胶具有滋阴止血、养血安胎的功效，与桑寄生相配，适用于血虚胎动不安、漏血不止。

② 治疗肝肾亏虚之胎动不安，常与菟丝子配伍。菟丝子具有补脾止泻、养肝明目、固精缩尿的功效，与桑寄生配伍，可以加强补益肝肾的作用。

③ 治疗肾虚型胎漏、胎动不安，与续断、菟丝子、阿胶配伍，如寿胎丸。

【用法用量】煎服，9~15g。或入丸、散，或浸酒，或捣汁服。

【古籍摘要】

《神农本草经》："主腰痛，小儿背强，痈肿，安胎，充肌肤，坚发齿，长须眉。"

《名医别录》："主金疮，去痹，女子崩中，内伤不足，产后余疾，下乳汁。"

《药性论》："能令胎牢固，主怀妊漏血不止。"

【现代药理】桑寄生的化学成分一直是国内外研究的热点，目前已发现其主要含黄酮类成分（如广寄生苷、槲皮素等）、挥发油类成分（如苯甲酰、苯二烯等）、维生素和微量元素等成分。

（1）对心血管的作用：桑寄生能改善肾性高血压大鼠的血压水平，增加豚鼠心脏冠状动脉血流量，促进冠状动脉舒张，能改善心绞痛和心律失常症状。

（2）安胎作用：桑寄生能改善盆腔内环境，促进宫体和胚胎的供血、供氧，有助于胚胎的种植与发育，达到保胎优生的目的。

（3）降压降脂作用：桑寄生提取物能降低血浆 β- 内啡肽浓度，对肾源性高血压和自发性高血压动物有明显降压作用，且其中含有的萹蓄苷有利尿作用。有研究发现，桑寄生可抑制小鼠脂肪合成，改善大鼠血脂水平。

（4）抗炎、镇痛作用：桑寄生可减轻二甲苯引起的小鼠耳肿，加速其消退，有明显的抗炎作用，桑寄生组小鼠疼痛的抑制率超过 50%。其能抑制 IL-1、IL-6 分泌，具有很好的抗炎作用。

【临证体悟】

（1）强心利尿：桑寄生味甘性平，擅长治疗心肾两虚引起的各种心脏疾患，如冠心病、心律失常、心力衰竭、冠状动脉堵塞术后年老体虚患者的恢复等。

（2）补肾安胎：桑寄生具有补益肝肾、固摄冲任的作用，可用于治疗肝肾虚损，冲任不固引起的胎漏下血、胎动不安等症。

（3）降低血压：桑寄生配伍生杜仲，可用于肾阴阳失调引起的血压升高，尤其是舒张压升高的患者。

【实战经验】桑寄生具有补肾健脾安胎、固摄冲任的作用，临床常用于治疗肝肾不足导致的腹痛下坠、先兆流产等。女性在妊娠前期，往往存在相火亢盛的情况，因此胎前宜清，可使用桑寄生补肾安胎，配伍清热泻火药，达到保胎和优生的目的。

临床上过敏性疾病多发，如过敏性鼻炎、过敏性哮喘、过敏性咽炎等。过敏性疾病发生的根源是免疫功能失调，而肾推动脏腑气化，调控机体精气血津液的新陈代谢及能量相互转化，主管免疫功能。因此，在稳定期，可使用桑寄生配伍生杜仲等药，从肾论治，以根本解决过敏性疾病。

化湿药

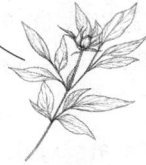

化湿药，又称为芳香化湿药，是以化湿运脾为主要作用的一类药物。气味芳香，性偏温燥，多入脾、胃经。

化湿药有利水渗湿、利尿通淋、利湿退黄等功效。主要用于治疗内湿证，如脾为湿困，运化失调所致的脘腹痞满、口淡多涎、呕吐泛酸、大便溏泄、食少体倦、口腻发甜、舌苔白腻等症。此外，对于湿痰壅滞以及湿温、暑温、霍乱、痧胀等病证，亦可适当选用，以化除湿浊。

在具体应用时，需适当配伍。治疗寒湿中阻，常配合温里药同用；治疗湿热，须配合清热燥湿药同用。若兼气滞，可配行气药；脾胃失运，可配健脾和胃药；湿邪较重时，还可与利水渗湿药相配伍。

需要注意的是，化湿药因其性温燥，易耗阴伤津，故阴虚津少、舌绛光剥者宜慎用。此外，化湿药物多含挥发油成分，煎煮过久可能降低或丧失疗效，故不宜久煎，部分药物应后下。

现代药理研究发现，化湿药有不同程度的健胃作用，能促进消化液分泌、增进肠蠕动、排除胃肠积气、抑制肠内异常发酵、止呕。部分药物对肺炎链球菌、白喉棒状杆菌、大肠埃希菌、痢疾志贺菌、金黄色葡萄球菌等有抑制作用；某些药还有发汗和抑制流行性感冒病毒的作用。

广藿香

（化湿和胃，发表解暑）

【基本概述】

入药部位：唇形科植物广藿香的干燥地上部分。

别名：藿香、鲜藿香、土藿香、大叶薄荷、兜娄婆香、猫尾巴香。

产地：主产于广东，大部分地区均产。

性味：辛，微温。

归经：归脾、胃、肺经。

功效：芳香化湿，和胃止呕，发表解暑。

【临床应用】

（1）芳香化湿：藿香气味芳香，是芳香化湿之要药。

① 治疗湿浊中阻，症见腹部胀满、食欲减退、恶心呕吐及神疲体倦，常配伍苍术、厚朴，如不换金正气散。

② 治疗湿热中阻、暑气熏蒸、运化失职引起的头昏、头胀、胸闷脘满、恶心呕吐、食欲不振，甚至腹痛、泄泻，常与佩兰配伍使用。

③ 治疗外感风寒导致的发热、恶寒、头痛、鼻塞、咳嗽、胸闷，常与紫苏配伍使用。

（2）和胃止呕：藿香既能芳香化湿，又可和中止呕，因此治疗湿浊中阻所致呕吐效果确切。

① 治疗湿热呕吐，常配伍黄连、竹茹，以清热止呕。

② 治疗脾胃虚弱呕吐，常配伍党参，以健脾益气、和胃止呕。

③ 治疗脾胃气滞引起的胸闷、呕吐、恶心、食少及妊娠恶阻，常与紫苏配伍。

（3）发表解暑：藿香芳香化湿浊，还可发表解暑，用于治疗暑湿表证之发热倦怠、胸闷不舒，以及寒湿闭暑之腹痛吐泻。

① 治疗暑湿表证或长夏湿温初起之身热不扬、凛寒无汗或微汗、头晕重胀、胸脘痞满、口不渴或渴不多饮等症状，常配伍黄芩、滑石、茵陈，如甘露消毒丹。

② 治疗寒湿闭暑证，常配伍紫苏、厚朴、半夏等，如藿香正气散。

【用法用量】

（1）内服：煎汤，5~10g，鲜品加倍，不宜久煎，或入丸散。

（2）外用：适量，煎水含漱，或浸泡患部，或研末调敷。

【注意事项】阴虚火旺者禁服。

【古籍摘要】

《本草正义》："清芬微温，善理中州湿浊痰涎，为醒脾外胃，振动清阳妙品……霍乱心腹痛者，湿浊阻滞，伤及脾土清阳之气则猝然撩乱，而吐泻绞痛，芳香能助中州清气，胜湿辟秽，故为暑湿时令要药。"

《药品化义》："其气芳香，善行胃气，以此调中，治呕吐霍乱，以此快气，除秽恶痞闷。且香能和合五脏，若脾胃不和，用之助胃而进饮食，有醒脾开胃之功。"

《本草纲目》："升降诸气，脾胃吐逆为要药。"

【现代药理】霍香主要含挥发油，如百秋李醇、广藿香醇、α-广藿香烯、β-广藿香烯、广藿香酮及广藿香二醇等。

（1）抗病原微生物作用：藿香对细菌、真菌、寄生虫和病毒都有很好的抑制作用，对金黄色葡萄球菌和枯草芽孢杆菌的生长抑制作用明显，其乙酸乙酯提取物在体外具有较好的抗柯萨奇 B 组 3 型病毒的作用。

（2）调节胃肠功能作用：藿香所含挥发油能促进胃液分泌，增强消化功能，对胃肠有解痉作用。以广藿香酮预处理后建立胃溃疡大鼠模型，结果显示广藿香酮预处理可抑制胃溃疡大鼠胃上皮病理损伤和细胞凋亡，且呈剂量相关性。

（3）抗炎作用：藿香叶提取物可以通过调节 TNF-α 和 IL-11 水平，抑制一氧化氮合酶的表达，治疗一氧化氮介导的炎症性疾病，从而具有抗炎活性。

（4）抗氧化作用：藿香乙酸乙酯清除自由基能力较强，其抗氧化总能力与提取物中总黄酮含量有关。

【临证体悟】

（1）化湿解表：藿香在治疗寒湿内盛引起的皮肤湿疹和瘙痒方面，常与地肤子配伍，以增强清热利湿的效果。藿香本身具有芳香化湿、和胃止呕、祛暑解表的功效，而地肤子则能清热利湿、祛风止痒，两者合用，能更有效地清除皮下郁热，缓解皮肤不适。

（2）和胃止呕：藿香为时令要药，夏季 6~8 月常用，《沈绍功中医方略论》言"藿香辛微温，归脾胃肺经，功专表散夏令感冒，祛除湿浊内阻，和中而解吐泻"，无论实证虚证皆可用之，以调和脾胃、芳香化湿。

【实战经验】感受秽浊，出现呕吐泄泻、恶寒发热、胸脘满闷等症状，可以藿香配伍紫苏、厚朴、陈皮，即藿香正气散治疗。紫苏、白芷解表散寒化湿，厚朴、大腹皮祛湿消滞，半夏、陈皮理气和胃，降逆止呕，佐以茯苓、白术益气健脾，以助运化。诸药合用，使风寒得解而寒热除，气机通畅则胸膈舒，脾胃调和则吐泻止。若三焦湿滞，升降失司，见脘腹胀满、大便不爽，可加茵陈、神曲、麦芽、杏仁；若秽浊入里，胸脘满闷、大便泄泻较重，可加大腹皮、苍术。

治疗湿疹、皮肤瘙痒，可以藿香配伍佩兰，等份煎水内服或外洗。藿香与佩兰合用，可芳香化湿、祛暑解表，缓解湿疹和皮肤瘙痒。若湿疹潮红、灼热，瘙痒剧烈，抓破后糜烂，渗出明显，可配伍黄芩、连翘、栀子、牡丹皮，清热利湿，凉血解毒；若皮损以丘疹或丘疱疹为主，色暗或有鳞屑，少许渗出，瘙痒明显，伴有食少乏力、腹胀便溏，可配伍苍术、陈皮、厚朴、白术、茯苓、泽泻、薏苡仁、白鲜皮和地肤子。

利水渗湿药

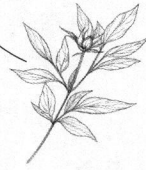

凡以利水渗湿为主要功效，用以祛除湿饮、通利小便的药物，称为利水渗湿药，又称利尿渗湿药。根据利水渗湿药的药性和主治差异，一般将其分为利水消肿药、利尿通淋药和利湿退黄药三类。利水消肿药多味甘淡，适用于水肿之水湿内停证，代表药物有茯苓、猪苓、泽泻、冬瓜皮等；利尿通淋药多性寒或微寒，适用于小便短涩灼痛之热淋，代表药物有车前子、滑石、萹蓄、石韦等；利湿退黄药，适用于湿热黄疸，代表药物有茵陈、金钱草、虎杖、垂盆草等。

　　本类药物药性渗泄，主入肾、膀胱经，长于通利小便，使停聚于内的湿邪水饮从小便而出，达到祛邪除饮、治愈疾病的目的，即《黄帝内经》所云："其下者，引而竭之。"本类药物临证需与其他药配伍使用：治疗水湿内停所致的水肿时，需与补气健脾药同用，截断水饮化生的源头以治其本；治疗小便灼痛、浑浊，甚至尿血之热淋时，需配伍清热燥湿、清热凉血药，使火热之邪与水饮随小便而出；治疗湿热黄疸时，若湿重于热，需配伍芳香化湿药使用，若热重于湿，配伍清热解毒药使用，若寒湿较重，需配伍温里暖中药使用。另外，本类药物药性渗泄，易伤津液，阴血亏虚者慎用。

茯苓

（健脾渗湿，宁心安神）

【基本概述】

入药部位：多孔菌科真菌茯苓的干燥菌核。

别名：茯菟、茯灵、茯蕶、伏苓等。

产地：安徽、云南、湖北。

性味：甘、淡，平。

归经：归心、肺、脾、肾经。

功效：利水渗湿，健脾，宁心安神。

【临床应用】

（1）利水渗湿：本品味甘而淡，甘则能补，淡则能渗，药性平和，既可祛邪，又可扶正，利水而不伤正气，堪称利水消肿之佳选。

①与白术、泽泻等合用，以治疗气化不利、水湿内停所致之水肿、小便不利等，如猪苓汤、五苓散等。

②与桂枝、半夏等合用，使湿无所聚，痰无由生，可治痰饮之目眩心悸、呕吐等，如苓桂术甘汤、小半夏加茯苓汤等。

（2）健脾止泻：本品味甘，归脾经，具有健脾益气、渗湿止泻之功。其性平和，能助中焦升清降浊，调理脾胃，尤其适宜于脾虚湿盛所致的泄泻。

①治疗脾虚湿盛泄泻，可与山药、白术、薏苡仁等同用，如参苓白术散。

②治疗脾胃虚弱，倦怠乏力，食少便溏，常配伍人参、白术、甘草等，如四君子汤。

（3）宁心安神：本品归心、脾经，具有养血安神、调和心脾之效，适用于心脾两虚所致的心悸、失眠等症。

①治疗心脾两虚，气血不足之心悸、失眠、健忘，多与黄芪、当归、远志等同用，如归脾汤。

②治疗心气虚，不能藏神，惊恐而不能安卧，常与人参、龙齿、远志等同用，如安神定志丸。

【用法用量】煎服，10~15g。

【注意事项】因茯苓具有利水渗湿的功效，阴虚火旺的患者服用茯苓之后容易加重阴虚表现，故不宜使用此药。

【鉴别】茯苓皮的主要作用在于促进体液循环、消除水肿，特别适用于皮肤水肿。赤苓则具有清热利湿的作用，主要用于治疗湿热下注导致的尿量减少、尿液颜色加深等。茯神则擅长宁心安神，长于治疗心神不宁、失眠等。

【古籍摘要】

《名医别录》："无毒。止消渴，好唾，大腹淋沥，膈中痰水，水肿淋结，开胸府，调藏气，伐肾邪，长阴，益气力，保神守中，其有根者，名茯神。"

《日华子本草》："补五劳七伤，走胎，暖腰膝，开心益智，止健忘，忌醋及酸物。"

《开宝本草》："味甘，平，无毒。止消渴，好唾，大腹淋沥，膈中痰水，水肿淋结，开胸腑，调脏气，伐肾邪，长阴，益气力，保神守中。其有抱根者，名茯神。茯神，味甘、平。主辟不详，疗风眩、风虚，五劳、七伤，口干，止惊悸，多恚怒，善忘，开心益智，安魂魄，养精神。"

【现代药理】茯苓含有多糖、茯苓酸、块苓酸、麦角甾醇、蛋白质、脂肪、卵磷脂、腺嘌呤等成分。

（1）利尿作用：茯苓皮的乙醇提取物具有显著的利尿效果，推测可能与其含有的四环三萜类化合物结构类似醛固酮有关，这些成分可能对肾小管中钠离子的再吸收和钾离子的排泄过程产生抑制作用。

（2）保护胃黏膜作用：茯苓的水提取物具有抑制幽门螺杆菌生长的能力，能够减轻由该菌种引起的胃部毒性反应，降低对胃黏膜的损伤。

（3）镇静及促进睡眠作用：茯苓具有抑制中枢神经系统的作用，能够起到镇静和促进睡眠的效果，同时对改善大脑功能和增强记忆力也有一定的积极作用。

【临证体悟】

（1）利水化痰：本品与猪苓、泽泻、车前子、五味子等药同用，具有促进尿液排泄、消除痰湿的功效，适用于治疗小便不畅、痰湿水肿等病症。

（2）健脾止泻：本品与莲子、山药、白术等药配伍，具有增强脾胃之气、健脾止泻的作用，适用于心神不宁、心悸失眠等症状；同时，还能补益脾胃，常与人参、白术、甘草等药合用，治疗食欲不振、大便溏稀等症。

【实战经验】临证治疗脾虚湿盛者，症见腹胀、食欲不振、大便溏泄等，常以茯苓为君药，其味甘、淡，能健脾而不伤正气，利湿而不燥，配合白术、党参、陈皮等，组成四君子汤，强化脾胃运化水湿的能力。同时配伍木香、砂仁等温中理气，白花蛇舌草、蒲公英等苦寒不伤胃之药，寒热并用，辛开苦降。故患者服用后，多能感到身体轻松，症状缓解。

临证治疗心神不宁，见心悸、失眠、多梦等症状者，本人常使用茯苓配合龙骨、牡蛎、酸枣仁等，组成安神定志方。茯苓在此方中，既能利水渗湿，又能安神定志，故对于湿邪内阻，阳不入阴所致心神不安有良好疗效。

对于皮肤湿疹，尤其是湿邪所致的湿疹，可采用茯苓配合地肤子、蛇床子、葶苈子等，组成清热利湿、解毒止痒方治疗。茯苓在此方中，既能利湿止痒，又能健脾扶正，湿疹伴有脾虚湿盛的患者尤为适宜。

薏苡仁

（利水渗湿，健脾止泻）

【基本概述】

入药部位：禾本科植物薏米的干燥成熟种仁。

别名：解蠡、起英、薏珠子、回回米、草珠儿、玉秣、裕米、益米等。

产地：主产于福建、河北、辽宁。

性味：甘、淡，凉。

归经：归脾、胃、肺经。

功效：利水渗湿，健脾止泻，除痹，排脓。

【临床应用】

（1）利水渗湿：薏苡仁味淡性凉，生用具有清热利水渗湿作用，可用于湿热蕴于下焦之水肿、小便不利。

①配人参、干姜、茯苓、白术、黄芪等，如实脾饮，治疗脾虚湿盛之肢体浮肿。

②配防己、木瓜、苦参等，治下焦湿毒之脚气浮肿。

（2）健脾止泻：薏苡仁配伍人参、茯苓、白术等，可用于脾虚泄泻、完谷不化，如参苓白术散。

（3）除痹：薏苡仁长于祛肌肉筋骨间之湿邪而具有除痹止痛作用，适用于各种湿痹疼痛、拘挛不伸。

①配苍术、牛膝、防风、黄柏等，能清热利湿、舒筋止痹，如四妙丸，可治湿热下注所致的筋骨酸痛。

②配苦杏仁、白蔻仁，如三仁汤，治疗三焦湿盛之湿痹。

（4）排脓：薏苡仁生用上能清肺热，下能利肠胃湿热，具有清热解毒、排脓消肿的作用，临床可用于肺痈、肠痈。

①配苇茎、冬瓜仁等，如苇茎汤，治疗热毒壅滞，痰瘀互结之肺痈。

②配附子、败酱草等，组成薏苡附子败酱散，增强其排脓消肿作用，可用于内脏已成的肠痈，或反复发作者。

【用法用量】 煎服，9~30g。清利湿热宜生用，健脾止泻宜炒用。

【注意事项】 本品性质滑利，孕妇慎用。

【古籍摘要】

《本草纲目》："薏苡仁阳明药也，能健脾，益胃。虚则补其母，故肺痿肺痈用之。筋骨之病，以治阳明为本，故拘挛筋急，风痹者用之。土能生水除湿，故泄痢水肿用之。"

《本草新编》："最善利水，不至损耗真阴之气，凡湿盛在下身者，最适用之。

【现代药理】薏苡仁主要含脂类（三油酸甘油酯、α-单油酸甘油酯等）、甾醇类（顺、反阿魏酰豆甾醇等）、苯并唑酮类成分（薏苡素等），还含薏苡仁多糖等。

（1）抗癌作用：薏苡仁提取液有抑制癌症的效果。以薏苡仁油为原料研制出的抗癌新药康莱特注射液，临床中常协同其他抗癌药物治疗癌症，具有广谱抗癌作用。

（2）调节脂代谢作用：薏苡仁能降低血液中游离脂肪酸含量，其水提取物可通过调节下丘脑中神经肽 Y 和瘦素受体的表达来控制能量平衡。

（3）降血糖作用：薏苡仁多糖 A、B、C 是薏苡仁降糖作用的主要活性成分，可保护胰岛 β 细胞，对各种类型的糖尿病均有治疗作用。

（4）镇痛抗炎作用：薏苡仁在炎症疾病的治疗以及疼痛的缓解方面具有一定的作用，其抗炎作用可能与薏苡仁降低血管通透性、减少炎性渗出以及干预 IKK/NF-κB 信号通路，降低多种炎症因子分泌水平。

【临证体悟】

（1）祛扁平疣：生薏苡仁配蔗糖 1:1 研成粉末，每日一勺冲服，对人乳头状瘤病毒感染导致的扁平疣有一定疗效。蔗糖最佳，若无蔗糖一般可用白砂糖代替。糖尿病患者慎用。

（2）治疗肿瘤：薏苡仁能解毒排脓抗肿瘤，临床可用于各系统肿瘤，尤善治肺癌、肠癌。

（3）轻身降糖：薏苡仁久服有轻身减肥、美白肌肤的作用，还具有降血糖、抗糖尿病的作用，适用于血糖异常的人群。

【实战经验】《本草新编》中言："薏仁最善利水，又不损耗真阴之气。"薏苡仁虽能利水渗湿，但利尿后无引起口干口渴、电解质紊乱之虑，临床使用比较安全。

薏苡仁善治下焦水湿，凡湿盛在下焦者皆适用，如阴肿、阴部湿疹、水肿、小便不利等泌尿生殖系统疾病，以及脚气浮肿等病症。脚气病要及时医治，以免并发菌血症等贻误病情。

泽泻

（利水消肿，渗湿泄热）

【基本概述】

入药部位：泽泻科植物东方泽泻或泽泻的干燥块茎。

别名：水泻、鹄泻、及泻、芒芋、禹孙。

产地：主产于福建、四川。

性味：甘、淡，寒。

归经：归肾、膀胱经。

功效：利水消肿，渗湿泄热，化浊降脂。

【临床应用】

（1）利水消肿：本品淡渗，利水作用较强，可治疗水湿停蓄之水肿胀满、小便不利、泄泻尿少、痰饮眩晕。

①配伍茯苓、猪苓、桂枝等，如五苓散（《伤寒论》），治疗水湿停蓄之小便不利、水肿。

②配伍厚朴、苍术、陈皮等，如胃苓汤（《丹溪心法》），"利小便以实大便"，治脾胃伤冷，水谷不分所致泄泻不止。

③配伍白术等，如泽泻汤（《金匮要略》），能泻水湿、行痰饮，治痰饮停聚，清阳不升之头目昏眩。

（2）渗湿泄热：本品性寒，既能清膀胱之热，又能泻肾经之虚火，故下焦湿热者尤为适宜，可治疗热淋涩痛、遗精。

①配伍木通、车前子等药，能清热利水，用治湿热蕴结之热淋涩痛。

②配伍熟地黄、山茱萸、牡丹皮等，如六味地黄丸（《小儿药证直诀》），治疗肾阴不足，相火偏亢之遗精、潮热。

（3）化浊降脂：本品利水渗湿，可化浊降脂，配伍决明子、荷叶、何首乌等药，常用于治疗高脂血症。

【用法用量】煎服，5~10g。生用以利尿渗湿、泄热通淋为主；盐炒滋阴入肾，增强泄热利水作用；麸炒缓和药性，偏于醒脾渗湿、祛痰除湿，用治泄泻眩晕。

【注意事项】本品性寒，肾虚滑精无湿热者禁服。本品大量使用对肾有损伤作用，临证使用时常控制在10g以内。

【古籍摘要】

《神农本草经》："主风寒湿痹，乳难，消水，养五脏，益气力，肥健。"

《药性赋》："泽泻利水通淋而补阴不足。"

【现代药理】

（1）利尿作用：本品具有增加尿量的作用，尤以冬季采集的正品作用最强，能促进尿素与氯化物的排泄，对肾炎患者利尿作用更为明显。家兔耳缘静脉注射泽泻水制剂有利尿作用。

（2）降压、降脂、降血糖作用：犬或家兔静脉注射泽泻浸膏有轻度的降压作用。泽泻水煎剂能降低谷氨酸钠诱导的肥胖大鼠的 Lee 指数、子宫及睾丸周围脂肪指数及血清甘油三酯含量。家兔皮下注射泽泻浸膏发现有轻度降血糖作用。

（3）抑菌抗炎作用：本品对金黄色葡萄球菌、肺炎链球菌、结核分枝杆菌有抑制作用，用其煎剂以 20g/kg 的剂量腹腔注射给药则能明显减轻二甲苯引起的小鼠耳郭肿胀，抑制大鼠肉芽组织增生，提示泽泻具有抗炎作用。

【临证体悟】

（1）利湿降脂：本品淡渗利水，能泻水湿、行痰饮，可化浊降脂。药理研究显示其能抑制血液中胆固醇生成，改善动脉粥样硬化，抗脂肪肝，降血压，用治高脂血症、高血压、脂肪肝。临证配伍决明子、荷叶等药治疗高脂血症，疗效较佳。

（2）治疗梅尼埃病：泽泻配伍白术，水煎服，每日 1 剂，治疗梅尼埃病效果较好。

【实战经验】临证曾遇一位高血压患者，头晕明显，舌苔黄腻、边有瘀斑，本人考虑为痰瘀互结证，治应祛痰化瘀。泽泻配伍钩藤、川芎、莱菔子，即为沈氏女科常用之降压四味。方中钩藤平肝，治肝风之标；泽泻、莱菔子祛痰利湿，分利二便，使邪从二便而解；川芎化瘀，升清透窍。四药同用，升清降浊，痰瘀同治，尤宜于高血压痰瘀互结证。

车前草

（清热利尿，渗湿止泻）

【基本概述】

入药部位：车前科植物车前或平车前的干燥全草。

别名：蛤蟆草、生舌草、车轮草、驴耳朵菜、地胆头、饭匙草。

产地：分布于全国大部分地区，以江西、安徽、江苏产量较多。

性味：甘，寒。

归经：归肝、肾、肺、小肠经。

功效：清热利尿，渗湿止泻，清肝明目，祛痰止咳，凉血解毒。

【临床应用】

（1）清热利尿：本品甘寒滑利，长于通利水道，清膀胱之热，治疗热淋涩痛、水肿胀满。

①配伍木通、滑石、瞿麦等，如八正散（《太平惠民和剂局方》），治疗湿热下注于膀胱所致小便淋沥涩痛。

②配伍猪苓、茯苓、泽泻等，如五苓散（《伤寒论》），治疗水湿停滞之水肿、小便不利。

③配伍牛膝、熟地黄、山茱萸等，如济生肾气丸（《济生方》），治疗病久肾虚之腰重脚肿。

（2）渗湿止泻：本品能利水湿，分清浊而止泻，即"利小便以实大便"，尤宜于湿盛之大便水泻、小便不利。

①单用本品可治疗暑湿泄泻，配伍香薷、茯苓、猪苓等更可增其疗效。

②配伍白术、薏苡仁等，可治疗脾虚湿盛之泄泻。

（3）清肝明目：本品善于清肝热而明目，治疗目赤肿痛、目暗昏花。

①配伍菊花、决明子等，治肝经火热导致的目赤涩痛。

②配伍熟地黄、菟丝子等，如驻景丸（《太平圣惠方》），具有养肝明目作用，可治疗肝肾阴亏导致的目暗昏花。

（4）祛痰止咳：本品入肺经，能清肺化痰止咳，治疗痰热咳嗽，常配伍瓜蒌、浙贝母、枇杷叶等清肺化痰药使用。

（5）凉血解毒：本品性寒，既能清热凉血，又能解毒消肿，故常用于咽痛乳蛾、血热出血及痈肿疮毒等。

①配伍凤尾草、乌梅肉等，如《养疴漫笔》所载治喉痹乳蛾方，治疗咽喉肿痛、喉痹乳蛾。

②配山豆根、青黛、野菊花等，可加强清热解毒利咽之功。

【用法用量】

（1）内服：煎汤，15~30g，鲜品 30~60g，或捣汁服。

（2）外用：适量，煎汤洗、捣烂敷或绞汁涂。

【注意事项】孕妇及肾虚精滑者慎用。《本经逢原》云："若虚滑精气不固者禁用。"

【古籍摘要】

《神农本草经》："主气癃，止痛，利水道小便，除湿痹。"

《名医别录》："男子伤中，女子淋沥不欲食，养肺强阴益精，令人有子，明目疗赤痛。"

《本草纲目》："导小肠热，止暑湿泻痢。"

【现代药理】车前草中已分离出多糖类、黄酮及其苷类、环烯醚萜及其苷类、三萜及甾体类、挥发油类等60余种化合物。

（1）利尿作用：车前草提取剂可使犬、家兔及人排出的水分增多，并增加尿素、尿酸及氯化钠的排出量，其中黄酮类成分的利尿效果较氢氯噻嗪弱，但有较好的保钾功效。

（2）抑菌抗炎作用：车前草乙醇提取物具有抑制金黄色葡萄球菌、大肠埃希菌和铜绿假单胞菌的作用，且分离出的熊果酸成分具有优良的抗菌活性，同时也不易产生耐药性且对细胞无毒害作用，具有优良的药用特性。

【临证体悟】车前草包含车前子，效用较车前子更全面，且不必包煎，药性平和，可以重用（30g以上），鲜者倍量，取汁兑服，效果更佳。

车前草不仅有显著的清热通淋功效，能够促进尿素、尿酸及氯化物排出，凡小便不利、小便淋沥涩痛、热结膀胱、湿热下利诸症均可用之；而且还具有解毒止血的作用，治疗热毒疮肿、血热妄行、咽痛目赤，投之有效。

（1）治疗痛风：取车前草30~60g（鲜品加倍），水煎分2次服，每日1剂，连服12~15天，可见痛止肿消、血尿酸水平下降。

（2）治疗复发性口腔溃疡，进食疼痛：取干车前草30g，水煎后加白砂糖适量，分2次服，每日1剂，2~4日即可见效。

（3）治疗眼病：本品内服可治疗眼损伤、降眼压，外敷或取汁洗眼治疗急性结膜炎疗效较好。

【实战经验】痛风是长期嘌呤代谢异常，血尿酸水平升高，导致关节及周围软组织出现一系列病理改变的一类疾病。痛风多由高尿酸血症发展而来，表现为急性关节炎反复发作，好发于下肢关节，可伴有痛风石沉积。临床常用吲哚美辛、激素及别嘌醇等药，以缓解症状、降低血尿酸水平。

车前草是临床常用的利尿排石药物，可促进尿酸排泄，清除尿酸盐结晶并抑制其形成，临证常用于辅助治疗痛风。

治疗实邪所致之病，必须给邪出路，使邪能排出体外。车前草具有显著的利尿作用，痰、湿、火、热邪皆可随小便而出，因此临证亦常用车前草治疗各种实邪所致病症。

石韦

（利尿通淋，凉血止血）

【基本概述】

入药部位：水龙骨科植物庐山石韦、石韦或有柄石韦的干燥叶。

别名：石苇、金星草、石兰、石剑、石背柳。

产地：全国大部分地区均产。

性味：甘、苦，微寒。

归经：归肺、膀胱经。

功效：利尿通淋，清肺止咳，凉血止血。

【临床应用】

（1）利尿通淋：本品治热淋涩痛，常与车前子同用煮浓汁服；治血淋，常与当归、蒲黄、芍药同用，如石韦散，治石淋，常与海金沙、金钱草等同用。

（2）清肺止咳：本品治肺热咳嗽痰多，常与鱼腥草、黄芩、瓜蒌等同用。

（3）凉血止血：本品治血热妄行之吐血、衄血、尿血、崩漏等多种血证，可单用，或与侧柏叶、生地黄、生艾叶等同用。

【用法用量】 煎服，6~12g。

【注意事项】 阴虚及无湿热者忌服。

【鉴别】 车前草与石韦相鉴别。二者均能利尿通淋。车前草渗湿止泻，"利小便以实大便"，多用于湿热下注所致的大便稀溏、小便不利，也可治疗痛风、复发性口腔溃疡等。石韦凉血止血、止悸，多用于治疗放化疗或各种原因导致的白细胞减少和心悸等。

【古籍摘要】

《神农本草经》："味苦，平。主劳热邪气，五癃闭不通，利小便水道。"

《日华子本草》："治淋沥遗溺。"

《本草经集注》："滑石、杏仁为之使。得昌蒲良。"

【现代药理】 石韦主要含有机酸类（绿原酸）、黄酮及其苷类（山柰酚、槲皮素、异槲皮素、三叶豆苷、紫云英苷、甘草苷、芒果苷、异芒果苷）成分。

（1）抑菌作用：石韦中原儿茶酸、延胡索酸和芒果苷有抑制变形杆菌、铜绿假单胞菌和金黄色葡萄球菌的作用。

（2）利尿作用：石韦能促进草酸钙结晶从小便排出，减少草酸钙结晶在肾内堆积。常用于治疗尿石症、尿路感染、急慢性肾炎、肾病综合征等疾病。

（3）升高白细胞作用：石韦对环磷酰胺所致的外周血白细胞水平下降具有明显对抗作用，其升高外周血白细胞水平的机制可能是刺激贮藏在贮存池和边缘池的白细胞释放。

【临证体悟】

（1）升高白细胞水平：常与鸡血藤相须为用，治疗由放化疗或各种原因导致的白细胞减少而出现的头晕、乏力、肌肉酸胀、低热、免疫功能低下等病症，有升高白细胞水平的作用。

（2）利尿止悸：临证可通过石韦的利尿作用，降低血容量、减轻心脏负荷，并配合川芎，改善心肌供血，从而达到止悸之功效。

【实战经验】血淋患者常以小便带血、尿色红赤，甚至尿出纯血为主要症状，伴有尿道疼痛等表现，本人常将石韦与当归、蒲黄、小蓟等配伍使用。热淋，多由外感湿热之邪或内生湿热蕴结膀胱所致，临床可见尿频、尿急、尿痛，或兼小腹胀痛及全身发热等症状，常以本品与滑石研末服用。石淋患者常以小便排出砂石为主症，或排尿时突然中断，尿道窘迫疼痛，多予石韦、生鸡内金、滑石研末，以米饮冲服。

肺热咳喘气急的患者，常见发热、口干口渴、便秘、舌红苔黄、脉数等表现，常将石韦与鱼腥草、黄芩、芦根等配伍使用；对于吐血、衄血、尿血、崩漏的患者，多以石韦配伍侧柏叶、栀子、白茅根等进行治疗，取效颇佳。

茵陈
（利湿退黄，解毒疗疮）

【基本概述】

入药部位：菊科植物滨蒿或茵陈蒿的干燥地上部分。

别名：绵茵陈、茵陈蒿、白蒿、绒蒿、猴子毛。

产地：主产于陕西、山西、河北。

性味：苦、辛，微寒。

归经：归脾、胃、肝、胆经。

功效：利湿退黄，解毒疗疮。

【临床应用】

（1）利湿退黄：茵陈苦泄下降，微寒清热，善清利脾胃肝胆湿热，使之从小便而出，为治黄疸之要药。茵陈苦而微寒，其清利湿热之功，亦可用于湿热内蕴之湿疮瘙痒、风痒瘾疹。

①治湿热黄疸，常与茵陈、栀子等同用，如茵胆平肝胶囊。

②治肝经湿热下注所致的阴肿阴痒、湿疹瘙痒、带下黄臭等，可与栀子、泽泻、车前子等同用。

（2）解毒疗疮

①治肝胆火盛之胁痛口苦、头痛目赤、耳肿耳聋等，可与柴胡、黄芩、栀子等同用。

②若治肝经热盛风动之高热惊厥、手足抽搐者，可与牛黄、钩藤等同用。

【用法用量】

（1）内服：煎服，6~15g。

（2）外用：煎汤熏洗，适量。

【注意事项】血虚萎黄者慎用，蓄血发黄者禁用，非因湿热引起的发黄忌服。热甚发黄、无湿气者禁用。

【古籍摘要】

《神农本草经》："主风湿寒热邪气，热结黄疸。"

《名医别录》："通身发黄，小便不利，除头痛，去伏瘕。"

《医学入门》："消遍身疮疥。"

【现代药理】茵陈有显著的利胆作用，并有解热、保肝、抗肿瘤和降压作用。其煎剂对结核分枝杆菌有抑制作用，乙醇提取物对流感病毒有抑制作用，水煎剂对 ECHO11 病毒有抑制作用。

【临证体悟】茵陈用于清热利湿时要后下。茵陈质轻，其活性成分主要为挥发油，故不能久煎。若用量偏大，使煎煮不便，久煎又减效，故提倡茵陈后下，用量在 15g 以内即可奏效。

（1）治疗脑血管病：临证常用本品配伍泽泻，治疗湿热内盛，上扰清窍的头目昏重、记忆力下降等脑血管疾患。

（2）治疗皮肤病：以本品配伍黄柏，能增强清热燥湿止痒之功，临床常用于治疗湿疹湿疮、皮肤瘙痒等症。

【实战经验】在临床实践中，本人常用茵陈治疗黄疸。对于身目发黄、小便短赤的阳黄证，常以茵陈配伍栀子、黄柏、大黄治疗。该配伍出自《伤寒论》中的茵陈蒿汤，其中茵陈清利湿热、利胆退黄；栀子清热泻火、凉血解毒，协助茵陈清除体内的湿热之邪；黄柏清热燥湿、泻火解毒，增强清热之力；大黄泻下攻积、清热泻火，使湿热之邪从大便而出。诸药合用，共奏清热利湿退黄之功。当黄疸湿重于热时，则选用茵陈配伍茯苓、猪苓等，组成茵陈五苓散（《金匮要略》）。茯苓、猪苓利水渗湿，与茵陈相伍，可增强利湿之功，使湿邪从小便而去，从而有效治疗黄疸湿重于热者。对于脾胃寒湿郁滞、阳气不得宣运的阴黄证，则以茵陈配伍附子、干姜等，如茵陈四逆汤（《卫生宝鉴》）。附子和干姜温阳散寒，与茵陈配伍，既能温运脾胃阳气，又能清利寒湿之邪，使寒湿得化，阳气得宣，黄疸自退。

茵陈气味清芬，具有清利湿热的功效。在治疗外感湿温或暑湿，出现身热倦怠、胸闷腹胀、小便不利等症状时，常将茵陈与滑石、黄芩、木通等药配伍，组成甘露消毒丹（《医效秘传》）。其中茵陈清利湿热；滑石利水通淋、清热解暑，协助茵陈使湿邪从小便而去；黄芩清热燥湿、泻火解毒，可清除体内的湿热之邪；

木通清热利水、通利血脉，与其他药物协同作用，共奏利湿化浊、清热解毒之功，从而有效缓解外感湿温或暑湿所带来的不适症状。

在治疗湿热内蕴导致的湿疮瘙痒、瘾疹风痒时，则常采用茵陈配伍黄柏、苦参、地肤子等药。茵陈清利湿热，黄柏清热燥湿、泻火解毒，苦参清热燥湿、杀虫止痒，地肤子清热利湿、祛风止痒，诸药相配，从内而外清除湿热之邪，能够有效缓解症状。此外，茵陈亦可单味煎汤外洗，直接作用于皮肤表面，使药物更好地发挥清热利湿、止痒的功效，为患者减轻痛苦。

金钱草

（利尿通淋，解毒消肿）

【基本概述】

入药部位：报春花科植物过路黄的干燥全草。

别名：假花生、马蹄草、银蹄草

产地：主产于四川。

性味：甘、咸，微寒。

归经：归肝、胆、肾、膀胱经。

功效：利湿退黄，利尿通淋，解毒消肿。

【临床应用】

（1）利湿退黄：治湿热黄疸，常与茵陈、栀子等同用。治肝胆结石之胆胀胁痛，可单用，或与茵陈、大黄、郁金等同用，如利胆排石片［《中国药典》（2025年版）］。

（2）利尿通淋：可用于热淋，尤善治石淋，可单用大剂量煎汤代茶饮，或与琥珀、海金沙、鸡内金等同用，如琥珀消石颗粒（《卫生部颁药品标准》）。

（3）解毒消肿：治疗疮肿毒、蛇虫咬伤及烫伤等，用鲜品捣汁内服、捣烂外敷，或与蒲公英、野菊花、紫花地丁等同用。

【用法用量】

（1）内服：煎汤或鲜品捣汁饮，15~60g，鲜品用量加倍。

（2）外用：鲜品捣敷为佳。

【注意事项】脾胃虚寒、腹泻腹痛者慎用。

【鉴别】茵陈与金钱草鉴别。二者均能利湿退黄，但茵陈能解毒疗疮、清热利湿退黄，多用于治疗黄疸和肝炎，还可以治疗口腔溃疡；金钱草能利尿通淋、解毒消肿，多配伍郁金治疗泥沙样胆结石，还可以治疗水肿、小便不利。

【古籍摘要】

《滇南本草》："治妇人月经或前或后，赤白带下，面寒腹痛，日久赤白血痢。"

《百草镜》："下气活血，理百病，散痞满；跌扑吐血，血崩，痢，肠风下血。"

《四川中药志》："除风，清热。治腹泻。"

【现代药理】金钱草主要含黄酮类成分（槲皮素、山奈素等），还含苷类、鞣质、挥发油、氨基酸、胆碱、甾醇等成分。

（1）抗结石作用：金钱草的多糖部分对泌尿系结石中草酸钙结晶的生长与成核有抑制作用。

（2）利胆作用：金钱草正丁醇萃取物可能通过促进胆汁分泌，使胆汁中谷胱甘肽和血清中谷氨酰转移酶含量降低，从而升高血清中环磷酸腺苷水平和一氧化氮的含量，发挥保肝利胆的作用。

（3）抗氧化作用：金钱草总黄酮提取物对 DPPH 自由基及铁氰化钾具有很好的还原能力，显示出良好的抗氧化活性。

（4）保护心脑血管作用：金钱草可以降低血压和胆固醇，改善血液循环，有助于预防心脑血管疾病的发生。

【临证体悟】沈绍功先生常用金钱草配伍鸡内金、郁金治疗泥沙样胆结石。但若结石较大则不建议盲目排石，以防排石过程中结石嵌顿于胆总管内，诱发梗阻性黄疸等疾病。单用大剂量金钱草煎汤代茶饮，可促进体内水分的排泄，减少水液蓄积，消除水肿。以金钱草配伍醋鳖甲、板蓝根、木香，可促使受损肝细胞再生。

【实战经验】在临床实践中，本人针对湿热黄疸，常选用金钱草、茵陈、栀子、虎杖等进行配伍。金钱草善利湿退黄，与茵陈配伍可清利湿热、利胆退黄；栀子清热泻火、凉血解毒，能协助清除体内的湿热之邪；虎杖同样具有利湿退黄、清热解毒的功效，发挥协同作用，可有效缓解湿热黄疸症状。

对于石淋和热淋，本人常以金钱草、海金沙、鸡内金、滑石等进行配伍加减。金钱草利尿通淋；海金沙清利湿热、通淋止痛；鸡内金不仅能消食健胃，还可通淋化石，有助于化解结石；滑石利水通淋、清热解暑，能增加尿量，帮助结石排出体外。四者配合，可有效应对石淋和热淋。

本人强调，对于痈肿疔疮和毒蛇咬伤，善用鲜品可以提高疗效。可将金钱草鲜品捣汁内服，或捣烂后外敷，来达到解毒消肿的目的。同时，配伍蒲公英、野菊花等药，能增强疗效。蒲公英清热解毒、消肿散结、利湿通淋，野菊花同样具有清热解毒的功效，与鲜品相互配合，内服可从体内清除毒素，外敷能直接作用于患处，促进痈肿疔疮的消散，减轻毒蛇咬伤后的中毒症状。

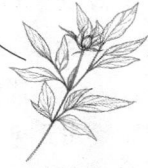

温里药

凡以温里祛寒为主要功效，常用以治疗里寒证的药物，称为温里药，又称祛寒药。

本类药物多味辛而性温热，长于走脏腑而温散在里之寒邪，温煦脏腑阳气之不足，从而达到治疗里寒证的目的。本章药物的主要功效为温里，部分药物尚有助阳、回阳的作用。所谓温里，即温热药物能祛除寒邪以减轻或消除里寒证的治疗作用，又称温里祛寒。根据其归经不同，温里作用又可细化为温中、温肺、暖肝、温肾、温心阳等具体功效。所谓助阳，即补助阳气之不足，主要针对阳虚证发挥治疗作用的功效。所谓回阳，即收回即将散失的阳气，主要针对四肢厥逆、脉微欲绝之亡阳证发挥治疗作用的功效，又称回阳救逆。

本类药物适用于寒邪直中脏腑或阳气不足，阴寒内生，以冷、凉为主的里寒证。由于里寒证有部位之分、虚实之别、轻重之异，故里寒证又表现出不同的证候特点。诸如脾胃寒证，症见脘腹冷痛、呕吐下利、食欲不振等；寒饮停肺证，症见咳喘、痰多色白易咯等；寒凝肝脉证，症见少腹、前阴、颠顶等肝经循行部位冷痛等；肾阳虚证，症见腰膝冷痛、性欲减退、夜尿多等；亡阳证，症见四肢厥逆、脉微欲绝等。

临证应根据不同证候选择并配伍用药。治疗外寒内侵、表寒未解者，可与辛温解表药同用。治疗寒凝经脉、气滞血瘀者，常须配伍温通经脉或理气活血药。治疗亡阳气脱者，宜与大补元气药同用。

使用注意：本类药物多辛热燥烈，易耗阴助火，凡实热、阴虚火旺、津血亏虚者忌用；孕妇及气候炎热时慎用。部分药物有毒，应注意炮制、剂量及用法等，以确保用药安全。

现代研究显示，本类药物有镇静、镇痛、健胃、抗血栓形成、抗溃疡、抗腹泻、抗凝、抗血小板聚集、抗缺氧、扩张血管、强心、抗休克、抗惊厥、抗炎、镇吐、调节胃肠运动、促进胆汁分泌等多种药理作用。

附子

（回阳救逆，散寒止痛）

【基本概述】

入药部位：毛茛科植物乌头的子根的加工品。

别名：附片、盐附子、黑顺片、白附片。

产地：主产于四川。

性味：辛、甘，大热；有毒。

归经：归心、肾、脾经。

功效：回阳救逆，补火助阳，散寒止痛。

【临床应用】

（1）回阳救逆：本品治肾阳不足，命门火衰之腰膝冷痛、阳痿宫冷、夜尿频多、滑精遗尿等，常与附子、熟地黄、山茱萸等同用，如肾气丸。

（2）补火助阳：本品治元阳亏虚，虚阳上浮之眩晕、面赤、虚喘、脉微弱等，可与山茱萸、五味子、人参等同用。

（3）散寒止痛：本品治胸阳不振、寒邪内侵之胸痹心痛，常与附子、干姜、川椒等同用。治胃寒脘腹冷痛，可单用，或与干姜、高良姜、荜茇等同用。治寒疝腹痛，常与小茴香、沉香、乌药等同用，如暖肝煎。治寒凝血瘀之月经不调、痛经、闭经，常与川芎、当归、赤芍等同用，如少腹逐瘀汤。治寒湿痹痛，常与独活、桑寄生等同用，如独活寄生汤。

对于久病体虚，气血不足者，在补益气血方中少量加入本品，能鼓舞气血生长，增强或提高补益药的效果，如十全大补汤中肉桂之用，即是此义。

【用法用量】煎服，3~15g。先煎，久煎，口尝至无麻辣感为度。

【注意事项】

（1）孕妇禁用，阴虚阳亢者忌用。

（2）不宜与半夏、瓜蒌、天花粉、贝母、白蔹、白及同用。

（3）生品外用，内服须经炮制。若内服过量，或炮制、煎煮方法不当，可导致中毒。

【古籍摘要】

《本草汇言》："附子，回阳气，散阴寒，逐冷痰，通关节之猛药也。诸病真阳不足，虚火上升，咽喉不利，饮食不入，服寒药愈甚者，附子乃命门主药，能入其窟穴而招之，引火归原，则浮游之火自熄矣。凡属阳虚阴极之候，肺肾无热证者，服之有起死之殊功。"

《本草正义》："附子，本是辛温大热，其性善走，故为通十二经纯阳之要药，外则达皮毛而除表寒，里则达下元而温痼冷，彻内彻外，凡三焦经络，诸脏诸腑，果有真寒，无不可治。"

【现代药理】附子主要含双酯型生物碱成分（乌头碱、新乌头碱、次乌头碱、去甲乌药碱等），还含单酯型生物碱等。

（1）抗休克作用：附子能使麻醉犬、猫的心肌收缩力增强、心输出量增加、血压回升，亦能延长内毒素休克猫以及烫伤休克大鼠的存活时间，其主要活性成分为去甲乌药碱。

（2）强心作用：附子可兴奋 α、β 受体，促进神经末梢释放儿茶酚胺，附子苷具有明显的强心作用，具强正性肌力作用，且能增加冠状动脉血流量，增强心肌收缩力，抗心力衰竭。附子提取物可提高缺氧耐受力，预防室颤。

（3）镇静镇痛作用：附子中的乌头碱能减少脊髓系节后纤维神经节以及其含有的肽类递质，使得传导痛感的神经末梢物质减少，减轻疼痛，起到镇痛、局部麻醉作用。

（4）增强体液免疫作用：附子通过刺激 IL-2 的分泌来参与调节机体免疫功能，其对免疫功能的影响表现为增强脾细胞免疫功能、产生抗体。乌头碱能增强巨噬细胞表面抗原表达，增强机体的免疫应答反应。

【临证体悟】

（1）回阳救逆：本品配伍人参、干姜，可用于急性心源性休克引起的心动过缓、头晕目眩、四肢冰凉、体温降低等危急重症，以及中医学厥证表现为脉微欲绝、四肢厥冷者。

（2）提升心率、血压：本品配伍麻黄、细辛，可用于心动过缓、血压较低的患者。

（3）散寒止痛：本品可用于寒湿痹证所致的关节、肌肉及周身冷痛等症。

（4）生品禁服：生品不能内服，宜先煎 0.5~1 小时，此时乌头碱大部分破坏，而其余的效应成分不畏热煮而保存起效。

【实战经验】在临床应用中，本人使用附子救治危重症患者，且用量谨慎、配伍精妙。对于亡阳虚脱，症见冷汗淋漓、神情淡漠，甚至昏迷、脉微细欲绝者，常以附子配伍干姜、甘草等治疗；若诊断为心源性休克或者失血性休克，属于寒厥或者气虚阳衰的厥证，症见肢冷脉微，则以附子配伍干姜、肉桂、人参等治疗。对于阳痿宫冷，症见畏寒、手脚冰凉、大便溏泄、不孕不育者，本人常以附子配伍肉桂、山茱萸、地黄等治疗；治疗脘腹冷痛，配伍人参、白术、干姜等；治疗阴寒水肿，配伍茯苓、白术等；治疗胸痹冷痛，配伍人参、桂枝等；治疗阳虚外感，配伍麻黄、细辛等组成麻黄附子细辛汤，亦可改善心动过缓、低血压等病症。

治疗寒湿痹痛，症见关节冷痛、屈伸不利、苔白腻、脉沉缓者，则常以附子配伍桂枝、白术、甘草等。

此外，特别强调，临证应用附子等大寒大热之品，必须以沈氏女科辨证为首要依据，首次诊疗时应选用平和之品，后续复诊中再根据病情加减用药，且附子使用2周至1个月就需停用，以确保疗效稳定、达到增效减毒的目的。

理气药

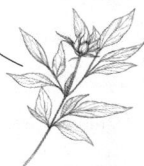

凡以疏理气机为主要作用，治疗气滞证或气逆证的药物，称理气药，又叫行气药。

本类药物多为辛行苦泄、芳香温通之品，分别具有行气、降气、解郁、散结等作用，并通过疏畅气机、升降通达而消除疼痛，即《素问》所谓"逸者行之""结者散之""木郁达之"的意思。根据理气药的归经及治疗作用的不同，可分为理脾和胃药、疏肝解郁药、疏肝和胃药和通宣理肺药4类。根据理气药作用强弱的不同，又可分为行气药、破气药。破气药为理气药中作用较强者。此外，能调节引导气机、平冲降逆者称为降气药，分别适用于脾胃气滞所致脘腹胀痛、嗳气吞酸、恶心呕吐、腹泻或便秘等；肝气郁滞所致胁肋胀痛、抑郁不乐、疝气疼痛、乳房胀痛、月经不调等；肺气壅滞所致胸闷胸痛、咳嗽气喘等症状。

临证使用理气药时要针对病情进行配伍。如用治脾胃气滞、食积停留者，当配消食导滞药；治脾胃虚弱者，当配健脾益胃药；治脾胃气滞兼有夹寒、夹热、夹湿的不同，当配伍温里、清热、燥湿药。如用治肝郁气滞、肝血不足者，当配养血柔肝药；治寒滞肝脉者，当配暖肝散寒药；治月经不调者，当配活血调经药。如用治肝胃不和、肝火犯胃者，当配清肝泻火药；治肝寒犯胃者，当配暖肝散寒药。用于治疗痰浊犯肺者，视寒痰、热痰、燥痰之不同，分别配伍温肺化饮、清化热痰、清润燥痰药。若兼见肺肾两虚、摄纳无权者，当配补肺益肾、纳气平喘药；若胸痹见瘀血阻络者，当配活血化瘀药。

理气药多辛温燥散，易耗气伤阴，气虚阴亏者不宜多用。

陈皮

（理气健脾，燥湿化痰）

【基本概述】

入药部位：芸香科植物橘及其栽培变种的干燥成熟果皮。

别名：贵老、红皮、黄橘皮、广橘皮、新会皮、柑皮、广陈皮。

产地：主产于广东、广西、福建、四川、江西。

性味：苦、辛，温。

归经：归脾、肺经。

功效：理气健脾，下气止呕，燥湿化痰，行气止痛。

【临床应用】

（1）理气健脾：本品辛香走窜，温通苦燥，入脾经，有行气、除胀、燥湿之功，故为治脾胃气滞、湿阻所致脘腹胀满、食少吐泻之佳品，寒湿阻滞中焦者最为适宜。

①治寒湿中阻，脾胃气滞，症见脘腹胀痛、呕吐泄泻等，常与苍术、厚朴、甘草同用，如平胃散。

②治食积气滞之脘腹胀痛，可与山楂、神曲、麦芽等合用，如保和丸。

③治脾虚气滞之腹痛喜按、消化不良者，可与人参、白术、茯苓等同用，如异功散。

④治中焦气滞，胃失和降之恶心呕吐，常与生姜同用，如橘皮汤。

（2）下气止呕：本品有苦降之性，为治呕吐、呃逆之佳品。《名医别录》谓其"下气，止呕"，《本草纲目》以其"疗呕哕反胃嘈杂，时吐清水"。

①治湿痰咳嗽，常与半夏为伍，如二陈汤。

②治寒痰咳嗽，常与干姜、细辛、五味子等同用。

（3）燥湿化痰：本品苦温，长于燥湿化痰，又能理气宽胸，为治湿痰、寒痰之要药。

（4）行气止痛：本品辛行温通，入肺走胸，能行气通痹止痛。

【用法用量】煎服，3~10g。

【注意事项】本品辛散苦燥，温能助热，故内有实热、舌赤少津者慎用。

【鉴别】①橘红：干燥外层果皮，行气健脾之力减而温燥化痰之功增，又可镇咳，最适咳喘痰多、黏稠难咯者。②橘白：干燥内层果皮，燥散之性大减，和中化湿之力专，长于治疗湿阻中焦证。③橘叶：专于疏肝解郁、散结解毒而治胁痛乳痈、乳块肿痛。④橘络：理气止痛、通络化痰，专治痰浊阻络所致咳嗽不止、胸胁作痛。⑤青皮：健胃作用不如陈皮，但破气散积、化滞疏肝之力明显，专治胸胁胀痛、乳痈疝气、乳块胀痛、食积不化、肝脾肿大等。以醋炒为佳。

【古籍摘要】

《名医别录》："主下气，止呕咳。""主脾不能消谷，气冲胸中，吐逆霍乱，止泄。"

《本草纲目》："疗呕哕反胃嘈杂，时吐清水，痰痞疾疟，大肠秘涩，妇女乳痈。久服去臭，下气通神。入食料，解鱼蟹毒。""其治百病，总是取其理气燥湿之功。同补药则补，同泻药则泻，同升药则升，同降药则降。"

《本草汇言》："味辛善散，故能开气；味苦善泄，故能行痰；其气温平，善于通达，故能止呕、止咳，健脾和胃者也。东垣曰：夫人以脾胃为主，而治病以调气为先，如欲调气健脾者，橘皮之功居其首焉。"

【现代药理】 陈皮挥发油有刺激性祛痰和扩张支气管的作用，对胃肠道平滑肌有温和的刺激作用，能促进消化液分泌和消除肠道积气。鲜品煎剂及醇提取物对心脏有兴奋作用，而较大剂量有抑制作用；有轻微的收缩血管作用，静脉注射有迅速升压作用，反复给药亦无耐药性；甲基橙皮苷有使冠状动脉血流量增加、冠状动脉阻力减小、血压降低、心率减少的作用。橙皮苷能降低胆固醇，抑制试验性溃疡，降低毛细血管通透性。广陈皮有抑制葡萄球菌生长作用。陈皮还具有抗血小板聚集、抗氧化、抗衰老、强心、抗休克、抗过敏、抗肿瘤、抑菌、抗紫外线辐射、杀虫等作用。

【临证体悟】 陈皮所含的挥发油成分对胃肠道有温和的刺激作用，能促进消化液分泌并排出肠管内的积气，为理气健脾、燥湿化痰、降逆止呕之要药。多用于胸闷痰盛、咳喘脘胀、纳差腹痛、呕哕吐泻、苔腻脉滑等。

（1）治疗慢性萎缩性胃炎：陈皮温能养脾，辛能醒脾，苦能健脾。一是导胸中寒邪，二是破滞气，三是益脾胃。然而在这三大作用中，最主要的作用是行脾胃之气。脾主运化水湿，脾胃之气行则能祛湿、健脾、化痰，故可治慢性萎缩性胃炎。

（2）治疗咳嗽、胸痹：陈皮温化痰湿、宽胸理气，为治疗寒痰、湿痰的要药，常用于治疗咳嗽痰多及痰气交阻之胸痹。

【实战经验】 治疗胃痛、腹泻，属寒湿阻滞者，本人常选用陈皮、苍术、厚朴等药进行配伍。该配伍出自《太平惠民和剂局方》平胃散。苍术燥湿健脾，能化脾胃中的寒湿之邪；厚朴则可行气消积、燥湿除满，助苍术增强燥湿之力，同时理气止痛，缓解胃痛等症状。二者与陈皮协同，共奏燥湿运脾、行气和胃之功，能有效改善寒湿阻滞脾胃所导致的胃痛、腹泻等症状。

治疗食积气滞，症见脘腹胀痛者，本人常选用山楂、神曲等药与陈皮进行配伍。此配伍源自《丹溪心法》保和丸。山楂可消食化积、行气散瘀，善于消肉食积滞；神曲消食和胃，对于各类食积均有较好的消化作用。二者相互配合，可增强消食化积之力，与陈皮配伍可行散气滞，缓解脘腹胀痛的症状，帮助患者恢复脾胃的运化功能。

治疗虚实错杂有热，症见呕吐、呃逆者，当分清寒热之性。属寒者，常配伍生姜，采用《金匮要略》橘皮汤治疗。生姜性温，能温中止呕，与陈皮相伍，温胃散寒、降逆止呕。属热者，则配伍竹茹、栀子等。其中竹茹清热化痰、除烦止呕，栀子清热泻火、凉血解毒，二者协同，能有效清除胃热，缓解呕吐症状。而对于寒热错杂、病情复杂者，则会配伍党参、竹茹、大枣等，选用《金匮要略》橘皮竹茹汤治疗。党参补气健脾，竹茹清热止呕，大枣补中益气、调和诸药，共同发挥降逆止呕、益气清热的功效。

在治疗咳嗽方面，对于湿痰咳嗽，常选用半夏、茯苓等与陈皮同用。其配伍源自《太平惠民和剂局方》二陈汤，半夏燥湿化痰、降逆止呕，茯苓利水渗湿、健脾宁心，二者相互配合，既能燥湿化痰，又能健脾利湿，杜绝生痰之源，有效缓解湿痰咳嗽的症状。而对寒痰咳嗽，则在燥湿化痰的基础上，配伍干姜、细辛、半夏等。干姜温中散寒、回阳通脉，细辛祛风散寒、通窍止痛、温肺化饮，与半夏等药协同作用，可增强温肺散寒、化痰止咳的功效，从而有效治疗寒痰咳嗽。

针对痰气交阻之胸痹，症见胸中气塞、短气者，可选用枳实、生姜等药与陈皮配伍治疗。该方出自《金匮要略》橘皮枳实生姜汤，陈皮理气健脾、燥湿化痰，枳实破气消积、化痰散痞，生姜温中止呕、散寒解表，三者相互配合，能有效理气化痰、宽胸散结，使气机通畅，痰浊得化，从而缓解胸痹所导致的胸中气塞、短气等症状，改善患者的不适。

枳壳

（理气宽中，行滞消胀）

【基本概述】

入药部位：芸香科植物酸橙及其栽培变种的干燥未成熟果实。

别名：枸头橙、香橙、酸橙、只壳。

产地：四川、江西、湖南、浙江。

性味：苦、辛、酸，微寒。

归经：归脾、胃经。

功效：理气宽中，行滞消胀。

【临床应用】

（1）理气宽中：枳壳为理气药中的重要一味，适用于气滞引起的胸胁胀痛、脘腹胀满等症。

①与柴胡、陈皮、川芎相配，如柴胡疏肝散，用于治疗肝气郁滞引起的胁肋疼痛、胸闷善太息、情志抑郁、易怒、脘腹胀满。

②治疗肝气郁结所致的胸胁胀满、情志不舒，常与柴胡、香附同用。

③配伍木香、砂仁、厚朴等，如木香顺气散，治疗湿浊中阻，气滞水停，脾胃不和导致的食少纳呆、嗳气恶心、脘腹胀满者。

（2）消积导滞：枳壳具有消积除滞、散结化痰的功效，常用于治疗食积痞满、消化不良等症。

①治疗食滞引起的脘腹胀满、食少纳呆，常与神曲、麦芽、山楂配伍。

②对于痰湿内阻，胸闷痰多者，可与半夏、茯苓同用治疗。

（3）行滞消痞：枳壳善于行气化滞，用于治疗气滞痞满、胃胀腹胀等症。

①针对胃肠气滞不畅，常配伍厚朴、槟榔，用以缓解胃脘痞满、便秘等症。

②与白术、黄连配伍，治疗因气滞、湿热内蕴而导致的泻痢腹痛。

③与香附、槟榔相配，如枳壳散，用于治疗食滞胃脘、胃肠气滞引起的饮食积滞、嗳气酸腐。

【用法用量】煎服，3~10g。或入丸、散剂。枳壳生用多理气消胀，炒用则行滞消痞。

【注意事项】枳壳性味较苦寒，下气行气作用较强，凡脾胃虚弱、中气下陷、气血亏虚者，以及便溏、胃中寒、气短明显者慎用，孕妇及体质虚弱者宜慎用，避免过量使用。

【古籍摘要】

《开宝本草》："散留结胸膈痰滞，逐水，消胀满大肠风，安胃，止风痛。"

《医学入门》："枳壳微寒味苦酸，逐水消痰胸膈宽，止呕泻痢攻坚积，散痔利风利窍关。"

《神农本草经疏》："味苦、酸，微寒，无毒。主风痒麻痹，通利关节，劳气咳嗽，背膊闷倦，散留结，胸膈痰滞，逐水消胀满，大肠风，安胃止风痛。"

《雷公炮制药性解》："味辛苦酸，性微寒，无毒，入肺、肝、胃、大肠四经。主下胸中至高之气，消心中痞塞之痰，泄腹中滞塞之气，去胃中隔宿之食，削腹内连年之积，疏皮毛胸膈之病，散风气痒麻，通大肠闭结，止霍乱，疗肠风，攻痔疾，消水肿，除风痛。去瓤核，麸炒用。陈久者良。"

【现代药理】枳壳所含化学成分主要有4大类：挥发油类、黄酮类、香豆素类和生物碱类。除此之外，枳壳中还含有少量的微量元素和其他成分。

（1）促进胃肠动力作用：枳壳中的活性成分能够增强胃肠道的蠕动，促进消化，缓解胀气。

（2）抗炎消肿作用：枳壳提取物具有一定的抗炎作用，能够缓解组织水肿。

（3）调节血脂作用：研究显示，枳壳具有调节血脂的作用，有助于降低血清胆固醇水平。

（4）利胆排石作用：枳壳水煎液具有促进胆汁分泌、加快结石排出的药理作用。

【临证体悟】

（1）理气祛痰：枳壳善治痰湿内盛、肝气郁结者，症见舌苔白腻、胸胁胀满、情志不舒、胃脘不适、身体困重，治疗时用枳壳10g可增强祛痰效果，常配伍健脾、清热、化痰、渗湿的竹茹、陈皮、茯苓使用。

（2）消食化积：临证常用枳壳10g与生山楂、焦神曲同用，治疗食积导致的腹胀、消化不良。

（3）行滞导便：胃肠气滞型便秘，患者多因饮食不节、脾胃运化失常而出现大便干结难解、舌苔白腻。予以枳壳10g，配伍厚朴10g、炒莱菔子10g，理气导滞，通畅大便，疗效显著。若通便效果仍不佳，可改用枳实10~20g，增强破气消积之力。

【实战经验】

（1）治疗脘腹胀满：患者表现为腹部胀满、嗳气频作、食后加重，且伴有舌苔厚腻、胃脘不适等症状，多为气滞痰阻，由脾胃虚弱、痰湿内阻与气滞相互影响所致。常选用枳壳配伍陈皮10g、姜厚朴10g，以行气宽中、化痰消胀。枳壳辛、苦，擅长行气除满、消胀导滞；陈皮理气健脾，化痰止滞；姜厚朴苦温，散结除满，善化中焦之痰湿。三药合用，能有效化痰理气、缓解胀满。临证常用此方治疗气滞痰阻引起的脘腹胀满，调理脾胃气机，一般治疗7~10天后患者可见胀满明显减轻，食欲恢复，脘腹舒适。

（2）治疗胸闷胸痛：痰湿气滞所致之胸闷胸痛，多因痰湿中阻，气机郁滞而致胸中窒闷不畅、气短乏力、心前区疼痛不适。痰湿阻滞胸中，气机不畅，是引起胸闷胸痛的关键病机。临证常用枳壳与石菖蒲10g、郁金10g、瓜蒌10g、薤白10g同用，以理气宽胸、化痰降逆。枳壳行气宽胸，善解气滞之结；石菖蒲通窍开郁，化痰醒神；郁金行气解郁，清心凉血；瓜蒌宽胸散结，润燥化痰；薤白通阳散结，行气止痛。五药合用，能有效疏通胸中气机，化痰降逆，解除胸闷胸痛的症状。

此外，治疗痰湿气滞之胸痛，不仅要通畅气机，更要注重化解痰湿与疏通阳气。若患者痰湿较重，则常加用二陈汤中的半夏、陈皮以加强化痰之力；若伴有寒象，可配伍桂枝、干姜等温化药物，以助阳散寒、畅通胸阳。对于心胸痹痛、气机阻滞严重者，则酌情使用丹参、川芎以活血化瘀，配合整体气血情况进行调理。在临床上常用于治疗因痰湿气滞引起的胸闷、胸痛等症，经过 10 天左右的治疗，患者多能见到胸中畅快，疼痛减轻，气息通畅，生活质量显著提升。

（3）治疗便秘：若肠道气机不畅，可导致大便艰涩、排出困难，伴有腹胀痛、嗳气少食等症状。临证治疗气滞便秘，应以疏理气机、润肠通便为主，常用枳壳配伍厚朴、当归、火麻仁（如枳壳 10g、厚朴 10g、当归 10g、火麻仁 20g），以行气导滞、润肠通便。枳壳理气宽肠，厚朴下气消胀，当归养血润肠，火麻仁润肠通便，此四药配伍，共同调理肠道气机，促进排便。此方用于治疗气滞便秘疗效迅速，通常 5~7 剂即能见效。

木香

（行气止痛，健脾消食）

【基本概述】

入药部位：菊科植物木香的干燥根。

别名：蜜香、南木香、广木香、云木香。

产地：云南丽江、迪庆藏族自治州，广西。

性味：辛、苦，温。

归经：归脾、胃、大肠、胆、三焦经。

功效：行气止痛，健脾消食。

【临床应用】

（1）行气止痛：木香为行气之要药，适用于肝脾气滞导致的脘腹胀满、腹痛等症。

①与香附、乌药、枳壳配伍，如木香顺气散，用于肝脾不和所致的脘腹胀痛、嗳气频作、食欲不振等症。

②与黄连配合，如香连丸，适用于湿热内蕴所致泄泻腹痛、便黄而黏者，以行气止痛、清热燥湿。

③配伍川芎、柴胡、白芍等，用于治疗肝郁气滞所致的胸胁胀满、情志抑郁、易怒，可缓解情志失调之症。

（2）健脾和胃：木香有健脾和胃的功效，常用于治疗脾胃气滞之消化不良、食积停滞，湿浊阻滞之泄泻腹痛等症。

①治疗脾胃气滞、湿阻引起的食积不消、嗳气反酸，常与神曲、麦芽、山楂等消食药配伍，如木香槟榔丸。

②对湿阻气滞所致脘腹胀满者，可与砂仁、醋香附、槟榔、陈皮配伍，如木香顺气散，以行气化湿、健脾和胃。

③治疗脾胃虚弱、气机不畅引起的脘腹胀满，常与白术、砂仁、陈皮同用，如香砂六君子汤。

（3）温中散寒：木香性温，入脾、胃经，有温中散寒的作用，可用于治疗脾胃虚寒、寒邪内盛引起的脘腹冷痛、泄泻等症。

①与干姜、白术同用，如香砂理中汤，治疗脾胃虚寒、寒邪内侵导致的脘腹冷痛、食少便溏、畏寒肢冷等症。

②配伍丁香、吴茱萸，可温中止痛，用于治疗脾胃虚寒引起的反酸、胃痛、脘腹冷痛、泄泻。

【用法用量】煎服，3~10g。或入丸、散剂。木香生用多行气止痛，炒用则偏于健脾和胃。

【注意事项】木香性温燥烈，凡阴虚火旺、胃肠津液亏损者慎用。孕妇及体质虚弱、脾胃气虚者应用时宜谨慎，避免过量使用。

【古籍摘要】

《本草经集注》："味辛，温，无毒。主治邪气，辟毒疫温鬼，强志，主淋露。治气劣，肌中偏寒，主气不足，消毒，杀鬼精物，温疟，蛊毒，行药之精。久服不梦寤魇寐，轻身致神仙，一名蜜香。生永昌山谷。"

《日华子本草》："治心腹一切气，膀胱冷痛，呕逆反胃，霍乱泄泻痢疾，健脾消食，安胎。"

《本草纲目》："木香乃三焦气分之药，能升降诸气。"

《本草求真》："木香，下气宽中，为三焦气分要药。然三焦则又以中为要。……中宽则上下皆通，是以号为三焦宣滞要剂。"

【现代药理】木香含有挥发油类、内酯类、有机酸类成分，以及甘氨酸、瓜氨酸等20种氨基酸及胆胺。

（1）促进胃肠运动作用：木香水煎剂能显著提升血浆胃动素水平，显著改善胃排空能力，促进小肠及十二指肠运动。

（2）抗溃疡、抗腹泻作用：木香提取物能抑制多种类型的胃溃疡，升高血浆生长抑素，能抑制小肠性腹泻和大肠性腹泻作用。

（3）镇痛作用：木香醇提取物可使小鼠热板痛反应时间显著延长，有明显镇痛作用。

【临证体悟】

（1）行气导滞：本品辛行苦泄温通，芳香气烈而味厚，善通行脾胃之滞气，既为行气止痛之要药，又为健脾消食之佳品。治脾胃气滞之脘腹胀痛，可单用本品或与砂仁、藿香等同用，如木香调气散；治脾虚气滞之脘腹胀满、食少便溏，可与党参、白术、陈皮等同用，如香砂六君子汤、健脾丸；治脾虚食少，兼食积气滞，可与砂仁、枳实、白术等同用，如香砂枳术丸。

（2）行气止痛：本品辛行苦泄，性温通行，能通畅气机，气行则血行，故可止痛。用治寒凝气滞心痛，可与赤芍、姜黄、丁香等同用，如二香散（《奇效良方》）；若治气滞血瘀之胸痹，可配郁金、甘草等同用。

（3）清利湿热：本品辛行苦降，善行大肠之滞气，为治湿热泻痢里急后重之要药，常与黄连配伍，如香连丸。

（4）疏肝利胆：本品气香醒脾，味辛能行，味苦主泄，走三焦和胆经，故既能行气健脾，又能疏肝利胆。用治脾失运化，肝失疏泄，湿热郁蒸，气机阻滞之脘腹胀痛、胁痛、黄疸，可与郁金、大黄、茵陈等配伍；若治寒疝腹痛及睾丸偏坠疼痛，可与川楝子、小茴香等同用，如导气汤。

【实战经验】对于脘腹胀满、嗳气频作的患者，本人常用木香配伍陈皮 10g、姜厚朴 10g、茯苓 15g，以行气宽中、和胃除胀。此类患者多有食后胀满加重、舌苔厚腻等表现，是气滞湿阻脾胃所致。故予木香擅长行气止痛，陈皮理气化湿，姜厚朴化中焦之痰湿，茯苓健脾利湿，四药合用，有理气除湿、调和脾胃之效。此方常用 7~10 天，患者可见胀满缓解，脘腹舒适，胃纳增进。

对于因气滞引起的腹痛腹泻，本人常用木香配伍白芍 10g、防风 10g、陈皮 10g，以行气止痛、调和肠胃。此类患者常因情志不畅、寒湿内阻导致脘腹冷痛、腹泻频作、排便后痛感减轻，是肝脾不和、气机郁滞的表现。故予木香行气止痛，陈皮理气健脾，白芍柔肝缓急止痛，防风解表止泻，四药合用，能行气止痛、温中散寒。一般服用 5~7 剂后，患者腹泻次数减少，腹痛缓解，肠胃功能逐步恢复。

针对气滞便秘，本人常用木香配伍枳壳 10g、厚朴 10g、当归 10g、火麻仁 20g，以行气宽肠、润肠通便。此类患者多伴腹胀、嗳气少食等症状，且因肠道气滞不畅而致大便艰涩难排。梳理气机、润肠通便是治疗关键。故予木香行气导滞，枳壳宽肠行气，厚朴下气消胀，当归养血润肠，火麻仁滋润肠道，五药合用以调理肠道气机，使患者排便通畅，腹胀减轻。使用 5~7 剂后，便秘症状多能显著改善。

川楝子

（疏肝泄热，行气止痛）

【基本概述】

入药部位：楝科植物川楝的干燥成熟果实。

别名：楝实、金铃子、苦楝子、练实。

产地：四川、贵州、云南等地。

性味：苦，寒；有小毒。

归经：归肝、小肠、膀胱经。

功效：疏肝泄热，行气止痛，杀虫。

【临床应用】

（1）疏肝泄热：川楝子苦寒，入肝经，有疏肝泄热的功效，适用于肝郁化火、肝气郁滞所致的胸胁胀痛、口苦、烦躁等症。

①配合木香、小茴香，以疏肝解郁、寒热并调，如导气汤，治疗肝气不舒导致的疝气疼痛。

②配伍柴胡、白芍、郁金，用于治疗肝气郁结、情志不舒所致的胸胁胀痛、情绪抑郁、胸闷等症。

（2）行气止痛：川楝子能行气止痛，善治气滞引起的疼痛，适用于肝脾不和、胃脘胀痛等症。

①与木香、陈皮配伍，如木香楝子散，用于脾胃气滞引起的脘腹胀痛、嗳气食少等症。

②与延胡索同用，川楝子入肝经而行气泄热，延胡索活血止痛，如金铃子散，二药配伍合用有显著疏肝止痛作用，适用于肝气郁滞、胃脘疼痛等。

③与香附同用，川楝子入肝经而疏泄肝气，香附疏肝理气，适用于肝气郁结所致的痛经、小腹胀痛等症。

（3）杀虫：川楝子有杀虫作用，常用于治疗寄生虫引起的腹痛。常与使君子、雷丸等同用，以增强驱虫之效，用于蛔虫病引起的腹绞痛，尤适用于小儿蛔虫腹痛症。

【用法用量】

（1）内服：煎服，5~10g。或入丸、散剂。

（2）外用：适量，研末调涂。

【注意事项】川楝子有毒，不宜过量或持续服用，其性味苦寒，易伤胃气，脾胃虚寒、胃中虚寒者慎用，且不可过量。

【古籍摘要】

《本草纲目》："楝实，导小肠膀胱之热，因引心包相火下行，故心腹痛及疝气为要药。"

《神农本草经疏》："其主温疾、伤寒大热狂烦者，总因寒邪郁久，至春变为温病，邪在阳明也。苦寒能散阳明之邪热，则诸证自除。膀胱为州都之官，小肠为受盛之官，二经热结，则小便不利。此药味苦气寒，走二经而导热结，则水道利矣。"

《本经逢原》："川楝，苦寒性降，能导湿热下走渗道，人但知其治疝之功，而不知其荡热止痛之用。《本经》主温病烦狂，取以引火毒下泄，而烦乱自除。……其杀三虫、利水道，总取以苦化热之义。古方金铃子散，治心包火郁作痛，即妇人产后血结心疼，亦宜用之。以金铃子能降火逆，延胡索能散结血，功胜失笑散而无腥秽伤中之患。"

【现代药理】川楝子含有川楝素、川楝紫罗兰酮、苦楝子萜酮等成分。

（1）促进消化作用：川楝子煎剂能使得健康人胆囊体积较空腹时缩小，具有收缩胆囊、促进胆汁排泄的作用，使得肠道肌张力和收缩力增强。

（2）驱虫作用：低浓度川楝素对蛔虫具有兴奋作用，使其出现间歇性剧烈收缩，从而失去附着肠壁功能而被排出体外。

（3）抗菌及抗病毒作用：川楝子水溶剂对白色念珠菌等细菌具有抑制作用，并且具有一定的抗病毒作用。

【临证体悟】

（1）疏肝解郁：川楝子苦寒泄热，入肝经，擅长疏肝解郁、行气止痛，是治疗肝气郁滞所致胁肋胀痛的要药。治疗肝郁化火引起的胸胁疼痛、脘腹胀满，可与延胡索同用，如金铃子散。金铃子散方中川楝子疏肝泄热、清火止痛，延胡索行气活血、散瘀止痛，二者相辅相成。此方尤其适用于情志不舒、胸胁胀痛伴口苦咽干者，药力和缓且显著，广泛用于慢性胃痛、肋间神经痛等病症之肝郁证。

（2）行气止痛：川楝子辛散苦降，疏肝止痛作用显著，对肝脾不和、气机阻滞所致的脘腹胀痛、消化不良疗效显著。针对气滞型的腹痛、胃脘疼痛，可配伍香附、延胡索，如川楝散。川楝散方中川楝子泻肝火、止胁痛，香附疏肝理气，延胡索行气止痛，使气滞得通、郁结得散。此方用于肝气郁结、脘腹胀痛且情绪易波动者，疗效颇佳，常用于治疗胃脘痛、消化道不适等病症之气滞证。

【实战经验】对于胁肋胀痛患者，应常用川楝子配伍延胡索 10g、香附 10g、白芍 10g，以疏肝解郁、行气止痛。此类患者多表现为情志抑郁、易怒、胸胁胀痛，尤其在情绪波动后症状加重，是肝气郁结、气滞不畅的表现。故用川楝子苦寒泄热、疏肝止痛，延胡索行气活血，香附理气解郁，白芍柔肝缓急。四药合用，使肝郁得疏、气滞得散，有效缓解胁肋不适。此方常用 5~7 剂，可见患者胁肋胀痛显著改善，情志平稳，胸中舒畅。

对于胃脘痛伴吞酸患者，本人常用川楝子配伍黄连 5g、吴茱萸 3g、延胡索 10g，以疏肝泄热、行气止痛、清热降逆。此类患者多表现为胃脘灼热疼痛、吞酸、食后不适，伴有口苦咽干，是肝火犯胃，气机上逆所致。川楝子苦寒入肝，能清泻肝火，黄连苦寒泻火止痛，吴茱萸温胃降逆，延胡索活血行气。四药合用，能有效清肝泻火、止痛降逆。一般用药5~10剂，患者胃脘疼痛及泛酸症状能显著缓解，胃脘舒适感增进。

香附

（行气解郁，调经止痛）

【基本概述】

入药部位：莎草科植物莎草的干燥根茎。

别名：雀头香、莎草根、香附子、雷公头、香附米。

产地：辽宁、河北、山西、陕西、甘肃、台湾等。

性味：辛、微苦、微甘，平。

归经：归肝、脾、三焦经。

功效：疏肝解郁，理气宽中，调经止痛。

【临床应用】

（1）疏肝解郁：香附辛散苦泄，入肝经，是疏肝解郁的要药，适用于肝气郁结所致的胸胁胀痛、情志抑郁等症。

①与柴胡、川芎、白芍配伍，如柴胡疏肝散，用于肝郁气滞引起的胸胁胀痛、情绪抑郁、易怒等症状，能够疏肝解郁以缓解情志失调。

②配伍苍术、川芎、栀子，如越鞠丸，治疗六郁互结导致的胸胁不适、情志抑郁、头痛等症。

③与郁金、木香、柴胡同用，以疏肝理气，适用于气郁型的胸胁疼痛、脘腹胀满等。

（2）理气宽中：香附辛散苦泄，行气调中，常用于脾胃气滞引起的脘腹胀满、食欲不振等症。

①与陈皮、白术配伍，如香砂六君子汤，用于脾胃虚弱、气机不畅引起的脘腹胀满、食少便溏。

②配伍高良姜，如良附丸，以温中理气，用于寒凝气滞导致的胃脘疼痛、呃逆等。

③与木香、砂仁同用，以调理脾胃气机、缓解脘腹胀满，适用于气滞型消化不良、嗳气等症。

（3）调经止痛：香附有调经止痛之效，尤其适用于肝气郁结、气血不畅所致的痛经、月经不调等。

①与川芎、当归、白芍同用，如香附归芎汤，以调经止痛，适用于气滞血瘀、肝郁引起的月经不调、痛经、小腹胀痛等症。

②与鸡血藤同用，香附调经止痛，鸡血藤养血活血，适用于瘀血、气郁导致的各类痛经、月经不调。

【用法用量】煎服，6~10g。醋炙止痛力增强。

【注意事项】

（1）香附辛散苦泄，具有较强的行气解郁作用，使用过量可能导致气的过度耗散，特别是气虚、口干舌燥的阴虚患者要慎用或减量使用。

（2）香附有一定的理气活血作用，故孕妇应慎用。

【古籍摘要】

《本草纲目》："香附之气平而不寒，香而能窜，其味多辛能散，微苦能降，微甘能和。生则上行胸膈，外达皮肤，熟则下走肝肾，外彻腰足……乃气病之总司，女科之主帅也。"

《名医别录》：味甘，微寒，无毒。主除胸中热，充皮毛，久服利人，益气，长须眉。

《本草求真》："香附，专属开郁散气，与木香行气，貌同实异，木香气味苦劣，故通气甚捷，此则苦而不甚，故解郁居多，且性和于木香，故可加减出入，以为行气通剂，否则宜此而不宜彼耳。"

【现代药理】香附含挥发油（如香附烯、β-芹子烯、α-香附酮、β-香附酮、广藿香酮、香附醇酮、柠檬烯、樟烯等），还含有生物碱类、强心苷类、树脂类、葡萄糖、果糖、淀粉等成分。

（1）抑制子宫收缩作用：香附对子宫收缩有较强的抑制作用，使子宫肌张力降低、收缩力减弱，具有明显镇痛作用，能够减少缩宫素导致的子宫激烈收缩。

（2）降压作用：香附提取物及挥发油具有强心、减慢心率的作用，并且具有明显的降压作用。

（3）疏肝利胆作用：香附可抑制胆管收缩，使胆管张力下降，胆汁流量明显增加，有利于防止胆结石形成，亦可降低丙氨酸氨基转移酶水平。

【临证体悟】

（1）疏肝解郁：香附辛散苦泄，擅长疏肝理气、解郁宽中，是治疗肝气郁结所致胸胁胀痛的要药。治疗情志不舒、肝气郁滞引起的胸胁疼痛、脘腹胀满，可与柴胡同用，如柴胡疏肝散。香附疏肝解郁，柴胡疏肝理气，使肝郁得疏、气滞得解，适用于胸胁胀满、口苦易怒等症状。此方常用于肝气郁结之情志不调、胸胁疼痛等病症。

（2）理气宽中：香附具有理气宽中的作用，适用于脾胃气滞、气机阻滞所致的脘腹胀满、嗳气频作等症。对于气滞型的脘腹胀满、消化不良症状，可与砂仁、甘草配伍，如快气汤。快气汤中的砂仁理气和胃，香附疏肝解郁，甘草调和诸药，三药合用，共奏宽中行气、健脾和胃之效。

（3）调经止痛：香附辛温而疏肝，能调经止痛，适用于肝气郁滞、气血不和引起的痛经、月经不调等症。对于肝气郁结所致痛经、小腹胀痛，可与当归、川芎同用，如香附归芎汤。香附疏肝理气，当归补血活血，白芍柔肝缓急止痛，使气血调和、经络通畅，可加减配合鸡血藤养血活血，常有显著效果。

【实战经验】治疗痛经，常用香附配伍鸡血藤，以疏肝理气、活血通络。此类患者多表现为小腹胀痛、经前或经期疼痛加重，伴情绪抑郁、烦躁易怒，甚至月经色暗有块。本人认为这是肝郁气滞、气血瘀阻所致，香附行气解郁、疏肝理气，鸡血藤活血通络，二者合用，使气血调和，经络畅通，疼痛逐渐缓解。给予7~14剂，患者多能见效，痛经显著缓解，月经通畅，情志平稳。

治疗胁肋胀满，可用香附配伍郁金、柴胡，以疏肝解郁、宽胸理气。此类患者多表现为胸胁胀满、情志不舒、易怒、口苦咽干，伴有胃脘不适。本人认为此症多由肝气郁滞、气机不畅所致。香附疏肝理气，郁金清心凉血、行气解郁，柴胡疏肝解郁、理气宽胸，三药合用，使肝郁得疏、气滞得解，胸胁胀满症状显著减轻。服用14剂后，患者多能见胸胁舒畅，情志平和，症状明显改善。

薤白

（通阳散结，行气导滞）

【基本概述】

入药部位：百合科植物小根蒜或薤的干燥鳞茎。

别名：薤根、莜子、野蒜、小独蒜、薤白头。

产地：辽宁、河北、山西、陕西、甘肃、台湾等地。

性味：辛、苦，温。

归经：归肺、心、胃、大肠经。

功效：通阳散结，行气导滞。

【临床应用】

（1）通阳散结：薤白辛温通阳，入心、肺经，为通阳散结之要药，适用于阳气不足，痰阻胸中所致的胸痹、胸闷痛等症。

①与瓜蒌、白酒同用，如瓜蒌薤白白酒汤，用于痰浊阻滞胸阳所致的胸痹、胸痛、胸闷等症，具有通阳散结、行气止痛的功效。

②配伍枳实、桂枝，如枳实薤白桂枝汤，用于胸痹兼有心下痞满、胁下胀痛等症，能温阳散结、行气化痰，缓解胸闷气滞。

③与瓜蒌、半夏同用，如瓜蒌薤白半夏汤，用于痰阻胸阳，气机不畅所致的

胸痹、胸闷、咳嗽喘息等症，以通阳化痰、顺气宽胸。

（2）行气导滞：薤白辛散温通，善行气滞，适用于气滞不畅引起的脘腹胀满、消化不良等症。

①与陈皮、豆豉同用，行气宽中，适用于痰气互结引起的脘腹痞满、胀痛不适，缓解气滞之消化不良。

②配伍白术、厚朴、人参，如薤白人参散，用于脾胃虚弱、气机不畅导致的脘腹胀满、食欲不振以行气健脾。

【用法用量】煎服，5~10g。

【注意事项】阴虚发热者忌用，避免与韭菜同服，需遵医嘱。

【古籍摘要】

《长沙药解》："薤白，辛温通畅，善散壅滞，故痹者下达而变冲和，重者上达而化轻清。"

《本草备要》："一名薤子，音叫。滑，利窍助阳。辛苦温滑。调中助阳，散血生肌，泄下焦大肠气滞。治泻痢下重，王好古曰：下重者气滞也，四逆散加此以泄滞。按：后重亦有气虚、血虚、火热、风燥之不同。胸痹刺痛，仲景用瓜蒌薤白白酒汤。"

《本草蒙筌》："味辛、苦，气温。无毒。除寒热调中，去水气散结。耐寒止冷，泻肥健身。"

《日华子本草》："轻身耐寒，调中补不足。食之能止久痢冷泻，肥健人。"

《本草拾遗》："调中，主久利不瘥，大腹内常恶者，但多煮食之。"

【现代药理】薤白主含含硫化合物、甾体皂苷、含氮化合物、酸性化合物、氨基酸等成分。含硫化合物多存在于挥发油中，占挥发油的50%以上。

（1）抗菌杀虫作用：薤白水煎液对金黄色葡萄球菌、痢疾志贺菌、肺炎链球菌有抑制作用。薤白所含含硫化合物有潜在的杀线虫活性和抗菌活性。

（2）降血脂作用：薤白提取物能显著降低血清总胆固醇、甘油三酯和低密度脂蛋白胆固醇含量，明显升高高密度脂蛋白胆固醇含量，显著降低脂质过氧化物含量。

（3）扩张血管、止痛作用：薤白提取物能舒张冠状动脉，松弛血管平滑肌。薤白生品和炮制品水煎液都具有较强镇痛作用。

（4）保护心肌作用：薤白提取物能延长小鼠常压缺氧存活时间，具有对抗大鼠急性心肌缺血作用，能明显保护缺血再灌注引起的心肌损伤。

【临证体悟】

（1）通阳散结：薤白辛温，入心、肺经，擅长通阳散结、化痰止痛，是治疗胸痹、胸痛的要药。对于阳气不足，痰浊阻滞所致的胸闷痛、呼吸不畅，可与瓜萎配伍，如瓜蒌薤白白酒汤。薤白通阳散结，瓜蒌宽胸行气，白酒助阳化痰，使阳气通畅、痰浊消散，则诸症自愈。此方常用于痰阻胸阳所致的胸痹、胸闷气短等病症。

（2）理气宽胸：薤白具有理气宽胸的作用，适用于痰气互结，胸阳不畅所致的胸痹、脘腹胀满等症。对于气滞型的胸痹、胸腹胀满症状，可与枳实、桂枝配伍，如枳实薤白桂枝汤。枳实破气行滞，薤白通阳散结，桂枝温通心阳，三药合用，共奏行气宽胸、温阳化痰之效。此方常用于气滞痰阻型胸痹、胸闷疼痛、心下痞满等病症。

（3）温中和胃：薤白性温通阳，能温中和胃，适用于胃寒气滞、寒凝阻滞引起的胃脘痛、呃逆等症。对于寒凝气滞之胃脘疼痛、胸闷腹胀，可与半夏、瓜蒌同用，如瓜蒌薤白半夏汤。薤白通阳行气，半夏降逆化痰，瓜蒌宽胸化浊，使胸阳得通、寒湿得散。

【实战经验】本人在治疗心绞痛、胸痛连及后背的患者时，常选用薤白配伍瓜蒌，以通阳散结、化痰宽胸。此类患者多表现为胸痛连及后背，伴有胸闷、气短，甚至活动后加重。本人认为这是痰浊阻滞胸阳、阳气不畅所致。薤白辛温通阳，能散结止痛，瓜蒌宽胸化痰，二者配伍，使胸中阳气得以通畅，痰浊得以解散，痛感逐渐缓解。通常给予7~14剂，患者胸闷气短显著改善，胸痛减轻，活动能力提高，整体症状得以缓解。

对于胃脘疼痛、寒湿痞满的患者，本人常用薤白配伍高良姜、半夏，以温中散寒、行气宽胸。此类患者多表现为胃脘隐痛、胀满不适，遇寒或食冷物时加重，伴有嗳气、食欲减退。本人认为此症多由胃中寒湿凝滞、气机不畅所致。薤白温阳化湿、通阳理气，高良姜辛温散寒，半夏降逆化痰，三药合用，使中焦气机顺畅，寒湿消散，疼痛和不适感显著减轻。一般服用10剂左右，患者胃脘疼痛缓解，饮食渐增，整体症状得到显著改善。

消食药
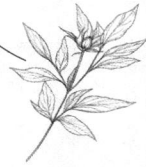

凡以消化食积为主要功效，常用以治疗饮食积滞的药物，称为消食药。代表药物主要有山楂、神曲、麦芽、莱菔子、鸡内金等。

　　消食药多味甘性平，主归脾、胃二经，具有消食化积，以及健胃、和中之功，从而使食积得消，食滞得化，脾胃之气得以恢复。消食药主治宿食停留、饮食不消所致的脘腹胀满、嗳腐吞酸、恶心呕吐、不思饮食、大便失常等，以及脾胃虚弱、消化不良者。脾胃为气血生化之源、后天之本，主纳谷运化，如果饮食不节，损伤脾胃，则致饮食停滞，出现消化功能障碍诸症。消食药功能消食化积，有的药物还有健脾开胃作用，部分消食药又兼有行气、活血、祛痰等功效。

　　消食药均能消食化积，然性能又有不同，应根据不同病因病机和临床表现，选择恰当药物治疗。治疗食积停滞，常用山楂、神曲；症情较重者宜用鸡内金，轻者多用麦芽、谷芽等。又如，油腻肉积宜用山楂，米面食积宜用麦芽。至于食积腹泻，又当用焦山楂；兼见气滞，当用莱菔子等。

　　本类药物多属渐消缓散之品，适用于病情较缓、积滞不甚者。但食积者多有兼证，故临床亦应根据不同病情予以适当配伍。若宿食内停，气机阻滞，需配理气药，使气行而积消；若积滞化热，当配苦寒清热或轻下之品；若寒湿困脾或胃有湿浊，当配芳香化湿药；若中焦虚寒，宜配温中健脾之品；而脾胃虚弱，运化无力，食积内停者，则当配伍健脾益气之品，以标本兼顾，使消积而不伤正。

　　本类药物虽多数效缓，但仍不乏耗气之弊，故气虚而无积滞者慎用。

山楂

（消食健胃，行气散瘀）

【基本概述】

入药部位：蔷薇科植物山里红或山楂的干燥成熟果实。

别名：羊梂、赤枣子、山里红果、酸枣、映山红果。

产地：主产于山东、河南、河北、辽宁。

性味：酸、甘、微温。

归经：归脾、胃、肝经。

功效：消食健胃，行气散瘀，化浊降脂。

【临床应用】

（1）消食健胃：本品治疗肉食积滞、胃脘胀满、腹痛泄泻。本品酸甘，微温不热，功善消食化积，能治各种饮食积滞，尤为消化油腻肉食积滞之要药。凡肉食积滞之脘腹胀满、嗳气吞酸、腹痛泄泻者，均可应用。

①若配莱菔子、神曲、炒麦芽等，可加强消食化积之功。

②治疗积滞脘腹胀痛，可配伍木香、青皮、枳实等以行气消滞。

（2）行气散瘀：本品入肝经，能行气散结止痛，治疗疝气疼痛；同时本品性温兼入肝经血分，能通行气血，有活血祛瘀之功，治疗血瘀经闭痛经、产后瘀阻腹痛、心腹刺痛、胸痹心痛。炒用兼能止泻止痢。

①治疗疝气疼痛，常与橘核、荔枝核等同用增强行气散结止痛之力。

②治疗血瘀经闭痛经、月经稀少、血瘀型冠心病等病症，可与当归、香附、红花等同用，如通瘀煎。

③治疗产后瘀阻腹痛、恶露不尽，或血滞痛经、经闭，单用本品加糖水煎服。

④治胸痹心痛，常与川芎、桃仁等同用。

（3）化浊降脂：本品能化浊降脂，常单用生山楂或配伍丹参、三七、葛根等，用治高脂血症，以及冠心病、高血压。

【用法用量】煎服，9~12g。生山楂、炒山楂偏于消食散瘀；焦山楂消食导滞作用强，多用于肉食积滞、泻痢不爽。

【注意事项】脾胃虚弱而无积滞、胃酸分泌过多者慎用。

【古籍摘要】

《日用本草》："化食积，行结气，健胃宽膈，消血痞气块。"

《本草纲目》："化饮食，消肉积，癥瘕，痰饮痞满吞酸，滞血痛胀。"

《本草再新》："治脾虚湿热，消食磨积，利大小便。"

【现代药理】山楂主要含有机酸类[枸橼酸(柠檬酸)、绿原酸、枸橼酸单甲酯、枸橼酸二甲酯、枸橼酸三甲酯等]、黄酮类(槲皮素、金丝桃苷、牡荆素等),三萜类(熊果酸、白桦脂醇等)成分,还含胡萝卜素、维生素C等成分。

(1)对心脑血管的作用:山楂能增强心肌收缩力,增加心输出量,减慢心率,降低心肌耗氧量,能有效保护心肌缺血缺氧后的心肌细胞,并能明显减少缺血再灌注脑梗死面积,发挥脑保护作用。

(2)抗菌作用:山楂的黄酮类主要成分金丝桃苷能显著增强免疫功能,且对多种杆菌、球菌有抑制作用。

(3)对消化系统的作用:山楂口服可促进胃中消化酶分泌,且含有蛋白酶、脂肪酸,能促进肉食分解消化。山楂还具有胃肠道运动调节作用。

(4)降压、降脂作用:山楂能扩张外周血管,产生持久降压作用。山楂糖浆用于高血压患者可降低血压,增进食欲,改善睡眠。山楂能够促进肝脏内脂质的降解和血液中脂质的消除,并改善高脂诱导的内皮功能紊乱。

【临证体悟】

(1)山楂有生山楂、炒山楂、焦山楂和山楂炭之分。生山楂可健胃,促进消化酶分泌,帮助消化肉类食物等。炒山楂在加热过程中有效成分减少,适用于脾虚食滞的腹泻。焦山楂和山楂炭有效成分含量最少,但有抗痢疾志贺菌作用,能治菌痢和血积癥瘕。

(2)生山楂有降压、降脂、强心之效,临床中用于预防和治疗冠心病心绞痛、高血压、肥胖等疾病。

(3)生山楂有破气散瘀作用,可用于妇科疾病的治疗,尤其适用于瘀血阻滞的月经量少、闭经、痛经、产后腹痛、恶露不尽等。

【实战经验】针对食积患者,本人给予保和丸(炒山楂、炒神曲、炒莱菔子、炒麦芽、连翘),开胃消食,增加食欲。生山楂消肉食,炒麦芽消谷物等淀粉性食物,神曲消谷食,莱菔子消食行气除胀。食积易化热,热化须清热,故加连翘清热;化热又易伤阴,故加芦根养阴清热来保护胃阴。

对于肿瘤患者,首先应开胃纳食,给予沈氏女科经验方山楂开胃散(焦山楂、焦谷芽、焦麦芽、焦神曲)。脾胃为先天之本,谷不入半日则气衰,一日则气绝,通过山楂开胃散开胃纳谷,可促进脾胃的运化功能,增强消化吸收,从而提高患者的抗病能力,通过开胃以正气血生化之源。

对于痛经患者,可给予通瘀煎,以活血祛瘀,行气止痛。气滞明显者,可加柴胡、香附、炒橘核等以疏肝行气;偏寒者,可加桂枝、乌药、鹿角霜,以温经通脉、温肾散寒;偏热者,可加牡丹皮、栀子以清热凉血;月经淋漓不尽者,用山楂炭、三七、茜草、藕节炭等止血。

对于肥胖血脂高的患者，可在辨证的基础上加山楂、金钱草、草决明等化浊降脂。配伍丹参、三七、苏木、葛根等，可治疗冠心病、高血压。

神曲

（健脾和胃，消食调中）

【基本概述】

入药部位：辣蓼、青蒿、杏仁等药加入面粉混合后，经发酵而成的曲剂。

别名：陈曲、六丁曲、炒建神曲、焦神曲、六神曲。

产地：原产于福建，现江苏、浙江、安徽、湖北、四川等地均有。

性味：甘、辛，温。

归经：归脾、胃经。

功效：健脾和胃，消食调中。

【临床应用】

（1）健脾和胃：神曲辛温，善于健脾和胃、助消化，适用于饮食积滞、脾胃虚弱引起的脘腹胀满、食欲不振等症。

①与山楂、半夏、茯苓等同用，如保和丸，用于饮食停滞、脘腹胀满、嗳气吞酸等症，具有健脾和胃、消食化滞的作用。

②配伍白术、麦芽、陈皮，如健脾丸，适用于脾虚运化失职、气滞不畅引起的脘腹胀满、消化不良，以助健脾和胃、理气消胀。

（2）消食调中：神曲辛散温通，常用于食积气滞、脾胃消化不良引起的腹胀、食欲不振。

①配伍乌梅、干姜、麦芽，如消食丸，用于食积气滞所致的脘腹胀满、食积不化，以助消食导滞、行气宽中。

②与苍术、陈皮、厚朴同用，如曲术丸，用于湿浊阻滞脾胃、气机不畅引起的脘腹胀满、胸膈痞闷，具有和中理气、健脾化湿的功效。

【用法用量】水煎服，6~12g；或研末入丸、散。

【注意事项】脾阴不足、胃火盛者及孕妇慎服，无饮食积滞者不宜久服。

【古籍摘要】

《神农本草经疏》："古人用曲，即造酒之曲。其气味甘温，性专消导，行脾胃滞气，散脏腑风冷，故主疗如诸家所言也。神曲，乃后人专造以供药用，力倍于酒曲。胀欲死者，煮曲汁饮之立消。"

《汤液本草》："疗脏腑中风气，调中下气，开胃消宿食。主霍乱心膈气，痰逆、除烦、破癥结及补虚，去冷气，除肠胃中塞，不下食。能治小儿腹坚大如盘，胸中满，胎动不安，或腰痛抢心，下血不止。"

《本草纲目》："消食下气，除痰逆霍乱泄痢胀满。闪挫腰痛者，煅过淬酒温服有效，妇人产后欲回乳者，炒研酒服二钱，日二。"

《本经逢原》："神曲，入阳明胃经，其功专于消化谷麦酒积，陈久者良。但有积者能消化，无积而久服，则消人元气。"

【现代药理】神曲中有酵母菌，其成分有挥发油、苷类、脂肪油及维生素 B 等。

（1）助消化作用：神曲含有消化酶，可加强人体对食物的消化吸收；并含维生素 B_1，可增加胃肠蠕动，增强小肠推进功能，促进消化液分泌，发挥助消化、除胀满的功效。

（2）抑菌作用：神曲中苍耳草、赤小豆、青蒿均有抑菌作用，其所含乳酸杆菌可抑制肠道内的腐败过程。

【临证体悟】

（1）健脾和胃：神曲作为健脾和胃的常用药物，其性温不燥，可增强消化功能。临床上，神曲能发挥其健脾和胃、消食化积的功效，治疗脾胃虚弱所致的食欲不振、腹胀便溏。特别是对因脾虚导致的食欲不佳、腹胀不适，常与山药、白术、茯苓等药物配伍使用。神曲能够调和脾胃气机，山药益气健脾，白术燥湿健脾，茯苓健脾利湿，四者合用，能够有效调理脾胃功能，改善食欲，缓解腹胀，促进消化。

（2）消食调中：神曲有消食化积、调理脾胃之功，特别适用于食积气滞所致的胃脘胀满、嗳气、恶心等症状。临床常见暴饮暴食导致的食积内停，常用神曲与山楂、陈皮、茯苓等药配伍治疗，如保和丸。神曲主消食化积，山楂消食健胃，陈皮理气化痰，茯苓淡渗利湿，四药配合，促进食物的消化与排泄，减轻胃脘胀痛、口气臭秽、恶心呕吐等症。

【实战经验】在治疗食积患者时，常选用神曲配伍莱菔子、陈皮，以理气消积、疏通胃气。此类患者常表现为胃脘胀满、食欲不振、嗳气频发，时有便秘、腹痛等症状。本人认为食积的根本原因是脾胃运化功能失调，食物积滞不化，引起气滞、内热。神曲能调和脾胃、化积消食，莱菔子具有行气化痰、消积的作用，陈皮则能理气宽胸、行气化滞。三药合用，能够促进食物消化，疏通气机，解除胃脘胀满和食积滞留的问题。一般治疗 14 天，患者胃脘胀痛明显缓解，食欲逐渐恢复，胃肠气机畅通，整体症状得到显著改善。

对于纳呆、食欲不佳的患者，本人则常用神曲配伍山药、白术，以益气健脾、和胃调中。此类患者多表现为食欲减退、进食困难、消化不良，甚至出现嗳气、腹胀等症状。本人认为，这是脾胃虚弱，消化功能不足，导致饮食积滞于内，引发气滞。神曲能消食化积、调和脾胃，山药益气健脾，白术燥湿健脾，三药合用，能够调理脾胃运化，恢复食欲，促进食物的消化与吸收。一般给予患者 10 天的药物治疗，食欲逐渐恢复，胃脘胀满减轻，消化功能逐步恢复，整体症状得到显著改善。

麦芽

（行气消食，退乳消胀）

【基本概述】

入药部位：禾本科植物大麦的成熟果实经发芽干燥的炮制加工品。

别名：麦糵、大麦毛、大麦芽、大麦糵。

产地：产于云南、广西、广东、福建、台湾等地。

性味：甘，平。

归经：归脾、胃经。

功效：行气消食，健脾开胃，退乳消胀。生麦芽健脾和胃，疏肝行气；炒麦芽行气，消食，回乳；焦麦芽消食化滞。

【临床应用】

（1）行气消食：麦芽具有行气消食的作用，适用于食积气滞引起的脘腹胀满、嗳气、食欲不振等症。

配伍枳实、厚朴，如枳实消痞丸，用于食积气滞所致的脘腹胀满、食欲不振、嗳气等症。麦芽能够行气消食，枳实破气消积，厚朴行气宽胸，三者合用，能够有效疏通气机，化解食积，缓解胃脘不适，促进消化，改善食欲。

（2）健脾开胃：麦芽具有健脾开胃的作用，适用于脾胃虚弱之消化不良、食欲不振等症。

①配伍山药、白术、茯苓，如健脾丸，用于脾胃虚弱所致食欲不振、脘腹胀满等症。麦芽帮助健脾开胃，山药补脾益气，白术健脾燥湿，茯苓健脾利湿，四者合用，能够增强脾胃运化功能，改善食欲，促进消化，帮助脾胃恢复正常功能。

②配伍川楝子、茵陈，如镇肝熄风汤，用于肝气郁结，脾胃虚弱所致的消化不良、食欲减退、脘腹胀满等症。麦芽与川楝子、茵陈配伍，能够疏肝解郁、调和脾胃、促进食欲，并帮助缓解由肝气郁结所引起的脾胃不和，改善消化功能。

（3）退乳消胀：麦芽具有退乳消胀的作用，适用于产后乳腺充血、乳汁过多所致的乳房胀痛、乳汁滞留等症。麦芽能调节乳腺，促进乳汁排泄，减轻乳房胀痛，帮助缓解乳腺充血与乳汁滞留的情况。

【用法用量】水煎服，10~15g，回乳炒用 60g；或研末入丸、散。

【注意事项】哺乳期女性慎用，无饮食积滞者不宜久服。

【古籍摘要】

《日华子本草》："温中，下气，开胃，止霍乱，除烦，消痰，破癥结，能催生落胎。"

《滇南本草》："宽中，下气，止呕吐，消宿食，止吞酸吐酸，止泻，消胃宽膈，并治妇人奶乳不收，乳汁不止。"

《本草经疏》："麦蘖，功用与米蘖相同，而此消化之力更紧，其发生之气，又能助胃气上升，行阳道而资健运，故主开胃补脾，消化水谷及一切结积冷气胀满。"

《本草纲目》："麦蘖、谷芽、粟蘖，皆能消导米面诸果食积。观造饧者用之，可以类推。但有积者能消化，无积而久服，则消人元气也，不可不知。若久服者，须同白术诸药兼用，则无害。"

【现代药理】麦芽主要含α及β淀粉酶、催化酶、麦芽糖及大麦芽碱，腺嘌呤、胆碱、蛋白质、氨基酸，维生素B、D、E族，以及细胞色素C等。

（1）促进消化作用：麦芽所含淀粉酶能将淀粉分解成麦芽糖和糊精，其煎剂对胃酸及胃蛋白酶的分泌有轻度促进作用。麦芽水煎剂中提取出一种胰淀粉酶激活剂，亦可助消化。因淀粉酶不耐高温，麦芽炒焦及入煎剂将会降低其活力。

（2）降低血糖作用：麦芽浸剂口服可使家兔与正常人血糖降低，其注射液可使血糖降低。生麦芽可增加乳汁充盈度，炮制后则作用减弱。

（3）催乳回乳作用：麦芽回乳和催乳双向作用的关键不在于生用或炒用，而在于剂量的大小，即小剂量催乳、大剂量回乳，如用于抑制乳汁分泌（回乳）用量应在30g以上。麦芽能抑制泌乳素分泌。

【临证体悟】

（1）健脾开胃：麦芽在临床上常用于行气消食、健脾开胃，尤其适用于因肝气郁结、脾虚引起的胁痛、胃胀、食欲不振等症。麦芽具有调和脾胃、疏肝解郁的功效。常与川楝子、茵陈等配伍，帮助疏肝解郁、调理脾胃，促进气机畅通，改善胃肠蠕动，缓解胁肋胀痛和胃部不适。以川楝子疏肝行气，茵陈清利湿气，麦芽健脾开胃，三者合用，能够有效地缓解由肝气郁结引起的胁痛，以及脾胃气滞引起的胃胀、纳呆等症，适用于胁肋痛、消化不良、食欲减退的患者。

（2）催乳回乳：麦芽在临床上也常用于催乳回乳，尤其适用于产后乳汁不足或乳腺充血的患者。麦芽小剂量生用（15g）能刺激乳腺分泌，促进乳汁排泄，达到催乳的作用；而大剂量炒用（60g）则能回乳，减少乳汁分泌，适用于乳汁滞留或产后乳房胀痛、乳汁排泄过多的情况。

【实战经验】在治疗胁痛、胃胀和食欲不振的患者时，常选用麦芽配伍山楂、神曲，各用10~20g，以疏肝解郁、健脾消食、调和气机。此类患者通常表现为脘腹胀满、食欲不振、胁肋部位胀痛不适，且常伴有嗳气、腹胀、便秘等症状。本人认为肝气不舒，脾胃失运，导致气机阻滞，食物积滞不化。麦芽、山楂、神曲具有健脾行气、开胃消食的作用，三药合用可以疏通气机，改善脾胃运化，缓解胁肋痛、胃脘胀满和食欲不振等症。

在治疗乳汁不足患者时，常选用小剂量生麦芽配伍通草、柴胡，以疏通乳腺、促进乳汁分泌。对于产后乳汁不畅的患者，本人认为生麦芽具有温和的催乳作用，能有效促进乳汁分泌，尤其在小剂量（15g）时，可以帮助下乳。对于乳汁滞留或产后乳汁淤积，本人推荐采用炒制过的麦芽。大剂量（60g）炒麦芽能回乳，减少乳汁分泌，针对欲断奶、乳汁分泌过多、乳房胀痛者，应辨证调整剂量。

莱菔子

（消食除胀，降气化痰）

【基本概述】

入药部位：十字花科植物萝卜的干燥成熟种子。

别名：萝卜子、芦菔子、萝卜种、杜萝卜子、萝白子。

产地：全国各地均产。

性味：辛、甘、平。

归经：归脾、胃、肺经。

功效：消食除胀，降气化痰。

【临床应用】

（1）消食除胀：治疗饮食停滞之脘腹胀痛、大便秘结、积滞泻痢。

①治食积气滞所致的脘腹胀满或疼痛，嗳气吞酸，大便秘结，或积滞泻痢，常与山楂、神曲、陈皮等药同用，如保和丸。

②治食积气滞兼脾虚者，又配白术，以攻补兼施，如大安丸。

（2）降气化痰：治疗胸闷咳喘、寒痰停饮、肺热壅盛，配伍白芥子、苏子等，取三子养亲汤之意。

【用法用量】煎服，5~12g。生用吐风痰，炒用消食下气化痰。

【注意事项】本品辛散耗气，故气虚及无食积、痰滞者慎用。

【古籍摘要】

《本草纲目》："莱菔子之功，长于利气。生能升，熟能降。升则吐风痰，散风寒，发疮疹；降则定痰喘咳嗽，调下痢后重，止内痛，皆是利气之效。"

《神农本草经疏》："莱菔子，味辛过于根，以其辛甚，故升降之功亦烈于根也。"

【现代药理】莱菔子含莱菔素、芥子碱、脂肪油（含大量芥酸、亚油酸、亚麻酸）、β-谷甾醇、糖类及多种氨基酸、维生素等。

（1）促进消化作用：莱菔子具有较强的助消化作用，能够帮助改善消化不良、食积胀满等症状。其成分可以促进胃液分泌，增强胃肠蠕动，从而促进食物的消化和吸收。

（2）降压作用：莱菔子内含的芥子碱具备舒张血管之效用，并且能够经由中枢神经系统发挥一定的降压作用。

（3）降血脂作用：莱菔子含有的水溶性生物碱能够提升人体内的高密度脂蛋白胆固醇水平，进而发挥降低血脂的功效。此外，莱菔子油中富含的亚麻酸、棕榈酸和油酸同样具备降低血脂和预防动脉硬化的效用。

【临证体悟】

（1）降气化痰：本品生用善于下气宽中、祛除痰浊，可用于痰浊壅盛的咳喘，或痰浊上扰的高血压。

（2）消食除胀：本品炒用消食除胀，可用于纳谷不香、腑气不通的食积气滞等症。

（3）行气化滞：莱菔子辛平行气而不破气，治疗气虚引起的虚胀、虚喘证，在人参等补气药中佐入少量莱菔子（10g以下），可使补而不滞，从而提高疗效。

【实战经验】针对高血压患者，予沈氏女科经验方降压四味（钩藤、川芎、泽泻、莱菔子），以活血化瘀、行气化痰。方中钩藤清热平肝、息风止痉，具有良好的降压作用；川芎行气化瘀、升清透窍、引药上行；莱菔子有下气祛痰之效，能治疗痰浊、眩晕，具有降压作用；泽泻利水渗湿，与莱菔子合用分利二便，使邪从二便分解。诸药合用，升清降浊，共奏祛痰化瘀之效。且现代研究表明，莱菔子和钩藤的提取物均可以降低收缩压、舒张压和平均动脉压。本人临证时发现若在沈氏女科经验方的基础上加入降压四味治疗高血压，均效果良好。

针对咳嗽痰多患者，予止咳三子汤（杏仁、紫苏、莱菔子）以降气化痰。若痰多黄稠，可加葶苈子、川贝母、紫菀、桔梗等清热化痰，宽胸利咽；若发热，可加青蒿、生石膏、荆芥穗等清热泻肺。

针对食积痰阻，或脾胃功能弱，食后腹胀患者，予保和丸治疗（莱菔子、焦三仙、连翘），以消食化积、化痰除胀。若脾虚，可加茯苓、白术、陈皮增加健脾之功；若气滞明显，可加木香、砂仁、佛手增强行气之力。

鸡内金

（健胃消食，通淋化石）

【基本概述】

入药部位：雉科动物家鸡的干燥沙囊内壁。

别名：鸡黄皮、鸡中金、化石丹。

产地：全国各地均产。

性味：甘，平。

归经：归脾、胃、小肠、膀胱经。

功效：健胃消食，涩精止遗，通淋化石。

【临床应用】

（1）消食除胀：本品可用于治疗食积不消、呕吐泻痢、小儿疳积。

①本品消食化积作用较强，并可健运脾胃，故广泛用于米面薯芋乳肉等各种食积证。

治病情较轻者，单味研末服即有效，如《备急千金要方》独用本品治消化不良引起的反胃吐食；治食积较重者，常与山楂、麦芽等同用，以增强消食化积之功。

②本品配伍白术、山药、使君子等药，可治疗小儿脾虚疳积。

（2）涩精止遗：本品配伍菟丝子、桑螵蛸、覆盆子，可用于治疗遗尿。

（3）通淋化石：本品配伍金钱草、虎杖、石韦等，可用于治疗石淋涩痛、胆胀胁痛。

【用法用量】煎服，3~10g；研末服，每次1.5~3g。研末服效果优于煎剂。

【注意事项】脾虚无积滞者慎用。

【古籍摘要】

《本草纲目》："消酒积，同豆粉丸服。"

《滇南本草》："宽中健脾，消食磨胃。治小儿乳食结滞，肚大筋青，痞积、疳积。"

《本经逢原》："治食积腹满，反胃泄利及眼目障翳。"

【现代药理】鸡内金含角蛋白、微量胃蛋白酶、淀粉酶、多种维生素与微量元素、氨基酸等。

（1）对消化系统的作用：鸡内金可显著增高胃液中胃蛋白酶活性，从而调节消化液的分泌；能加快胃肠蠕动，激活胃黏膜保护因子，改善肠道功能。

（2）抗结石作用：鸡内金可以延迟 Ca^{2+} 和 $C_2O_4^{2-}$ 离子化学反应的平衡时间，

促进不稳定的草酸钙二水合物晶体的形成，抑制稳定的草酸钙一水合物的形成，有增强胆囊收缩、促进胆汁分泌和排泄的作用，排石溶石效果显著。

（3）对泌尿生殖系统及乳房的作用：鸡内金有改善慢性肾衰竭的作用，可改善乳腺增生的乳房形态，抑制子宫肌瘤生长，且可用于治疗闭经。

（4）降血脂作用：动物实验发现，鸡内金对凝血系统功能有抑制作用，可明显降低全血黏度，减轻动脉粥样硬化程度，改善高脂血症大鼠的脂代谢紊乱，提高机体脂代谢能力。

【临证体悟】

（1）健脾消食：鸡内金配伍木香、神曲，能健脾行气、消食和胃，适用于治疗脾虚食停所致的脘腹胀满、嗳气酸腐、纳食不佳及小儿疳积。

（2）涩精止遗：鸡内金配伍金樱子、益智仁，可收涩固精、缩尿止遗，适用于气虚、肾虚不能固摄所致的遗精遗尿。

（3）消除癥瘕：鸡内金配伍山慈菇、生牡蛎，能软坚散结、祛除癥瘕，适用于乳腺结节、子宫肌瘤等病症。

【实战经验】治疗消化不良、食积停滞，常用鸡内金配伍山楂、神曲、麦芽等，以助消化、消食积。尤其小儿食积患者，服药14剂，症状会明显消除，可正常饮食，效果显著。治疗脾胃虚弱、食欲不振的患者，本人会用鸡内金与党参、白术、茯苓等健脾益气药同用。鸡内金既能助消化，又能增强脾胃运化功能，提升食欲。

治疗肾结石或尿路结石，采用鸡内金与金钱草、海金沙、石韦、车前子等利尿排石药配伍，具有软坚散结、化石通淋的功效，有助于结石的排出。其中金钱草清热解毒，海金沙有助于消炎利尿，石韦能够清热利尿，车前子则具有利尿通淋的作用。

治疗结节或肌瘤，常用鸡内金配伍消瘰丸（浙贝母、赤芍、白芍）或山慈菇、生牡蛎、夏枯草、白花蛇舌草等散结药物，达到软坚散结、祛除癥瘕之效。

治疗小儿遗尿或夜尿频繁，用鸡内金与益智仁、芡实等固摄肾气药配伍，能增强肾气，减少尿频、尿失禁的情况。

止血药

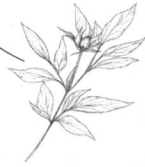

凡以制止体内外出血为主要功效，用以治疗各种出血病证的药物，称为止血药。根据止血药的药性和功效不同，分为凉血止血药、温经止血药、化瘀止血药和收敛止血药四类。凉血止血药性属寒凉，味多甘、苦，入血分，能止血兼清血热，适用于血热妄行所致的各种出血病证，代表药物有槐花、白茅根等；化瘀止血药既能止血，又能化瘀，有止血而不留瘀的特点，主治瘀血内阻，血不循经之出血病证，代表药物有三七、茜草、蒲黄等；收敛止血药大多味涩，或为炭类，或质黏，故能收敛止血，广泛用于各种出血病证而无瘀滞者，代表药物有白及、仙鹤草等；温经止血药性属温热，善温里散寒，能温脾阳、固冲脉而统摄血液，具有温经止血之效。适用于脾不统血，冲脉失固之虚寒性出血病证，代表药物有艾叶、炮姜等。

　　止血药主入血分，心主血、肝藏血、脾统血，主入心、肝、脾经，尤以心、肝二经者为多。止血药均具有止血作用，用于治疗咯血、衄血、吐血、便血、尿血、崩漏、紫癜以及外伤出血等体内外各种出血病证。止血药多炒炭用，炒炭后其味变苦、涩，可增强止血之功。但亦有些止血药炒炭后，止血作用反而降低，而以生品或鲜用为佳。故止血药是否炒炭用，应视具体药物而定，不可一概而论，总以提高止血疗效为主要原则。

　　在使用止血药时，需根据出血病证的病因病机和出血部位的不同，选择相应的止血药，并进行加减配伍，使其药证相符，标本兼顾，增强疗效。如治血热妄行之出血者，宜选用凉血止血药，并配伍清热泻火、清热凉血药；治阴虚火旺、阴虚阳亢之出血者，宜配伍滋阴降火、滋阴潜阳之药；治瘀血内阻，血不循经之出血者，宜选用化瘀止血药；治虚寒性出血，宜选用温经止血药或收敛止血药，并配伍益气健脾、温阳药。"下血必升举，吐衄必降气"，治便血、崩漏等下部出血病证，应适当配伍升举之品；而治衄血、吐血等上部出血病证，可适当配伍降气之品。

　　运用止血药时需注意"止血不留瘀"。凉血止血药和收敛止血药易凉遏恋邪，有止血留瘀之弊，若出血并兼有瘀滞者不宜单独使用。若出血过多，气随血脱者，则当急投大补元气之药，以挽救气脱危候。

三七

（养血和血，散瘀定痛）

【基本概述】

入药部位：五加科植物三七的干燥根和根茎。

别名：山漆、金不换、血参、参三七、田七。

产地：主产于云南、广西。云南文山州之三七历史悠久、产量大、质量好，习称"文三七""田七"，为著名的道地药材。

性味：甘、微苦，温。

归经：归肝、胃经。

功效：散瘀止血，消肿定痛。

【临床应用】

（1）散瘀止血：三七可用于治疗咯血、吐血、衄血、便血、尿血、崩漏、外伤出血。

①治疗吐血、衄血、崩漏，单用本品，米汤调服。

②治疗咯血、吐血、衄血、尿血、便血，与花蕊石、血余炭等配伍。

③治疗外伤出血，可单用本品研末外掺，或与龙骨、血竭、象皮等配伍。

（2）消肿定痛：三七活血消肿、止痛力强，为治瘀血诸证之佳品，尤为伤科要药，用于治疗血滞胸腹刺痛、跌扑肿痛；对于跌打损伤，或筋骨折伤、瘀血肿痛，三七均为首选药物。

①治疗血滞胸腹刺痛，配伍延胡索、川芎、郁金，增强活血定痛之效。

②治疗痈疽溃烂，配伍乳香、没药、儿茶等。

③治疗皮肤破损，可用三七粉外敷。

④治疗痈疽肿痛，如《本草纲目》治无名痈肿、疼痛不已，以本品研末，米醋调涂。

【用法用量】煎服，6~15g；研末吞服，3~6g。

【注意事项】孕妇慎用。阴虚血热之出血者不宜单用。

【古籍摘要】

《本草求真》："三七气味苦温，能于血分化其血瘀。故凡金刃刀剪所伤，及跌扑杖疮血出不止，嚼烂涂之，或为末掺，其血即止。"

《本草新编》："三七根，止血之神药也，无论上中下之血，凡有外越者，一味独用亦效，加入补血补气药之中则更神。盖止药得补而无沸腾之患，补药得止而有安静之休也。"

《医学衷中参西录》："三七，善化瘀血，又善止血妄行，为吐衄要药。"

【现代药理】三七主要含四环三萜类成分，包括人参皂苷 Rb1、Rd、Re、Rg1、Rg2、Rh1，三七皂苷 R1、R2、R3、R4、R6、R7，七叶胆苷，三七皂苷 A、B、C、D、E、G、H、I、J 等；还含有三七素、槲皮素及多糖等成分。

三七对心血管系统具有保护作用，可以增强心肌细胞的抗缺血、缺氧能力，改善心肌供血，降低心肌损伤和心肌纤维化的程度，有抗动脉粥样硬化作用。三七总皂苷有强心、抗心脑缺血、抗心律失常作用。

三七皂苷具有显著的扩张血管功能，可以有效地降低血压，尤其对舒张压的降低效果尤为明显。此外，三七皂苷还具有钙通道阻滞剂的特性，能够有效地阻断钙离子的内流，从而进一步增强其降压效果。

三七能够促进多功能造血干细胞的增殖，能够明显缩短出血和凝血时间，具有抗血小板聚集和溶栓作用。

此外，三七还具有调节免疫功能、延缓衰老、抗炎、保肝、抗休克的作用。

【临证体悟】

（1）不同用量发挥不同功效：临证发现，三七的用量在 3g 以内主要发挥养血和血作用，3g 以上主要发挥活血化瘀作用。

（2）协同作用：三七配黄芪等补气药能增强补气作用，配丹参等活血药能加强活血化瘀作用。

（3）临证巧用：治疗昏迷患者，如脑出血，临床不建议用三七粉冲服，易引起呛咳，加重肺部感染，要用三七块 5~10g 煎服。三七配伍西洋参、赤灵芝称为益气养心散，有抗心衰、抗心律失常作用，也可用于月经病及脑血管疾病之气虚血瘀证患者。

【实战经验】某患者，男，58 岁，有长期吸烟史，反复胸闷、胸痛，诊断为冠心病。查体：血压正常。心电图显示：ST 段压低。予三七块 5g，配合瓜蒌、薤白、降香、丹参等，治疗冠心病痰瘀互结证。服药 4 周后，患者胸闷、胸痛症状明显减轻，心电图改善。续服 8 周，症状基本控制，活动耐量提高。

针对高血压患者，本人给予三七，配伍钩藤、石决明、白菊花、珍珠母等增强平肝潜阳之功，达到降低血压的效果。若头晕明显，可加天麻、葛根等以平肝息风；若舒张压高，可加海藻、地龙，增强消痰活血力度。

针对胃溃疡出血患者，本人常给予三七，配伍白及、海螵蛸、川楝子等以止血、止痛、促进溃疡愈合。三七散瘀止血、消肿定痛，白及收敛止血；海螵蛸则能够中和胃酸，减少胃部刺激；川楝子则具有一定的镇痛和消炎作用。服药 1 周后，多见出血明显减轻，疼痛缓解。

仙鹤草

（收敛止血，解毒补虚）

【基本概述】

入药部位：蔷薇科植物龙芽草的干燥地上部分。

别名：脱力草、金顶龙牙、狼牙草。

产地：主产于浙江、江苏、湖北。

性味：苦、涩，平。

归经：归心、肝经。

功效：收敛止血，截疟，止痢，解毒，补虚。

【临床应用】

（1）收敛止血：仙鹤草味涩收敛，可广泛用于全身各部位的出血证，用于治疗咯血、吐血、尿血、便血、崩漏下血。

①治疗血热出血证，可配伍生地黄、侧柏叶、牡丹皮等药增加凉血之功。

②治疗虚寒性出血，宜配伍党参、炮姜、艾叶等药增加温经止血之功效。

（2）解毒：仙鹤草配伍苦参、白鲜皮、黄柏等，可用于治疗阴痒带下；单用或配伍其他清热解毒药，可用于治疗痈肿疮毒。

（3）补虚：仙鹤草与大枣同煮，食枣饮汁，可用于治疗劳力过度所致的脱力劳伤，症见神疲乏力、面色萎黄而纳食正常者；配伍党参、熟地黄、龙眼肉，可用于治疗气血亏虚之神疲乏力、头晕目眩者。

（4）截疟、止痢：单以本品研末，于疟发前 2 小时吞服，或水煎服，可用于治疗疟疾寒热；单用本品水煎服，可用于治疗赤白痢。

【用法用量】煎服，6~12g。外用适量。

【注意事项】感染混合性寄生虫的患者忌服。

【古籍摘要】

《滇南本草》："治妇人月经或前或后，赤白带下，治面寒腹痛，日久赤白血痢。"

《本草求真》："叶蒸醋，贴烂疮，最去腐，消肿，洗风湿烂脚。"

《生草药性备要》："理跌打伤，止血，散疮毒。"

《植物名实图考》："治风痰、腰痛。"

【现代药理】仙鹤草主要含黄酮类成分（木犀草素 –7– 葡萄糖苷、芹菜素 –7– 葡萄糖苷、槲皮素、芦丁等）及间苯三酚类成分（仙鹤草 B 等），还含仙鹤草内酯及鞣质等成分。

（1）加快心率作用：仙鹤草可调节 NO 的合成与释放，解除迷走神经抑制，从而加快心率，发挥抗心律失常作用，治疗窦性心动过缓。

（2）抗肿瘤作用：仙鹤草提取物在体内外对多种肿瘤细胞具有抑制作用。

（3）促凝血及抗凝作用：仙鹤草能够增加外周血血小板数目，提高血小板黏附性、聚集性，加速血小板内促凝物质释放，发挥止血作用。

（4）降糖作用：仙鹤草提取物中具有多种活性成分，通过不同的信号通路发挥治疗糖尿病的药效。

（5）抗炎作用：仙鹤草提取物可通过多种信号通路调控炎症反应，抑制炎症因子和相关受体的表达，发挥抗炎作用，维持机体稳定。

【临证体悟】

（1）强心升压：本品配伍西洋参、生黄芪，可适用于心血亏虚之心功能减弱、心输出量减少、血压降低的患者。

（2）抑制肿瘤：本品配伍生薏苡仁、白花蛇舌草，有扶正祛邪的功效，适用于肿瘤患者，尤其适于放化疗及术后体质虚弱、气血亏虚的患者。

【实战经验】针对过度劳累或肿瘤消耗导致身体虚弱、气血亏虚的患者，本人予以补虚丹（灵芝、仙鹤草、生薏苡仁）进行治疗，旨在增强补虚作用。灵芝具有滋补强壮、增强免疫力的功效，能够帮助患者恢复体力和精神；仙鹤草具有补虚及抗肿瘤作用；生薏苡仁具有利水消肿、健脾功效，能够帮助患者调理脾胃，促进消化吸收。三药协同，能够全面地增强患者的体质，并可长期服用。

针对崩漏、月经量大的患者，本人予以仙鹤草配伍茜草、血余炭、藕节炭等收敛止血，可有效帮助患者控制出血，缓解崩漏和月经量过多的症状。

活血化瘀药

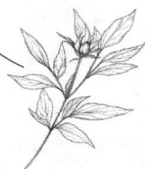

活血化瘀药是指具有活血行气、化瘀消肿功效的中药，主要用于治疗血瘀证。血瘀证是血液运行不畅，瘀滞于体内，导致气血不通，表现为痛痹肿胀等症状的病理状态。活血化瘀药通过促进血液循环、消散瘀血，从而达到治疗和缓解血瘀证的目的。根据活血化瘀药的药性和主治差异，通常可以将其分为活血止痛药、行气活血药、活血调经药、消肿散瘀药。活血止痛药主要通过活血通络、消瘀止痛，治疗瘀血阻滞所致的各种痛症，如川芎、延胡索等；行气活血药则在活血化瘀的基础上兼有行气的作用，适用于气滞血瘀引起的胸腹胀痛，如郁金、苏木等；活血调经药主要用于治疗女性月经不调、痛经、经闭等症，如丹参、益母草、泽兰等；消肿散瘀药则侧重于化瘀消肿，适用于跌打损伤、瘀血肿痛等，如牛膝、鸡血藤、水蛭等。

本类药物大多苦辛温通，主入肝、心、脾经，能够活血化瘀、理气止痛、调经止血、消肿止痛。其中，辛温之品如川芎、延胡索，能够温经散寒、行气止痛，适用于寒凝血滞所致的血瘀证；苦寒之品如郁金、丹参，能够清热凉血、化瘀止痛，适用于热邪入血、血行不畅的血瘀证。此外，某些活血化瘀药还兼有调经安胎、利水消肿等功效，可用于妇科疾病和水肿病症。

使用活血化瘀药时，需谨慎并注重辨证施治，根据病因病机合理选药，避免因药物选择不当而加重病情。寒凝血瘀者宜选用辛温通经的药物，如川芎、延胡索，而热邪入血者则应选用苦寒清热的药物，如郁金、丹参。不当的药物选择不仅可能无效，甚至可能加重病情。活血化瘀药多具活血行气的作用，长期大剂量使用可能导致血行过快，甚至引发出血倾向。因此，对于体质较弱或有出血倾向的患者，使用此类药物时应严格控制用量，避免过度活血而导致不良反应。对于孕妇而言，许多活血化瘀药具有较强的行气活血作用，可能会导致流产或早产，需特别谨慎，一般应在医师指导下选择适宜的药物。此外，对于老年体虚者、儿童，以及有明显出血倾向的患者，也应谨慎使用此类药物，以免引起不良后果。某些活血化瘀药物在与其他中药或西药合用时，可能会产生不良反应或削弱疗效。例如，水蛭等药物具有较强的破血作用，不宜与大剂量的寒凉药物同时使用，以免损伤正气。临床应用时应注意药物的配伍禁忌和相互作用，避免药效相互抵消或产生毒副作用。活血化瘀药物不宜长期使用，尤其是对于病情较轻或急性期的患者，应在症状缓解后逐步停药，以免过度活血伤正。对于需要长期用药的慢性病患者，应定期复诊，调整用药方案，以确保治疗的安全性和有效性。在使用活血化瘀药的过程中，医者应密切观察患者的反应，特别是有无出血、腹痛加重等不良反应。一旦出现异常，应立即调整用药方案或停药，并进行必要的处理。

川芎

（活血行气，祛风止痛）

【基本概述】

入药部位：伞形科植物川芎的干燥根茎。

别名：胡芎、京芎、香果、马衔。

产地：四川、浙江、云南、贵州、湖北等地。

性味：辛，温。

归经：归肝、胆、心包经。

功效：活血行气，祛风止痛。

【临床应用】

（1）活血行气：川芎为活血行气之要药，适用于气滞血瘀所致的胸胁胀痛、头痛、痛经等。

①常与当归、白芍等药同用，如四物汤，用于血虚血滞的月经不调、痛经。

②常用于气滞血瘀所致的胸胁胀痛，可配伍香附、青皮，如川芎香附丸。

③治跌打损伤，常配伍乳香、没药，以增强活血止痛之效，如川芎散。

（2）祛风止痛：川芎辛温升散，能祛风止痛，尤以治疗头痛为长。

①适用于外感风寒引起的头痛，常与白芷、羌活、细辛配伍，如川芎茶调散。

②治疗风湿痹痛，可配伍独活、威灵仙等药，用以祛风通络止痛。

③治疗偏头痛，常与天麻、白芷等药同用，以散风止痛，如川芎天麻汤。

【用法用量】煎服，3~9g。或入丸、散剂。川芎因其辛散升腾，不宜久煎，宜后下，以保持药效。

【注意事项】川芎性温行散，凡阴虚火旺、气虚多汗、血热出血者慎用。此外，孕妇及月经过多者不宜使用。川芎具有活血作用，故在经期应慎用，以免引发出血过多。

【古籍摘要】

《神农本草经》："主中风入脑，头痛，寒痹，筋挛缓急，金疮。"

《本草纲目》："川芎，味辛，性温，无毒。治中风后头痛，寒痹筋挛缓急，金属外伤及妇女月经不调导致的不孕。"

《名医别录》："除脑中冷动，面上游风去来，目泪出，多涕唾，忽忽如醉，诸寒冷气，心腹坚痛，中恶卒急肿痛，胁风痛，温中内寒。"

【现代药理】川芎含有川芎嗪、阿魏酸、挥发油、香豆素类化合物等多种成分。

（1）抗血栓作用：川芎提取物能抑制血小板聚集，减少血栓形成，改善微循环。

（2）镇痛作用：川芎中的川芎嗪对中枢神经系统有镇静、镇痛作用，可有效缓解头痛、痛经等症。

（3）抗炎作用：川芎具有抗炎作用，可抑制炎症介质释放，减轻炎症反应．

（4）调节血压作用：川芎嗪可扩张血管，改善血液循环，具有调节血压的作用。

【临证体悟】

（1）活血行气：川芎擅长活血行气，常用于气滞血瘀之胸胁胀痛、头痛及妇科血瘀证。

（2）祛风止痛：川芎辛温升散，能祛风通络止痛，尤善治疗头痛、风湿痹痛等。

（3）配伍应用：川芎配伍当归、白芍，增强活血养血之功，治疗冲任虚损之月经不调；配伍白芷、羌活，增强祛风止痛之力，治疗风寒头痛、风湿痹痛；配伍天麻，治疗偏头痛。

【实战经验】血瘀头痛患者多表现为阵发性或持续性头痛，伴有面色暗淡、月经不调，舌质紫暗，脉沉弦。本人临床发现，对于这类患者，川芎可以有效疏通经脉、活血化瘀，缓解头痛症状。特别是在月经不调、面色暗淡的情况下，川芎的作用尤为突出。在治疗过程中常与当归、白芍、桃仁、红花等药配伍使用。临床应用药量适中，副作用较少，治疗效果显著。

风湿痹痛患者通常表现为关节疼痛、肿胀，伴有晨僵和关节活动受限。将川芎与羌活、防风等药物联合使用，能够有效缓解风湿痹痛的症状。本人发现，川芎能通过活血行气，改善关节血液循环，减轻疼痛和肿胀。此方常用于患者关节疼痛明显、脉滑的情况，具有较好的临床效果和较低的副作用。

产后瘀血患者常伴有恶露不尽、腹痛等症状。本人建议将川芎与当归、桃仁、红花等药物配伍使用，以活血化瘀，促进恶露排出。川芎的使用可有效解决产后瘀血的相关症状，改善面色，缓解腹痛。实际应用中，药物调配灵活，副作用较少，能够快速改善患者症状，促进身体恢复。

痛经患者常表现为经期腹部剧痛、经期不规律、情绪波动等症状。本人临床应用中发现，川芎在调和气血、舒缓经络方面具有良好的效果。对于痛经严重、面色暗沉的患者，川芎的作用尤为突出，与白芍、当归、香附等药物结合使用，能够有效缓解痛经。药物搭配得当，副作用较少，治疗效果显著。

延胡索

（行气止痛，安神降压）

【基本概述】

入药部位：罂粟科植物延胡索的干燥块茎。

别名：延胡、玄胡索、元胡索、元胡。

产地：主产于安徽、江苏、浙江、湖北、河南等。

性味：辛、苦，温。

归经：归肝、脾经。

功效：活血，行气，止痛。

【临床应用】延胡索能活血、行气、止痛，用于气血瘀滞诸症，治疗胸胁、脘腹疼痛，胸痹心痛，经闭痛经，产后瘀阻，跌扑肿痛。

①配伍桂枝、高良姜等，如安中散（《太平惠民和剂局方》），用于治疗寒滞胃痛。

②配伍川楝子，如金铃子散（《素问病机气宜保命集》），用于治疗肝郁气滞血瘀所致胸胁、脘腹疼痛。

③配伍丹参、桂枝、薤白、瓜蒌等药，治疗心血瘀阻之胸痹心痛。

④配伍橘核、川楝子、海藻等，如橘核丸（《济生方》），治疗寒疝腹痛、睾丸肿胀。

⑤配伍当归、蒲黄、赤芍等，用于治疗经闭癥瘕、产后瘀阻。

⑥配伍秦艽、桂枝等药，治疗风湿痹痛。

⑦治跌打损伤、瘀血肿痛，可单用本品为末，以酒调服。

【用法用量】煎服，3~10g；研末服，每次1.5~3g。醋制可加强止痛之功。

【注意事项】延胡索活血散瘀，易损伤胎元，故妊娠期女性禁用。延胡索与马钱子同服会导致毒性增强，不宜同服。对延胡索过敏者忌服。

【古籍摘要】

《本草纲目》："活血，利气，止痛，通小便。"

《开宝本草》："主破血，产后诸病因血所为者；妇人月经不调，腹中结块，崩中淋露，产后血晕，暴血冲上，因损下血。"

《本草汇言》："延胡索，凡用之行血，酒制则行；用之止血，醋制则止；用之破血，非生用不可；用之调血，非炒用不神，随病制宜，应用无穷者也。"

【现代药理】延胡索主要含延胡索甲素、乙素、丙素、丁素、庚素、辛素、壬素、寅素、丑素、子素等20余种生物碱。

（1）镇痛作用：延胡索乙素能阻扰中枢多巴胺受体，抑制背根节神经元损伤所致的持续性钠电流，从而抑制损伤神经元自主放电，起到缓解疼痛的作用。

（2）镇静催眠作用：口服低剂量四氢帕马丁能缓解小鼠的焦虑症状。此外，左旋四氢帕马丁能减少快波睡眠和深度慢波睡眠时相，产生近似于催眠的作用。

（3）降压作用：延胡索乙素能拮抗去甲肾上腺素对大鼠的升压作用，使大鼠血压明显降低，并呈剂量依赖关系。

（4）保护心肌作用：去氢延胡索甲素可扩张实验动物的冠状动脉，增强心肌耐缺氧能力，能对心肌具有较好的保护作用。

（5）血管扩张作用：延胡索具备促进血管舒张的特性。研究显示，延胡索所含成分能够通过多种途径实现血管舒张，其中包括释放一氧化氮以及抑制血管紧张素转换酶等机制。血管舒张效应有助于改善血液循环状况，提升血液供应量，进而减轻与血液循环障碍相关的疼痛与炎症症状。

【临证体悟】

（1）行气止痛：本品配伍川楝子，相须为用，适用于各种疼痛，无论实痛还是虚痛均可使用，如心绞痛、肢体关节疼痛、腹痛、头痛等。

（2）安神降压：本品配伍酸枣仁、珍珠母，有安神镇静之功，适用于心烦急躁、焦虑不安所致失眠；配合钩藤、生石决明，有重镇安神、平肝潜阳之功，适用于肝阳上亢引起的血压升高者。

【实战经验】针对气滞血瘀、胸胁疼痛的患者，本人常用金铃子散（延胡索、川楝子）泄热疏肝，行气止痛，可酌加川芎、郁金、香附等，以增强行气活血、止痛之力。对于经期腹痛亦有显著疗效，服药7剂，患者常见疼痛明显缓解，经血顺畅。

对于肝郁气滞、情绪抑郁的患者，本人会用延胡索与柴胡、黄芩、白芍、佛手、枳壳等疏肝解郁药同用。延胡索既能行气解郁，又能缓解情绪，改善抑郁症状。

针对胃脘疼痛、消化不良的患者，本人采用延胡索与陈皮、半夏、木香等理气和胃药配伍，具有理气止痛、和胃消胀的功效，有助于缓解胃痛和消化不良。其中陈皮理气健脾，半夏燥湿化痰，木香行气止痛。

针对跌打损伤、瘀血肿痛的患者，则常给予延胡索配伍乳香、没药、红花、桃仁等活血化瘀药，以达消肿止痛、促进血液循环之效。

郁金

（活血化瘀，解郁调气）

【基本概述】

入药部位：姜科植物温郁金、姜黄、广西莪术或蓬莪术的干燥块根。

别名：毛姜黄、莪芩。

产地：主产于广东、广西、云南等地。

性味：苦、辛，寒。

归经：归肝、心、肺经。

功效：活血化瘀，解郁调气，清热止痛。

【临床应用】

（1）活血化瘀：郁金为活血化瘀之要药，适用于血瘀所致的各种病症。

①常配伍红花、桃仁等，以增强活血散瘀的效果，适用于瘀血阻滞引起的疼痛。

②用于治疗女性月期不调、痛经等症，常配伍当归、桂枝，以调和气血。

（2）解郁调气：郁金有解郁的功效，适合用于气郁引起的胸闷、抑郁等症。

①可与香附、薄荷等配伍，治疗情志不畅、情绪低落引起的失眠、焦虑等症。

②用于调理气机，适合脾胃气滞、食欲不振的患者，常配伍陈皮、白术等。

（3）清热止痛：郁金具有清热作用，可用于热病所致的胸痛、腹痛等症。

①常与黄连、龙胆等配伍，适用于热邪壅滞所致的口干舌燥、胸痛腹痛。

②若出现热痰咳嗽，则可配伍贝母、瓜蒌，以清热化痰。

【用法用量】煎服，3~10g。或入丸、散。外用适量，研末敷于患处。

本品常与活血药同用，注意煎煮时间不宜过长，以免药效减弱。

【注意事项】郁金性凉，脾胃虚寒、泄泻者慎用；阳虚体质者亦应减少用量。妊娠期女性应避免使用。

【古籍摘要】

《新修本草》："主血积，下气，生肌止血，破恶血，血淋，尿血，金疮。"

《本草纲目》："治血气心腹痛，产后败血冲心欲死，失心颠狂蛊毒。"

《本草备要》："行气，解郁；泄血，破瘀。凉心热，散肝郁。治妇人经脉逆行。"

【现代药理】郁金含有郁金素、黄酮类化合物等活性成分。

（1）促进血液循环作用：研究表明，郁金能够促进血液循环，抑制血小板聚集，从而发挥活血化瘀的功效。

（2）镇静安神作用：郁金有镇静作用，有助于缓解焦虑、抑郁情绪。

（3）抗炎作用：郁金具有抑制炎症因子的作用，可减轻炎症反应。

【临证体悟】

（1）活血化瘀：郁金常用于瘀血所致的腹痛、疼痛等症，临床用量可适当调整，成人宜用5~10g。

（2）解郁调气：治疗情绪低落、焦虑等患者，常与香附等配伍，效果显著，尤其适合经前期综合征。

（3）清热止痛：若患者伴随高热、口渴等热象，建议与清热药同用，如黄连、龙胆，效果更佳。

【实战经验】

（1）月经不调可用郁金汤治疗：临证常见患者情绪波动大、精神压力过大，导致肝气郁结，影响脾胃，进一步影响月经的正常规律，表现为月经不调、腹痛等症状。考虑到患者的病机在于气滞血瘀，故治疗应以疏肝理气、活血调经为主。本人使用郁金、香附、当归及赤芍，旨在通过郁金的解郁活血作用，结合香附的疏肝理气效果，调理气血，促进月经规律。同时，当归和赤芍则能够滋养血液，调和脏腑，减轻腹痛。通过这一方剂，旨在疏通经络，缓解情绪，改善血液循环，从而达到调理月经的目的。

（2）经前期综合征可用郁金疏肝汤治疗：其患者经期前1周出现情绪波动、胸闷及腹痛，经过诊断为肝气郁结所致。精神压力和情绪波动导致气滞，进而影响月经。故使用郁金10g、香附10g、佛手10g及当归10g，旨在疏肝解郁、活血调经。郁金与香附协同作用，帮助疏通气机，缓解情绪紧张；柴胡则有助于疏散肝郁，调节情绪；当归滋养血液，缓解疼痛。经过数次治疗，患者症状得到缓解，情绪稳定，月经规律性增强。

（3）胃肠功能紊乱可用郁金平胃汤治疗：某患者长期情绪不佳，伴随食欲不振和腹胀，检查发现为脾胃气滞所致。其病机在于情绪影响气机，导致脾胃运化功能减弱。使用郁金、陈皮、香附及生姜，旨在通过郁金的疏肝解郁作用，配合陈皮的理气健脾，帮助改善消化功能。香附能疏通气机，生姜则助于温中散寒，增强脾胃的运化能力。经过一段时间的治疗，患者食欲逐渐恢复，腹胀感明显减轻，消化功能改善，精神状态亦随之提升。

（4）痛经可用郁金活血汤治疗：某患者月经来潮时腹痛明显，伴随小腹胀痛，检查发现为血瘀所致。病机在于气滞血瘀，导致经血不畅。本人使用郁金、红花、桃仁及香附，旨在活血化瘀、缓解疼痛。郁金与红花的配伍有助于活血行气，桃仁进一步促进血液循环，香附则理气调经。经过数次服用，患者腹痛症状显著减轻，月经来潮顺畅，生活质量明显提高。

丹参

（活血化瘀，清心安神）

【基本概述】

入药部位：唇形科植物丹参的干燥根和根茎。

别名：赤参、紫丹参。

产地：主产于四川、甘肃、云南、湖北等地。

性味：苦，微寒。

归经：归心、肝经。

功效：活血化瘀，清心安神，调经止痛。

【临床应用】

（1）活血化瘀：丹参能活血行气，适用于血瘀所致的各种症状，尤其在治疗心腹疼痛、月经不调等方面有显著疗效。

①常与红花、桃仁配伍，增强活血化瘀之力，用于治疗痛经、月经不调。

②配伍白芍、桂枝可用于心腹疼痛，如丹参酮注射液。

（2）清心安神：丹参具有一定的安神作用，适用于心神不宁、失眠多梦的患者。

①与百合、远志等药合用，有助于治疗心烦失眠、缓解焦虑症状。

②可配伍当归、枸杞子等，进一步滋养心血，增强安神效果。

（3）调经止痛：丹参可用于月经不调及痛经，帮助疏通经络，改善血液循环。

①与香附、赤芍联合使用，有助于调整月经周期，缓解痛经症状。

②对于月经不规律的患者，丹参汤是常用方剂，可有效改善症状。

【用法用量】煎服，5~15g。外用可适量研末敷。

【注意事项】孕妇慎用，丹参的活血作用可能导致流产。血小板减少或凝血功能异常者亦应避免使用。

【古籍摘要】

《神农本草经》："主心腹邪气，肠鸣幽幽如走水，寒热积聚，破症除瘕，止烦满，益气。"

《本草纲目》："破宿血，补新血。"

《名医别录》："主养血，去心腹痼疾、结气，腰脊强，脚痹，除风邪留热。"

【现代药理】丹参含丹参酮Ⅰ、ⅡA、ⅡB，异丹参酮Ⅰ、ⅡA，以及隐丹参酮、异隐丹参酮、甲基丹参酮、羟基丹参酮等成分。

（1）心血管保护作用：丹参具有改善心肌细胞代谢、促进心肌细胞增殖等作用，可以改善心肌缺血和心肌梗死等症状，对心血管系统具有很好的保护作用。

（2）抗氧化作用：丹参中的多酚类化合物和黄酮类化合物具有很强的抗氧化作用，可以清除体内的自由基，减轻心肌氧化应激损伤，对心血管系统具有很好的保护作用。

（3）抗凝作用：丹参具有抑制血小板聚集和抗血栓形成的作用，可以降低血液黏度，改善血液流变学指标。

【临证体悟】

（1）活血化瘀：丹参常用于实证痛症，如月经不调、痛经等，剂量可根据症状调整。对于气滞血瘀的患者，配合活血药物效果更佳。

（2）安神：若患者伴有心烦失眠，临证应用丹参时可加入百合、酸枣仁等，增强安神效果。适合心血不足所致失眠患者。

（3）调经止痛：丹参适用于气滞血瘀所致痛经，配伍红花、香附效果更佳。对于月经不规律或周期不稳的患者，常结合健脾药使用。

（4）治疗心血管疾病：对于心绞痛、冠心病患者，常用丹参注射液配合其他药物治疗，效果显著，能改善心肌缺血和供血不足的问题。

【实战经验】治疗月经不调，可给予丹参配伍香附、当归等药。此类患者多因情绪波动及饮食不节，导致气滞血瘀，表现为月经周期紊乱、经期腹痛。本人认为情绪波动可导致肝气郁结，气滞则血行不畅，形成血瘀，从而影响月经的规律性。月经不调在女性中较为常见，可能与生活习惯、压力、内分泌失调等因素密切相关。丹参活血化瘀，香附理气疏肝，当归补血养血。三者合用，能够有效调理气血，缓解症状。

治疗心绞痛，可给予丹参配伍红花、桂枝、三七粉等药。此类患者因冠心病导致心血不足，出现胸痛和心悸等症状，主要由冠状动脉供血不足引起，通常与动脉粥样硬化、心脏负荷增加等因素有关。心绞痛的发作与情绪波动、体力劳动及寒冷等因素有关。丹参能活血化瘀、扩张血管、增加心肌供血、缓解心绞痛，结合桂枝以助阳气，红花、三七粉可进一步增强活血之功。

治疗产后血瘀，可给予丹参配伍红花、当归、枳壳等药。此类患者多在产后恢复不佳，表现为小腹胀痛和恶露不尽，主要由产后失血及气血运行不畅，血液郁积于体内所致。此类患者常伴有气虚，气虚则血行不畅，加重血瘀。产后恢复期的治疗需要特别关注母体气血的调理，若处理不当，可能导致子宫恢复不良及一系列健康问题。治疗宜活血化瘀以促进恶露排出，丹参与红花共同作用可增强活血效果，当归滋养血液，枳壳有助于疏通气机。

治疗慢性疲劳综合征，可给予丹参配伍当归、白术、茯苓、生地黄、桂枝、陈皮等药。此类患者多长期疲劳，伴随失眠和头晕等症状，且病因复杂，可能与气血两虚、内分泌失调及心理因素有关。气虚会导致能量供应不足，血液循环不畅则身体无法顺畅排出代谢废物，进而加重疲劳感。若有长期不良生活方式，如缺乏锻炼、饮食不当及心理压力等，也会加重症状。因此，宜给予丹参活血化瘀，改善微循环，促进全身气血流通。

益母草

（活血调经，清热解毒）

【基本概述】

入药部位：唇形科植物益母草的新鲜或干燥地上部分。

别名：益母蒿、坤草、野麻、益母艾。

产地：主产于四川、河南、山东等地。

性味：苦、辛，微寒。

归经：归肝、心包、膀胱经。

功效：活血调经，清热解毒，利尿消肿。

【临床应用】

（1）活血调经：益母草能活血化瘀，适用于月经不调、痛经等症。

①常与丹参、红花配伍，增强活血调经之力，用于治疗痛经及月经不调之血瘀证。

②结合当归、桂枝，可用于血虚证之月经量少、痛经，改善血液循环。

（2）清热解毒：益母草对一些热毒引起的疾病有良好疗效。

①与黄芩、金银花合用，有助于清热解毒，治疗皮肤病，如湿疹、痤疮。

②可配伍蒲公英、白花蛇舌草等，增强清热解毒效果，应用于肝胆湿热证。

（3）利尿消肿：益母草能促进尿液排出，适用于水肿。

①与泽泻、猪苓等药物合用，有助于治疗肾源性水肿，改善尿液排泄。

②在慢性肾炎、肝硬化等情况下也可应用，以减轻水肿。

【用法用量】煎服，5~15g。外用可适量研末敷。

【注意事项】孕妇慎用，益母草活血作用可能影响胎儿；血小板减少或凝血功能异常者也应避免使用。

【古籍摘要】

《神农本草经》："瘾疹痒，可作浴汤。"

《本草纲目》："活血破血，调经解毒，治胎漏产难，胎衣不下，血运血风血痛，崩中漏下，尿血泻血，疳痢痔疾，打扑内损血，大便小便不通。"

《本草求真》："益母草，消水行血，祛瘀生新，调经解毒，为胎前胎后要剂。"

【现代药理】益母草含益母草碱、水苏碱、益母草二萜、苯甲酸、油酸、甾醇、芸香苷等成分。

（1）抗凝作用：益母草所含生物碱成分能够抑制血小板聚集和凝血，有助于改善血液循环，预防血栓形成。

（2）抗炎作用：益母草活性成分中的益母草素能够通过抑制炎症介质的释放和炎症细胞的浸润，有效缓解炎症反应，对于多种炎症性疾病具有潜在的应用价值。

（3）抗氧化作用：益母草所含水苏碱成分能够清除自由基，减轻氧化应激反应，对保护细胞免受氧化损伤具有重要意义。

【临证体悟】

（1）活血调经：益母草常用于治疗女性月经不调、痛经，剂量可根据患者具体情况调整，结合其他活血药物效果更佳。

（2）清热解毒：对于湿热引起的皮肤病，临证可予益母草，加入金银花、黄芩等药增强清热解毒效果，亦适合湿热内蕴导致的皮肤炎症。

（3）利尿消肿：益母草结合泽泻、猪苓等药物，有助于改善排尿问题，缓解水肿带来的不适。

【实战经验】治疗月经不调患者，可给予益母草，配伍当归、红花等药。月经不调常由气滞引起，气滞则血行不畅，形成血瘀，影响月经周期。益母草能活血调经，当归补血养血，红花有助于活血化瘀，三者合用能有效调理气血，缓解症状。

治疗肝胆湿热患者，可给予益母草，配伍金银花、蒲公英等药。此类患者多由饮食不当、情绪波动导致湿热内生。湿热内蕴导致肝胆功能失调，影响消化和代谢，表现为口苦口干、皮肤瘙痒。益母草能清热解毒，金银花则具有良好的清热效果，蒲公英可促进肝胆排毒，三者合用能有效改善症状。

治疗慢性肾炎患者，可给予益母草，配伍泽泻、猪苓等药。此类患者肾功能受损，水液代谢不畅，形成水肿，表现为小腿及面部浮肿、尿量减少。益母草和泽泻、猪苓合用，能够增强利尿消肿效果，促进尿液排泄，改善患者不适。

治疗痛经患者，可给予益母草、香附、红花等药。痛经多由气滞血瘀，寒凝所致，若由情绪波动及寒冷刺激，可导致痛经加重，表现为经期腹痛明显。益母草活血调经，香附理气疏肝，红花则增强活血化瘀作用，三者合用能有效缓解症状。

泽兰

（活血调经，利尿消肿）

【基本概述】

入药部位：唇形科植物毛叶地瓜儿苗的干燥地上部分。

别名：地瓜苗、地笋、甘露子、方梗泽兰、虎兰、小泽兰、奶孩、风药、草泽兰。

产地：主产于湖南、江西、湖北等地。

性味：苦、辛，微温。

归经：归肝、脾经。

功效：活血调经，利尿消肿，清热解毒。

【临床应用】

（1）活血调经：泽兰能活血化瘀，适用于月经不调、产后瘀血等症。

①常与益母草、丹参配伍，增强活血调经之力，用于治疗痛经和促进产后恢复。

②配伍当归、红花，可用于改善月经不调、改善血液循环。

（2）利尿消肿：泽兰具有良好的利尿效果，适用于水肿、小便不利。

①与泽泻、猪苓合用，有助于治疗水肿和尿液排泄不畅。

②在慢性肾炎、肝硬化等情况下也可应用，能减轻水肿。

（3）清热解毒：泽兰可用于热毒引起的疾病。

①与金银花、黄芩合用，有助于清热解毒，适用于皮肤病，如湿疹、痤疮。

②可配伍蒲公英等药物，增强清热解毒效果，应用于湿热内蕴证。

【用法用量】煎服，5~15g。外用可适量研末敷。

【注意事项】孕妇慎用，因泽兰活血作用可能影响胎儿。血小板减少或凝血功能异常者也应避免使用。

【古籍摘要】

《神农本草经》："主乳妇内衄，中风余疾，大腹水肿，身面四肢浮肿，骨节中水，金创、痈肿、创脓。"

《本草纲目》："产前产后百病，通九窍，利关节，养血气，破宿血，消癥瘕，通小肠，长肌肉，消扑损瘀血，治鼻血吐血，头风目痛，妇人劳瘦，丈夫面黄。"

《名医别录》："产后金疮内塞。"

【现代药理】泽兰含挥发油、黄酮苷、皂苷、酚类、糖类及鞣质等成分。

（1）抗凝血作用：泽兰可延长凝血酶原活化时间，主要作用于内源性凝血途径，延长凝血时间，并增加体内抗凝血酶活性。

（2）降血脂作用：泽兰能够有效降低高血脂大鼠的血清甘油三酯水平。

（3）保护肝功能作用：泽兰所含的黄酮类及三萜酸类成分在保肝、护肝、抗急性肝衰竭等方面具有显著疗效。泽兰提取物能够降低肝纤维化小鼠血清天冬氨酸氨基转移酶含量，改善肝细胞变性、坏死和肝纤维化。

（4）改善肾功能作用：泽兰对于大鼠慢性肾衰竭有一定疗效，机制可能是减少肾衰竭时血小板的流失，以及纠正钙的缺失和氮质血症。

【临证体悟】

（1）活血调经：泽兰常用于女性月经不调、产后瘀血，剂量可根据患者具体情况调整，结合其他活血药物效果更佳。

（2）利尿消肿：泽兰结合泽泻、猪苓等药物，有助于改善排尿问题，缓解水肿带来的不适。

（3）清热解毒：治疗湿热引起的皮肤病，临证可予泽兰，加入金银花、黄芩等药物，增强清热解毒效果，适合湿热内蕴导致的皮肤炎症。

【实战经验】治疗产后瘀血患者，可给予泽兰，配伍当归、红花等药。此类患者在分娩后恢复不佳，表现为小腹胀痛及恶露不尽。产后瘀血多因分娩时血液郁积、气血运行不畅所致。泽兰可活血调经，当归养血，红花有助于活血化瘀，三者合用能有效促进恶露排出，缓解症状。

治疗月经不调患者，可给予泽兰，配伍益母草、香附等药。此类患者多有情绪波动及生活习惯不当，导致气滞血瘀，表现为月经周期紊乱、经期腹痛。月经不调与气滞血瘀密切相关，泽兰能活血化瘀，益母草则调经止痛，香附疏肝理气，三者合用能有效调理气血、改善症状。

治疗慢性肾炎患者，可给予泽兰，配伍泽泻、猪苓等药。此类患者常伴随水肿，表现为小腿及面部浮肿、尿量减少。泽兰与泽泻、猪苓合用，能够增强利尿消肿效果，促进尿液排泄，改善患者不适。

治疗湿热型皮肤病患者，可给予泽兰，配伍金银花、蒲公英等药。此类患者因饮食不节，湿热内生，表现为皮肤瘙痒、湿疹等症。泽兰能清热解毒，金银花有良好的清热作用，蒲公英则促进排毒，三者合用能有效改善皮肤症状。

牛膝

（活血祛瘀，利尿通淋）

【基本概述】

入药部位：苋科植物牛膝的干燥根。

别名：百倍、牛茎、脚斯蹬、怀夕、真夕、怀膝。

产地：主产于甘肃、陕西、河南等地。

性味：苦、酸、甘、平。

归经：归肝、肾经。

功效：活血祛瘀，强腰膝，利尿通淋。

【临床应用】

（1）活血祛瘀：牛膝能活血行气，适用于瘀血所致的各种病症，如月经不调和痛经。

①常与丹参、红花配伍，增强活血化瘀之力，用于治疗痛经、产后瘀血等症。

②结合当归、益母草可改善血液循环，用于治疗月经不调。

（2）强腰膝：牛膝具有强健腰膝的作用，适用于腰膝酸痛、关节不利的患者。

①与狗脊、独活合用，有助于治疗肾虚腰痛。

②配伍地龙、秦艽可用于风湿性关节炎，缓解疼痛和肿胀。

（3）利尿通淋：牛膝可用于治疗水肿及尿路感染。

①与泽泻、车前草合用，有助于促进尿液排出，缓解水肿。

②在膀胱炎、肾炎等情况下也可应用，减轻排尿困难。

【用法用量】 煎服，9~15g。外用适量，研末敷。

【注意事项】 孕妇慎用，牛膝具有活血作用，可能影响胎儿；血小板减少或凝血功能异常者亦应避免使用。

【古籍摘要】

《神农本草经》："主寒湿痿痹，四肢拘挛，膝痛不可屈伸，逐血气，伤热，火烂，堕胎。"

《本草纲目》："治久疟寒热，五淋尿血，茎中痛，下痢，喉痹口疮齿痛，痈肿恶疮伤折。"

《本草衍义补遗》："能引诸药下行。"

【现代药理】 牛膝含有多种活性成分，如牛膝酸、皂苷等，具有抗炎、抗氧化、利尿等作用。

（1）抗炎作用：牛膝所含伞形科植物皂苷、异黄酮类化合物和鞣质等成分，都具有一定的抗炎作用。其可以通过抑制炎性介质的产生和调节炎症反应，减轻炎症引起的组织损伤。

（2）抗氧化作用：牛膝富含的多酚类化合物具有抗氧化作用，可以清除自由基和过氧化物，保护细胞免受氧化损伤。

（3）抗肿瘤作用：牛膝中的皂苷类、黄酮类和苷类成分具有一定的抗肿瘤活性。实验证明，牛膝提取物可以抑制肿瘤细胞的增殖和侵袭，并诱导肿瘤细胞凋亡。牛膝还可以通过调节多种信号通路，如 PI3K/Akt 信号通路和 MAPK 信号通路，抑制肿瘤细胞的生长和增殖。

（4）改善骨骼作用：牛膝中的活性成分可以促进骨胶原的合成和骨细胞的增殖，增加骨密度和强度，有助于促进骨折愈合和预防骨质疏松。牛膝还可以调节骨代谢相关的信号通路，如 Wnt 信号通路和 BMP 信号通路等，对骨骼系统的正常功能具有保护作用。

【临证体悟】

（1）活血祛瘀：牛膝常用于实证痛症，如痛经和产后瘀血，剂量可根据患者具体情况调整，结合其他活血药物效果更佳。

（2）强腰膝：牛膝适用于腰膝酸痛的患者，配伍狗脊等药物可增强强腰效果，适合肾虚腰痛患者。

（3）利尿通淋：对于水肿患者，临证可结合泽泻、车前草等药物，以促进尿液排出，改善症状。

【实战经验】治产后瘀血患者，可给予牛膝，配伍红花、当归等药。此类患者分娩后恢复不佳，表现为小腹胀痛及恶露不尽。通过病机分析，产后瘀血多因分娩时血液瘀积、气血运行不畅所致。牛膝可活血祛瘀，红花则增强活血化瘀效果，当归养血，三者合用能有效促进恶露排出，缓解症状。

治月经不调患者，可给予牛膝，配伍当归、香附等药。此类患者情绪波动及饮食不节，导致气滞血瘀，表现为月经周期紊乱、经期腹痛。月经不调与气滞血瘀密切相关，牛膝能活血化瘀，当归养血，香附疏肝理气，三者合用能有效调理气血，改善症状。

治腰痛患者，可给予牛膝，配伍狗脊、独活等药。此类患者表现为腰膝酸痛、活动受限。腰痛常因肾虚、气血不足导致，牛膝能强腰膝，狗脊、独活则有助于缓解痛症，三者合用能有效增强腰膝的力量，减轻疼痛感。

治水肿患者，可给予牛膝，配伍泽泻、车前草等药。此类患者因肾功能受损，表现为下肢水肿、尿量减少。水肿多由气虚或湿邪困阻所致，牛膝与泽泻、车前草合用，能够增强利尿消肿效果，促进尿液排泄，改善患者的不适。

鸡血藤

（活血化瘀，养血舒筋）

【基本概述】

入药部位：豆科植物密花豆的干燥藤茎。

别名：血风藤、马鹿藤、活血藤、血龙藤、过岗龙、紫梗藤、猪血藤、九层风、五层血。

产地：主产于四川、云南、广西等地。

性味：甘、苦，温。

归经：归肝、肾经。

功效：活血化瘀，养血舒筋，调经止痛。

【临床应用】

（1）活血化瘀：鸡血藤能活血行气，适用于瘀血所致各种病症，如痛经、产后腹痛、恶露不尽等。

①常与丹参、红花配伍，增强活血化瘀之力，用于治疗痛经、月经不调。

②配伍当归、益母草可用于调理产后血瘀证，促进恶露排出。

（2）养血舒筋：鸡血藤具有养血功效，适用于筋骨痹痛、肌肉酸痛的患者。

①与桑寄生、杜仲合用，有助于缓解腰膝酸痛及四肢麻木。

②配伍白芍、黄芪，可用于血虚所致的肌肉疲劳，增强滋养效果。

（3）调经止痛：鸡血藤可用于月经不调及痛经，帮助疏通经络，改善血液循环。

①与香附、当归联合使用，能有效调理月经周期，缓解痛经症状。

②经前期综合征患者可服用鸡血藤汤以缓解不适。

【用法用量】煎服，10~15g。外用可适量研末敷。

【注意事项】孕妇慎用，鸡血藤的活血作用可能影响胎儿；血小板减少或凝血功能异常者亦应避免使用。

【古籍摘要】

《本草纲目拾遗》："活血，暖腰膝，已风瘫。"

《本草再新》："补中燥胃。"

《饮片新参》："去瘀血，生新血，流利经脉。治暑痧，风血痹症。"

【现代药理】鸡血藤含黄酮类、苯丙素类、酚酸类、萜类、三萜类、甾体类、蒽醌类及有机酸类等化学成分。

（1）调节循环系统作用：鸡血藤可促进造血、改善血液系统及保护心脑血管，对不同类型的血虚、缺铁性贫血和白细胞减少症有一定的疗效。黄酮类成分为其主要活性成分，其中儿茶素有较好的补血活血活性。

（2）抗氧化和抗炎作用：鸡血藤所富含的原花青素等黄酮类成分和没食子酸等多酚类成分，具有较好的抗氧化活性及抗炎活性。

（3）骨保护作用：鸡血藤中的樱黄素、甘草素等成分可作用于酪氨酸蛋白激酶和组织蛋白酶 K 等靶点，调节与骨质疏松代谢相关的信号通路，抑制破骨细胞的生成，从而起到治疗骨质疏松的作用。

【临证体悟】

（1）活血化瘀：鸡血藤常用于实性痛症，如痛经和产后瘀血，剂量可根据患者具体情况调整，结合其他活血药物效果更佳。

（2）养血舒筋：鸡血藤结合桑寄生、杜仲等药物可增强舒筋效果，适合血虚导致的肌肉酸痛、筋骨痹痛。

（3）调经止痛：对于月经不规律或周期不稳的患者，常以鸡血藤结合调理药物使用，如香附和当归，促进气血流畅。

【实战经验】治痛经患者，可给予鸡血藤，配伍红花、当归等药。此类患者因情绪波动及生活不规律，表现为经期腹痛和月经不调。通过病机分析，痛经多由气滞血瘀所致，鸡血藤能活血化瘀，红花则增强活血效果，当归养血，三者合用能有效调理气血，缓解症状。

治产后瘀血患者，可给予鸡血藤，配伍当归、益母草等药。此类患者在分娩后恢复不佳，表现为小腹胀痛及恶露不尽。病机分析认为，产后瘀血主要由产后失血及气血运行不畅所致，鸡血藤能活血化瘀，促进恶露排出，当归养血，益母草则有助于调整月经。

治腰膝酸痛患者，可给予鸡血藤，配伍杜仲、桑寄生等药。此类患者表现为腰部酸痛、活动受限。腰膝酸痛常由肾虚、气血不足所致，鸡血藤能舒筋活血，杜仲和桑寄生则有助于增强腰膝的力量，能有效减轻疼痛感。

治慢性疲劳患者，可给予鸡血藤配伍当归、白术、茯苓、熟地黄、桂枝、陈皮等药。此类患者长期疲劳，伴随失眠和头晕等症状。慢性疲劳综合征的病因复杂，可能与气血两虚、内分泌失调及心理因素有关。鸡血藤能活血化瘀，改善微循环，促进全身气血流通，帮助患者恢复活力。

王不留行

（活血通经，下乳消肿）

【基本概述】

入药部位：石竹科植物麦蓝菜的干燥成熟种子。

别名：王不留、麦蓝菜、不留子、牡牛、奶米。

产地：河北、山东、辽宁。

性味：苦，平。

归经：归肝、胃经。

功效：活血通经，下乳消肿，利尿通淋。

【临床应用】

（1）活血通经：王不留行性走窜，走而不守，尤其对血脉之瘀阻有通利行散之效，为活血通利的良药，可用于瘀滞导致的经产病症。

①治疗因瘀滞引起的经行不畅、闭经、痛经者，常配伍当归、川芎、香附、红花，以增强其活血化瘀、通经止痛的功效。

②治疗妇人难产或胎死腹中等症，常配伍酢浆草、五灵脂、刘寄奴等，如胜金散。

（2）下乳消痈：王不留行药性通利，其苦泄宣通，能行血脉、通乳汁，为治疗产后乳汁不下的常用之品。其在活血行瘀的同时，还可消肿止痛，适用于乳痈肿痛者。

①治疗因气血不畅而乳汁不通者，常配伍鳖甲，如涌泉散。

②治疗产后因气血亏虚而乳汁稀少的产妇，常配伍黄芪、当归。

③治疗乳痈、乳房红肿疼痛者，配伍蒲公英、夏枯草、瓜蒌等。

（3）利尿通淋：王不留行性善下行，可走下焦，将体内水湿和毒素通过小便排出体外，促进尿液排出，常用于治疗因下焦湿热、血瘀水阻引起的淋证涩痛、小便不利。

王不留行可治疗多种淋证，常配伍石韦、瞿麦、冬葵子等，以增强利尿通淋作用。

【用法用量】煎服，5~10g。生用或炒用。

【注意事项】孕妇慎用；失血、崩漏者须忌之。

【古籍摘要】

《神农本草经》："主金疮，止血逐痛，出刺，除风痹内寒。"

《本草纲目》："利小便，出竹木刺。""王不留行能走血分，乃阳明冲任之药。俗有穿山甲、王不留，妇人服了乳长流之语，可见其性行而不住也。"

《本草新编》："主金疮，止血逐痛，催产调经，除风痹、风症、内寒，消乳痈、背痛，下乳，止衄，祛烦，尤利小便，乃利药也。其性甚急，下行而不上行者也，凡病逆而上冲者，用之可降，故可恃之以作臣使之用也。但其性过速，宜暂而不宜久，又不可不知也。"

【现代药理】王不留行主要含三萜皂苷、黄酮苷、环肽、类脂和脂肪酸、单糖等成分。

（1）促进乳汁分泌作用：王不留行水煎剂能收缩血管平滑肌，对小鼠有抗着床、抗早孕作用，对子宫有兴奋作用，且能改善乳房血液循环，促进乳腺细胞的增殖和分化，进而增加乳汁分泌。

（2）抗肿瘤作用：王不留行的水提取液和乙醚萃取液具有抗肿瘤作用，能够抑制肿瘤细胞的增殖，促进肿瘤细胞凋亡。

【临证体悟】

（1）活血而疗肾病：本品性平，苦泄下行，功善通利血脉，走而不守，能利尿通淋，治疗各种淋证涩痛。配伍丹参、车前草、泽泻、益母草，可用于隐匿性肾炎引起的尿潜血、尿蛋白阳性；配伍海金沙、沙苑子可用于排尿不畅、尿痛等病症。

（2）通乳：本品可治疗产后缺乳、乳汁不下症。用王不留行、通草，辅以清炖猪蹄，为治疗产后乳汁不下常用食疗方，每晚临睡前吃肉、喝汤。血虚者，加服四物汤。

（3）治疗急性乳腺炎：以蒲公英、王不留行，水煎服或新鲜捣烂外敷，治疗急性乳腺炎，效果较佳。

（4）治疗乳腺癌：王不留行上能通乳汁，下能通经闭，其特点是行而不住，走而不守，善通血脉，故临床多用于治疗乳腺癌及其他乳腺疾病。

【实战经验】治尿血伴血块排出患者，可予王不留行配伍丹参、三七、石韦等活血养血药，以活血化瘀，促进瘀血消散，减轻尿血症状。同时，王不留行能利尿通淋，促进泌尿系统中的血块排出，减轻尿路刺激症状，使止血不留瘀、散瘀不伤正，避免止血过程中瘀血的形成。

慢性泌尿系感染患者，若伴排尿不畅、下肢浮肿，此时下焦不通，小便不利，水湿停积，故宜通利下焦。王不留行性善下行，走下焦，采其通经走窜之力以利尿通淋，配伍薏苡仁、白花蛇舌草、车前草等增强利水渗湿，促使水湿从小便排出，减轻浮肿。

苏木

（活血祛瘀，消肿止痛）

【基本概述】

入药部位：豆科植物苏木的干燥心材。

别名：赤木、红柴、苏方。

产地：广西、广东、台湾、云南、四川。

性味：甘、咸，平。

归经：归心、肝、脾经。

功效：活血祛瘀，消肿止痛。

【临床应用】

（1）活血祛瘀：苏木为活血通经、散瘀止痛之良药，常用于血瘀导致的经闭痛经、胸腹刺痛，以及痈疽肿痛。

①配伍川芎、当归、红花等药，增强活血破血、疏通经络的功效，治疗瘀血阻滞所致经闭痛经。

②与丹参、川芎、延胡索等药同用，可用以治疗因肝郁气滞、血脉不畅引起的胸腹刺痛。

③配伍金银花、连翘、白芷等清热解毒、消肿止痛药，可用于治疗热毒瘀血导致的痈疽肿痛、局部红肿。

（2）消肿止痛：苏木性平味咸，可入血分，是伤科活血消肿常用药，可用于治疗跌打损伤、骨折筋伤导致的瘀滞肿痛。

与乳香、没药等药配合使用，则活血化瘀、消肿止痛疗效更佳，能有效治疗跌打损伤导致的肿痛症状，如八厘散。

【用法用量】煎服，3~9g。

【注意事项】血虚无瘀滞者、月经过多者及孕妇禁服。

【古籍摘要】

《神农本草经疏》："苏方木，凡积血，与夫产后血胀闷欲死，无非心肝二经为病。此药咸主入血，辛能走散，败浊瘀积之血行，则二经清宁，而诸证自愈。"

《本经逢原》："苏木阳中之阴，降多升少，肝经血分药也。性能破血。"

《本草求真》："苏木，功用有类红花，少用则能和血，多用则能破血。但红花性微温和，此则性微寒凉也。"

【现代药理】苏木主要含色原烷类化合物，以及黄酮类成分、二苯并环氧庚烷类成分。

（1）改善循环作用：苏木提取物及其化学成分，如原苏木素和巴西苏木素，能显著改善微循环，促进微动脉血流，扩张血管，增加冠状动脉血流量，降低血管阻力，从而提升局部血液循环效率。

（2）镇静催眠作用：苏木水煎剂通过不同给药途径对小鼠、兔、豚鼠均有催眠作用，大剂量有麻醉作用，高剂量时表现出麻醉特性，并能拮抗可卡因与士的宁引起的中枢神经系统兴奋。

（3）抑菌消炎作用：苏木所含黄酮类化合物等，通过干扰细菌代谢过程或破坏细胞结构，对金黄色葡萄球菌、溶血性链球菌、肺炎链球菌、白喉棒状杆菌、流感杆菌等多种细菌显示出显著的抑制效果。

【临证体悟】

（1）活血止痛：苏木主要用于血脉瘀阻引起的疼痛，如冠心病心绞痛，胃炎、胆囊炎等腹部疼痛，以及痛经、子宫内膜异位症、子宫腺肌病等妇科疼痛病症。

（2）消肿通络：苏木可用于跌打损伤、痈疽肿痛等骨伤科及外科病症。

【实战经验】治冠心病心绞痛患者，可予导痰汤合血府逐瘀汤，以活血化瘀、通络止痛。心前区刺痛可加苏木、丹参、牡丹皮等，以增强活血化瘀、行气止痛之效。而痰瘀常常互结，可加胆南星、竹茹、全瓜蒌、莱菔子、薤白等以降浊化痰，痰瘀同治。

治闭经患者，可用苏木配伍红花、三七、三棱、莪术等药，增强化瘀之力，有助于清除胞宫瘀血，促进血液循环，恢复胞宫的正常功能。对于瘀血内阻之闭经，此类配伍能深入血分，疏通经络，缓解瘀血导致的疼痛与月经不畅。

水蛭
（破血通经，逐瘀消癥）

【基本概述】

入药部位：水蛭科动物蚂蟥、水蛭或柳叶蚂蟥的干燥全体。

别名：蚂蟥、红蛭、马鳖。

产地：全国大部分地区均产。

性味：咸、苦，平；有小毒。

归经：归肝经。

功效：破血通经，逐瘀消癥。

【临床应用】

（1）破血通经：水蛭破血逐瘀之功尤强，善破体内顽固积血，通经活络，常用于治疗中风偏瘫、跌扑损伤所致的瘀血以及由瘀血痹阻血络引起的心腹疼痛等症状。

①配伍地龙、当归、红花等，增强活血化瘀、通经活络的功效，适用于中风后瘀血阻络所致的偏瘫、肢体活动不利等症状。

②配伍苏木、自然铜、刘寄奴等，增强活血散瘀、消肿止痛的功效，常用来治疗跌打损伤后的局部疼痛、肿胀、瘀血、活动受限等症状。

③配伍大黄、虎杖、牵牛子等，使活血化瘀、通腑泄浊功效增强，主要用于治疗由瘀血内阻、腑气不通所引起的心腹疼痛之症。

（2）逐瘀消癥：水蛭味咸、苦，咸能入血，苦能通泄，可祛除体内恶血，破除血瘀形成的癥块，破血逐瘀力极强，常用于治疗因瘀滞积聚而引起的重症。

①治疗血瘀经闭的多种症状，可配伍三棱、莪术、桃仁等，增强活血化瘀、破血消癥的功效，如抵当汤。

②治疗血瘀所致的癥瘕积聚，配伍人参、当归等，以补益气血、扶正固本，促进瘀血的消散和肿块的缩小。

【**用法用量**】煎服，1~3g。磨粉口服或胶囊服用。

【**注意事项**】孕妇及月经过多者禁用。

【**古籍摘要**】

《本草纲目》："漏血不止，炒末酒服。"

《神农本草经》："逐恶血、瘀血、月闭，破血症积聚，无子，利水道。"

《名医别录》："治女子月闭，欲成血劳。"

【**现代药理**】水蛭主要含氨基酸、溶血甘油磷脂类成分，还含蛋白质、肝素及抗凝血酶、水蛭素等。

（1）抗凝血作用：天然水蛭素抗血栓效果显著，可加快血瘀部位的血流速度、改善血液流变学、抑制血小板聚集、提高血管通畅率。

（2）改善代谢作用：天然水蛭素具有显著的抗高尿酸血症和抗痛风作用，能够降低血清尿素氮水平，维持体内葡萄糖代谢的相对稳定和平衡，减轻肾脏病理学损伤。

（3）抗纤维化作用：天然水蛭素可抑制牙龈成纤维细胞、肌成纤维细胞生长，抑制肾间质纤维化、肾小管上皮细胞纤维化、肺间质纤维化、特发性肺间质纤维化。

（4）促进生殖、抗炎作用：天然水蛭素对输卵管、输精管炎性阻塞有明显的治疗作用。

【**临证体悟**】

（1）逐瘀消癥：本品配伍三棱、莪术等，可用于瘀血阻络的心脑血管疾病及癌症等血脉瘀阻之证。

（2）破血通经：本品配伍香附、鸡血藤等，养血活血与破血通经同用，主要用于月经量少、经闭等病症。

（3）善治无子：本品能够调节精索静脉曲张导致的血液中5-羟色胺水平升高，对于男科的精子畸形率高有较好的改善作用，配伍生黄芪可防其耗气太多。

【**实战经验**】治疗男性不育症、精液不液化可在方中加入水蛭。此类患者病程较长，因肾气不足、相火偏亢，兼夹血瘀痰凝之候，其精液质地稠厚，液化时间显著延长，精子数量及成活率下降，致使女性受孕困难。方药中水蛭以其破血逐瘀之力，荡涤精络之瘀滞，配伍黄芪、党参等补气药以补气健脾，使祛瘀不伤正，气血得以顺畅流通，从而加速精液液化，提升精子质量，恢复生育能力。

治疗血瘀经闭，可予桃红四物汤加水蛭，以增强活血化瘀效果。曾治某患者因瘀血阻滞，冲任气血不畅，胞宫瘀滞，且病程迁延日久，形成血瘀经闭。既往投以鸡血藤、路路通等活血化瘀药，以及三棱、莪术等破血行气药，效果不显，考虑其为瘀血固结，非一般活血化瘀药所能化解，故改用水蛭增强化瘀消癥、破血通经之效，使胞宫瘀滞消散、月经恢复正常。

化痰止咳平喘药

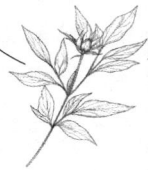

凡以化痰或消痰、减轻或制止咳嗽、平定喘息为主要功效的药物，称为化痰止咳平喘药。根据药性、功能及主治病症的不同，化痰止咳平喘药通常被划分为温化寒痰药、清化热痰药、止咳平喘药三类。温化寒痰药善于温肺祛寒、燥湿化痰，适用于寒痰、湿痰所致的咳嗽痰多、胸脘满闷、苔腻脉滑等症，其代表药物有半夏、天南星、白芥子、白前等。清化热痰药具有清热化痰、润燥化痰或散结消痈的作用，适用于热痰壅肺所致的咳嗽气喘、痰黄黏稠、痰热结胸、瘰疬痰核等，代表药物包括川贝母、浙贝母、瓜蒌、竹茹、桔梗、海藻等。止咳平喘药以止咳或平喘功效见长，部分药物还兼具化痰功能，用于治疗各种咳嗽及喘息症状，如杏仁、葶苈子、百部、紫菀、款冬花等。

化痰药味多苦、辛，其中性温、燥者，可温化寒痰、燥化湿痰；性偏寒凉者，可清化热痰；味兼甘、质润者，能润燥化痰；味兼咸者，兼可软坚散结。止咳平喘药味苦者居多，兼有辛、甘之味，药性有寒热之分，具有降气、宣肺、润肺、泻肺、化痰、敛肺等作用。

凡外感、内伤均可引起咳、喘或多痰之症。治疗时，需根据具体病证针对性地选择适宜的化痰药及止咳平喘药，并须根据痰、咳、喘的成因和证类进行恰当的配伍。如外感兼有表证者，常配解表药同用；兼有热证者，常配清热药同用；兼有里寒证者，宜配温肺散寒药同用；脾虚痰盛者，可配健脾药同用；肺虚久咳者，可配补肺药同用；痰阻气机者，常配理气药以增强化痰效果。此外，眩晕、癫痫惊厥、中风痰迷者，则当配平肝息风、开窍、安神药；瘿瘤、瘰疬者，配软坚散结药；阴疽流注、麻木肿痛者，配温阳散寒通滞药。

临床在面临燥痰、燥咳、肺阴不足或是咳痰夹血时，应当慎用药性温燥之品，以免加剧体内燥热，损伤阴液，或进一步加剧出血倾向。凡咳嗽兼咯血或痰中带血等，有出血倾向者，不宜使用作用强烈而有刺激性的化痰药，以免加重出血。外感咳喘初起或痰壅咳喘者，不宜应用敛肺止咳药。在麻疹初起阶段，若伴有表邪所致的咳嗽症状，不宜单独依赖止咳药物，而应着重于疏散表邪、清热宣肺的治疗原则。避免过早或过度使用止咳药使得病邪滞留体内，导致喘咳不已或影响麻疹之透发。对收敛性强及温燥之药尤为注意，避免使用。

胆南星

（清热化痰，息风定惊）

【基本概述】

入药部位：天南星科植物天南星、异叶天南星或东北天南星的干燥块茎，经生姜、白矾炮制者成为制天南星。胆南星为制天南星细粉与牛、羊或猪胆汁经加工制成或生天南星细粉与牛、羊或猪胆汁经发酵加工制成。

别名：胆星、九转南星。

产地：主产于华北、华东、中南、西南及陕西等地。

性味：苦、微辛，凉。

归经：归肝、脾、肺经。

功效：清热化痰，息风定惊。

【临床应用】

（1）清热化痰：胆南星为豁痰要药，适用于外邪袭肺，郁而化热，灼伤津液，凝聚成痰，壅阻肺络，咳痰黄稠的痰热壅肺之证。

常与黄芩、瓜蒌等同用，增强清解肺热、化痰之力，可用于治疗痰热咳嗽。

（2）息风定惊：胆南星可疏通经络，尤为擅长祛除深藏于经络之中的风痰之邪以止痉定搐。经胆汁炮制，其清热之力显著增强，兼具益肝镇惊之功，用于治疗痰阻经络所导致的中风昏仆及癫狂惊痫等病。

①配伍半夏、全蝎、白附子等，共奏通络之效，增强祛除经络风痰、顽痰之力，可治疗风痰阻络所致的四肢顽麻不仁、半身不遂、口眼歪斜等症。

②配伍冰片，研细末擦于牙上，可用于中风、痉病、惊厥等病急性发作或伴发昏迷时的急救，促使神志恢复。

【用法用量】煎服，3~6g。或入丸、散。儿童用量减半。

【注意事项】寒痰及脾胃虚寒者慎服。不可长期服用，服用后出现口腔溃疡者，要立即停服。

【古籍摘要】

《本草汇言》："天南星，前人以牛胆制之，名曰胆星。牛胆苦寒而润，有益肝镇惊之功，制星之燥而使不毒。""治小儿惊风惊痰，四肢抽搐，大人气虚内热，热郁生痰，非胆星不能疗也。"

《本草正》："胆星，七制九制者方佳。较之南星味苦性凉，故善解风痰热滞。"

《药品化义》："主治一切中风、风痫、惊风，头风眩晕，老年神呆，小儿发搐，产后怔忡。"

【现代药理】胆南星主要含有胆酸、生物碱、多种氨基酸、三萜皂苷、苯甲酸等成分。

（1）祛痰、解热抗炎作用：胆南星所含皂苷能刺激肺黏膜，反射性地引起气管和支气管分泌增多，从而产生祛痰作用。胆南星炮制所用辅料胆汁性寒，所含胆汁酸类成分具有解热抗炎作用。

（2）镇静作用：以胆南星制品的混悬液注射小鼠可增强戊巴比妥钠的镇静催眠作用。

（3）抗惊厥作用：胆南星对戊四氮诱导的惊厥模型有良好的治疗效果，能显著降低幼鼠脑组织中谷氨酸、天门冬氨酸、肿瘤坏死因子 –α、白细胞介素 –1β 水平，降低血清神经元特异性烯醇化酶、钙结合蛋白 B 水平，以及降低海马组织谷氨酸含量，使海马组织半胱氨酸蛋白酶 –3 活性下降，γ– 氨基丁酸含量显著升高，从而发挥抗惊厥效果。

【临证体悟】

（1）豁痰开窍：胆南星能治疗痰浊蒙蔽清窍之脑梗死、脑出血、癫痫等疾病，可用于疾病的急性期及后遗症期。

（2）祛痰燥湿：胆南星可用于痰浊壅盛，肺气壅塞的支气管哮喘、支气管炎等呼吸系统疾病。

（3）镇静安神：胆南星可用于心烦不得眠、夜间醒后不易入睡、噩梦频发之痰火扰心者。

【实战经验】咳嗽气喘、痰黄黏稠难咯者，可予胆南星配伍黄芩、瓜蒌、竹茹等清热化痰药，使痰黄黏稠之症得解，有助于痰液排出。痰热得清，肺气即宣，咳嗽气喘自平。

脑梗死患者，可予导痰汤，以清热化痰、化瘀通络。若患者表现为中风痰迷心窍、神志不清、舌强不语，乃痰浊蒙蔽清窍，此时治疗应以祛痰开窍为主。方中胆南星不仅能清热化痰，还能息风定惊，对于中风后痰火内盛、风动痰升之症尤为适宜。再配伍石菖蒲等开窍醒神药，共奏化痰开窍、醒神复智之功，有助于患者恢复神志清晰、言语流畅。

浙贝母

（清热化痰，散结解毒）

【基本概述】

入药部位：百合科植物浙贝母的干燥鳞茎。

别名：象贝、大贝母。

产地：主产于浙江。

性味：苦，寒。

归经：肺、心经。

功效：清热化痰止咳，解毒散结消痈。

【临床应用】

（1）清热化痰止咳：浙贝母长于清泄肺热，适用于风热犯肺或痰热郁肺之实证咳嗽。

①配伍桑叶、牛蒡子等，增强疏风清热、化痰止咳之力，常用于治疗风热咳嗽。

②配伍瓜蒌、知母等，增强清热润肺化痰的功效，适用于治疗痰火咳嗽。

（2）解毒散结消痈：相较于川贝母，浙贝母的软坚散结力更为显著，且能清热解毒，适用于治疗瘰疬疮疡。

①配伍玄参、牡蛎等，增强清热化痰、散结消肿的功效，适用于治疗瘰疬。

②配伍海藻、昆布等，增强化痰散结、软坚散结的功效，适用于治疗瘿瘤。

③配伍鱼腥草、金荞麦、桃仁等，增强清热化痰、解毒散结的功效，适用于治疗肺痈。

④配伍连翘、蒲公英等，增强清热解毒、散结消肿的功效，特别适用于治疗乳痈。

【用法用量】煎服，5~10g。

【注意事项】不宜与川乌、制川乌、草乌、制草乌、附子同用。

【古籍摘要】

《本草纲目拾遗》："解毒利痰，开宣肺气，凡肺家夹风火有痰者宜此。"

《本草从新》："去时感风痰。"

【现代药理】浙贝母主要含生物碱类成分，如贝母素甲（浙贝甲素）、贝母素乙（浙贝乙素）、浙贝母酮、贝母辛、异浙贝母碱、浙贝母碱苷、浙贝母丙素等。

（1）镇咳祛痰作用：浙贝母能减少小鼠和豚鼠的咳嗽次数，显著延长咳嗽潜伏期，提高小鼠呼吸道黏膜酚红的排泌量。

（2）平喘作用：浙贝母能松弛平滑肌，缓解痉挛，发挥平喘作用。

（3）镇静镇痛作用：浙贝母中的浙贝母碱和去氢浙贝母碱具有中枢抑制作用，能镇静、镇痛。

【临证体悟】

（1）清热解毒：本品配伍连翘、金银花、紫花地丁，可用于痤疮、脓疮及咽喉肿痛等热毒炽盛之症。

（2）软坚散结：本品配伍三七粉、红花，取浙贝母解毒散结、化痰消痈之功，可消全身结节，如皮肤脂肪瘤、胸骨瘤、肝囊肿、肾囊肿等。

（3）制酸止痛：本品配伍海螵蛸，可治疗嗳腐吞酸、胃脘嘈杂不适属肝胃不和者。

【实战经验】对于结节患者，本人善用消瘰丸进行调治，其中浙贝母配伍赤芍、丹参等活血通络之品以清热化痰、散结消肿。若结节难消，加入山慈菇、丹参，以进一步祛除痰浊、消散瘀滞，又能通络行滞，促进结节消散。

对于胃热烧灼不适伴反酸嘈杂者，可予乌贝散治疗。此类患者多因肝气郁结化热，胃阴不足，肝胃不和，表现为胃脘部胀满不适、反酸烧心。方中浙贝母有清热解毒、消痈散结之效，辅以海螵蛸制酸止痛，两者结合可促进胃黏膜修复。

附药

川贝母

【基本概述】

入药部位：百合科植物川贝母、暗紫贝母、甘肃贝母、梭砂贝母、太白贝母或瓦布贝母的干燥鳞茎。

别名：伊贝、青贝。

产地：四川、青海、甘肃、西藏和云南等。

性味：苦、甘，微寒。

归经：归肺、心经。

功效：清热润肺，化痰止咳，散结消痈。

【临床应用】

（1）清热润肺，化痰止咳：川贝母偏甘润，长于润肺清热，适用于肺热咳嗽、痰多黏稠等症状，亦可以治疗阴虚肺热、虚劳咳嗽等症。

①配伍桔梗、枇杷叶等，增强清热润肺、止咳化痰的功效，适用于治疗燥邪犯肺引起的干咳无痰或痰少而黏稠的症状。

②配伍麦冬、百合、款冬花等，增强滋阴润肺、清热化痰的功效，适用于治疗阴虚肺热引起的干咳、痰少或痰黄黏稠、潮热盗汗等症状。

（2）散结消痈：川贝母同样具备散结消痈的功效，然而功效较浙贝母力稍弱，可配伍其他药物增强软坚散结之力。

①配伍玄参、牡蛎等，增强其清热解毒、软坚散结之效，治痰火交结之瘰疬。

②配伍蒲公英、天花粉、连翘等，增强其清热解毒、散结消肿之效，治疗热毒积聚导致的疮痈。

③配伍桔梗、紫菀，增强清肺化痰、散结消痈功效，治肺痈咳嗽、咳吐脓血。

【用法用量】

（1）内服：煎汤，3~9g；研末冲服，1~1.5g；或入丸、散。

（2）外用：适量，研末撒或调敷。

【注意事项】脾胃虚寒及寒痰、湿痰者慎服。不宜与川乌、制川乌、草乌、制草乌、附子同用。

【古籍摘要】

《本草别说》："能散心胸郁结之气。"

《药性论》："治虚热，主难产，作末服之。兼治胞衣不出，取七枚，末，酒下。末，点眼去肤翳。主胸胁逆气，疗时疾、黄疸。与连翘同主项下瘤瘿疾。"

【现代药理】川贝母主要含多种生物碱，如青贝碱、松贝碱甲和松贝碱乙，还含川贝碱和西贝素。暗紫贝母还含松贝宁及蔗糖，甘肃贝母含有岷贝碱甲、岷贝碱乙，梭砂贝母含有白炉贝碱、炉贝碱。

（1）镇咳祛痰平喘作用：川贝母及其所含生物碱有明显的祛痰镇咳作用；总生物碱对由乙酰胆碱和组胺致喘的豚鼠有显著的平喘作用。

（2）降压作用：川贝母所含的大量生物碱可引起外周血管扩张，从而使血压下降。

（3）抗菌作用：川贝母对金黄色葡萄球菌和大肠埃希菌有明显的抑制作用，并能抑制星形奴卡菌生长。

【临证体悟】

（1）润肺止咳：味苦性微寒，味甘质润，常用于治疗内伤久咳、燥痰、热痰。沈氏女科常用药对为紫菀配川贝母，可治多种咳嗽，咳嗽无痰者尤宜。因其价格较贵，现常打粉与他药冲服用。

（2）散结消痈：川贝母兼具清热解毒、散结消痈之功，亦可用来治疗瘰疬、疮毒、乳痈、肺痈等。

【实战经验】对于外感所致喉痒干咳、少痰或无痰的患者，川贝母为治疗之优选。此类患者常因肺燥津伤，而出现干咳连连、痰少而黏，并伴有咽喉干痛、口干少津。川贝母配合沙参、麦冬等药可养阴清热、润肺止咳，使燥邪得润，咳嗽自止。因川贝粉价格较贵，多采用粉末冲服的方法。

阴虚肺热咳嗽患者，多见干咳少痰，或痰中带血，黏稠难咯，伴有午后潮热、手足心热、盗汗等症状。川贝母配伍知母、地骨皮等，可清热泻肺、润燥止咳。川贝母以其润肺止咳、清热化痰之效，使阴虚得滋、肺热得清。若咳嗽剧烈，可加紫菀、款冬花以增强止咳之力。

瓜蒌

（清热化痰，润肠通便）

【基本概述】

入药部位：葫芦科植物栝楼或双边栝楼的干燥成熟果实。

别名：栝楼，泽姑。

产地：山东、浙江、河南。

性味：甘、微苦，寒。

归经：归肺、胃、大肠经。

功效：清热化痰，宽胸散结，清热消痈，润肠通便。

【临床应用】

（1）清热化痰：瓜蒌性寒，功擅清除肺热，又味甘而润，可化解因热邪或燥邪而生的热痰与燥痰，适用于肺热所致的咳嗽、痰浊黄稠等症状。

①配伍黄芩、胆南星、枳实等，增强清热化痰、行气宽中功效，治疗咳嗽、痰液黄稠难咯、胸膈满闷不适等痰热壅肺之症，如清气化痰丸。

②配伍川贝母、天花粉、桑叶等，增强润燥化痰之功，治疗燥热伤肺所致的干咳无痰或痰少质黏、难以咯出之症。

（2）宽胸散结：瓜蒌利气开郁，可开胸膈之痹塞，引导胸中浊痰下行，适用于痰阻气滞之胸痹、胸闷等。

①配伍薤白、半夏，治疗因痰气阻滞，胸阳不振引发的胸膈胀满、闷痛，伴喘息咳嗽、严重时不能平卧等症状，如瓜蒌薤白白酒汤、瓜蒌薤白半夏汤。

②配伍黄连、半夏，治疗痰热结胸导致的胸膈痞满，且按压时伴有疼痛感，如小陷胸汤。

（3）清热消痈：瓜蒌具寒凉之性，擅长清热泻火，同时具备散结消肿、消除痈肿之能，当与清热解毒药配伍时，可治体内外的痈症，如肺痈、肠痈、乳痈。

①配伍鱼腥草、芦根、桔梗等，以清除肺热、消散痈肿，治疗肺痈引发的咳吐脓血之症。

②配败酱草、大血藤等，以清热解毒、消痈排脓、祛瘀止痛，常用于治疗肠痈引起的腹痛、发热等症状。

③配蒲公英、天花粉、乳香等药，以清热解毒、消肿散结，适用于乳痈初起时乳房红肿、热痛等症状。

（4）润肠通便：瓜蒌体润性滑，能祛燥通窍，瓜蒌仁更是质润多脂，可滑润肠道，常用于治疗肠燥便秘。

配伍火麻仁、郁李仁、生地黄等，增强润肠通便的功效，适用于肠道津液不足所致大便秘结。

【用法用量】煎服，全瓜蒌 10~20g（通便用 30g），瓜蒌皮 6~10g，瓜蒌仁10~15g。打碎入煎。

【注意事项】

（1）本品甘寒而滑，脾虚便溏者及寒痰、湿痰者忌用。

（2）本品反乌头，不宜与川乌、制川乌、草乌、制草乌、附子同用。

【古籍摘要】

《本草纲目》："润肺燥，降火，治咳嗽，涤痰结，利咽喉，止消渴，利大肠，消痈肿疮毒。"

《名医别录》："主胸痹，悦泽人面。"

【现代药理】

（1）祛痰作用：瓜蒌中的氨基酸具有良好的祛痰效果，特别是半胱氨酸，能裂解痰液中的黏蛋白，降低痰液黏度，使之易于咯出。瓜蒌中的天门冬氨酸增强细胞免疫，减轻炎症，减少分泌物，降低痰液黏度。

（2）抗菌抗炎作用：瓜蒌煎剂或浸剂可抑制多种革兰阳性和阴性致病菌。

（3）对血流的影响：瓜蒌能扩张冠状动脉，增加冠状动脉血流量。其所含栝楼酸对血小板聚集有抑制作用。

【临证体悟】

（1）瓜蒌全用为宜：瓜蒌皮偏于清肺止咳、利膈宽胸。瓜蒌仁偏于润肺涤痰、润肠通便。两者合之便是全瓜蒌，常用 30g。正如《本草正义》所述："蒌实入药，古人本无皮及子仁分用之例，仲景书以枚计，不以分量计，是其确证。盖蒌实能通胸膈之痹塞，而子善涤痰垢黏腻，一举两得。"

（2）治疗肺热咳嗽、胸痹心痛及便秘：瓜蒌能利气开郁，导痰浊下行而奏宽胸散结之功。瓜蒌甘寒而润，上清肺胃之热而化痰散结，下润大肠之燥而润肠通便。配贝母则清热化痰、润肺止咳以治燥痰；与薤白配伍，则开胸散结、通阳利气而疗胸痹心痛。

（3）治疗疮痈肿毒：瓜蒌性寒，有清热散结消肿、解毒通便之功，常配清热解毒药以治内外痈，如肺痈、肠痈、乳痈及肿瘤等。

【实战经验】对于肺热咳嗽、咳痰色黄、质地稠密患者，可予清金化痰汤，以清热化痰、宣肺平喘。此类患者体内痰火壅盛，煎熬津液，致使痰液胶着黏腻，难以咯出。方中瓜蒌清热涤痰、宽胸散结，配合葶苈子、前胡以增强清热化痰之力，有效改善痰多黄稠的症状。

对于大便燥结患者，尤其是年事已高或津血亏虚的人群，可在方剂中加入瓜蒌以润肠通便。此类患者肠道干燥，津液亏损。切忌投入大量硝黄等苦寒攻伐之品以求速效通便，以免伤正。可配伍郁李仁、麻子仁以增其润肠之力，并加入枳实行气导滞，促进胃肠蠕动。

竹沥
（清热豁痰，定惊利窍）

【基本概述】

入药部位：新鲜的淡竹和青秆竹等竹秆经火烤灼而流出的淡黄色澄清液汁。

别名：竹汁、竹油。

产地：主产于江苏、浙江、江西、四川。

性味：甘，寒。

归经：归心、肺、肝经。

功效：清热豁痰，定惊利窍。

【临床应用】

（1）清热豁痰：竹沥为清热豁痰之佳品，擅长清除肺热、豁散痰浊，使气机顺畅，缓解咳逆，并能稀释黄痰，使之易于咯出，常用于治疗肺热痰壅引起的咳逆胸闷、咳痰黄稠等病症。

治疗肺热咳嗽、气喘胸闷等，可单用鲜竹沥内服；配伍半夏燥湿化痰、黄芩清热燥湿，适用于痰热咳嗽、痰黄黏稠、顽痰胶结等。

（2）定惊利窍：竹沥入心、肝经，清除心、肝经的实热并祛除痰邪，从而使心神安定、肝魂宁静，达到定惊的效果。此外，竹沥还能开窍醒脑，有效改善由痰热蒙蔽清窍引起的神志不清和言语不利等症状。

①治疗中风口噤时，常与姜汁配伍使用，不仅可增强其涤痰开窍功效，还能借助生姜汁的温中作用，减少竹沥寒胃滑肠的弊端。

②配伍胆南星、牛黄等，显著增强开窍醒神、息风定惊作用，能有效地清除体内的痰热之邪，平息内风，醒神通窍，适用于痰热内盛所致的小儿急惊风，能有效改善高热、惊厥、抽搐等症状。

③与胆南星、黄连等同用，配伍胆南星增强其清热化痰、定惊止痉作用，配伍黄连加强清热化痰功效，三者联用适用于痰热所致的癫痫抽搐。

【用法用量】30~50ml，冲服。

【注意事项】本品性寒滑利，寒痰及便溏者忌用。

【古籍摘要】

《本草衍义》："竹沥行痰，通达上下百骸毛窍诸处，如痰在巅顶可降，痰在胸膈可开，痰在四肢可散，痰在脏腑经络可利，痰在皮里膜外可行。又如癫痫狂乱，风热发痉者可定；痰厥失音，人事昏迷者可省，为痰家之圣剂也。"

《本草纲目》："竹沥性寒而滑，大抵因风火燥热而有痰者宜之；若寒湿胃虚肠滑之人服之，则反伤肠胃。"

【现代药理】竹沥主要含酚类、有机酸、氨基酸、糖类等成分。

（1）对呼吸系统的作用：鲜竹沥液能增加小鼠气管酚红排泌量和大鼠的排痰量，能明显延长二氧化硫诱发小鼠咳嗽的潜伏期，减少2分钟内的咳嗽次数。鲜竹沥可有效保护支气管黏膜完整，并减少炎性细胞浸润。

（2）抗感染作用：竹沥具有显著的抗深部菌感染作用，对新生隐球菌、烟曲霉菌、白色念珠菌均有明显的抑制作用。

（3）抗惊厥作用：用青竹沥、淡竹沥灌胃，与灌生理盐水的空白对照组比较，对咖啡因致惊厥小鼠有明显的抑制作用，能明显延长惊厥潜伏期，降低惊厥发生率。

【临证体悟】

（1）清化热痰：竹沥可以清热、化痰、止咳，常用于痰热咳嗽、痰黄黏稠者，常与半夏、黄芩等药物配伍使用。

（2）豁痰镇静：竹沥可以治疗热病神昏，中风痰壅、昏迷不语，惊痫癫狂。

【实战经验】治疗肺热咳嗽，痰黄黏稠，咳之难出，可加入竹沥以清热化痰、止咳平喘。患者素有内热，又外感风热，导致痰热胶结于肺，而见咳嗽痰黄、黏稠难出。方中竹沥性寒滑利，可清除胸膈间壅塞的肺热，并能解除痰涩的胶黏状态，使黏稠的痰液易于咯出。经治疗患者痰液变得稀薄易出，肺热咳嗽症状缓解。

治疗小儿惊风，伴随四肢抽动，可服用鲜竹沥加生姜汁，并加入胆南星、牛黄以清热化痰，平肝息风。若伴有高热烦躁，可加钩藤、地龙等平肝息风，清热镇惊。患儿多缘于受惊吓及体内痰热蕴积，诱发惊风症状，表现为四肢不自主抽动、眼神不定。方中竹沥性寒滑利，既能荡涤体内痰热，又能清泻肝经亢盛之火，有效平息肝风，从而减轻乃至消除抽搐现象。生姜汁能调和竹沥的寒性，同时温中散寒，有助于脾胃功能的恢复。胆南星化痰力强，能助竹沥清除体内的痰浊，牛黄则清心开窍，对于患儿因惊风引起的神志不清有开窍醒神的作用。经此治疗，患儿四肢抽搐症状多明显减轻。

附药

天竺黄

【基本概述】

入药部位：禾本科植物青皮竹或华思劳竹等秆内分泌液干燥后的块状物。

别名：竹黄。

产地：国产天竺黄主产于云南、广东、广西；进口天竺黄主产于印度尼西亚、泰国、马来西亚。

性味：甘，寒。

归经：归心、肝经。

功效：清热泻火，除烦止渴，利尿通淋。

【临床应用】

（1）清热豁痰：天竺黄味甘、性寒，尤善豁痰，适用于化解痰热壅滞所致的痰液积聚、喉间痰鸣之症，并对于痰阻脑窍引发的神志迷蒙、昏迷亦有独特疗效。

①配伍牛黄、连翘等，增强清热解毒、化痰开窍的功效，治疗热邪炽盛，扰乱心神所致的神昏谵语。

②配伍黄连、石菖蒲、郁金等，强化清热豁痰、开窍醒神之功，适用于中风，痰壅闭窍所致的神志不清。

③治疗由痰热互结、蒙蔽清窍引起的癫痫，可配伍麝香、胆南星、朱砂等，共奏清热宁神、化痰定痫之效。

（2）清心定惊：天竺黄归心经，其寒凉之性能够清心火，甘味能够补益心血，具有清心定惊、化痰止痉的功效，适用于因痰热引起的小儿惊痫、抽搐、夜啼等。

配伍郁金、白矾、白僵蚕等，能增强清热化痰、凉心定惊、息风解痉的功效，有效缓解小儿因痰热引起的惊风、抽搐、痉挛。

【用法用量】煎服，3~9g。

【注意事项】脾胃虚寒者慎用，孕妇、儿童等特殊人群不建议使用。

【古籍摘要】

《开宝本草》："治小儿惊风天吊，镇心明目，去诸风热。疗金疮。止血，滋养五脏。"

《日华子本草》："治中风痰壅，卒失音不语，小儿客忤及痫疾。"

【现代药理】天竺黄主要含甘露醇、硬脂酸、竹红菌甲素、竹红菌乙素，还含头孢素和硬脂酸乙酯及氢氧化钾、硅质等成分。

（1）降压作用：天竺黄水提取物对离体兔耳血管有直接扩张作用，表现为灌流量增加，尤其是血管处于挛缩状态时此作用更明显。

（2）镇痛消炎作用：从天竺黄中提取的结晶物Ⅲ号（竹红菌甲素），能显著提高小鼠痛阈（热板法），其作用与杜冷丁相似。

（3）抗凝血作用：天竺黄水提取物能显著延长血浆复钙时间，在血凝实验中能延长凝血时间。

【临证体悟】

（1）豁痰定惊：天竺黄能清热豁痰、清心定惊，常用于治疗热病神昏谵语、中风痰壅、痰热癫痫，以及小儿痰热惊痫、抽搐、夜啼等症，为清心定惊之良药。

（2）清热化痰：天竺黄配伍金银花、青蒿、桑叶，可治风热感冒之痰；配伍陈皮、半夏、茯苓，可治胃脘停积之痰。

【实战经验】治疗小儿抽搐、烦躁不安，可考虑使用抱龙丸以清热化痰、定惊安神。此类患儿抽搐多由痰热内扰、心神不宁所致，方中天竺黄能清热养心、豁痰利窍，归心经清散热邪，使心神得安，惊悸自平。对于惊痫抽搐严重者，可配伍白僵蚕增强清热化痰、息风止痉之效。

治疗中风痰迷、神昏烦躁，可予导痰汤以清化痰热、开窍醒神。鉴于此类患者多因痰热内盛，蒙蔽清窍而引发，故在方中加入天竺黄以增效。天竺黄以其甘寒之性能清热凉心，缓解因痰热内盛引起的惊悸不安、烦躁不宁等症状。且天竺黄擅长豁痰开窍，能够疏通被痰热阻塞的孔窍，进而达到开窍醒神的效果，恢复患者神志。

海藻

（消痰软坚，利水消肿）

【基本概述】

入药部位：马尾藻科植物海蒿子或羊栖菜的干燥藻体。

别名：落首、海萝、乌菜、海带花。

产地：主产于辽宁、山东、浙江、福建、广东。

性味：苦、咸，寒。

归经：归肝、胃、肾经。

功效：消痰软坚，利水消肿。

【临床应用】

（1）消痰软坚：海藻咸寒，能软坚散结、清热消痰，适用于痰火郁结引起的瘿瘤、瘰疬等症，常配伍昆布、生龙骨、生牡蛎等药以增强软坚散结的功效，配合夏枯草、玄参、牡蛎等加强清热消痰之力。

（2）利水消肿：海藻能利水消肿，对于水肿、脚气等病症有显著疗效。其利水作用能促进水液代谢，消除肿胀，常与茯苓、猪苓、泽泻等药配伍使用。

【用法用量】煎服，6~12g。

【注意事项】海藻不宜与甘草同用。因海藻含碘量较高，甲状腺功能亢进者应避免使用。

【古籍摘要】

《名医别录》："主治皮间积聚暴，留气热结，利小便。"

《本草备要》："泻热，软坚痰，消瘿瘤。咸润下而软坚，寒行水以泄热。"

《本草新编》："此物专能消坚硬之病，盖咸能软坚也。然而单用此一味，正未能取效，随所生之病，加入引经之品，则无坚不散矣。"

【现代药理】海藻主要含有羊栖菜多糖 A、B、C 以及海藻多糖等多种多糖成分，同时还富含碘、钾、维生素、氨基酸和无机元素等。

（1）降压作用：海藻在较大剂量使用时有较明显、持久的降压作用，且水剂较酊剂为强。

（2）降血脂作用：海藻能降低血清中胆甾醇水平或脏器中胆甾醇含量，预防血栓形成，减轻动脉粥样硬化。

（3）对甲状腺的作用：海藻对甲状腺的作用与其所含的碘及碘化物有关，可用来纠正由缺碘而引起的甲状腺功能减退，如桥本甲状腺炎等；也可以暂时通过抑制甲状腺功能亢进的新陈代谢率而减轻症状。

【临证体悟】

（1）利水消肿：本品配伍泽泻、白术，适用于慢性肾炎或肾功能不全引起的下肢浮肿、小便不利等病症。

（2）降低血压：本品配伍钩藤、生牡蛎，适用于舌苔厚腻、血压升高的患者，尤适于舒张压升高的人群。

（3）用前浸泡：因海藻产于海中，其干燥后表面多析出大量海盐，入煎剂时先用清水浸泡去掉部分盐，可减少"钠"对肾脏和血管的不良影响。

【实战经验】

（1）单独使用

①治疗乳腺增生：海藻能消肿散结，对于乳腺增生有显著疗效。可单独使用海藻煎服或外敷患处以消肿散结。

②治疗水肿：海藻能利水消肿，对于水肿等症状有一定疗效。可单独使用海藻煎服或配伍利水渗湿药使用以加强利水消肿之功。

③治疗咽喉肿痛：海藻能清热解毒，对于咽喉肿痛等症状有一定疗效。可单独使用海藻煎服或配伍清热解毒药使用以加强清热解毒之力。

（2）配伍使用

①治疗瘿瘤、瘰疬：瘿瘤、瘰疬者，为痰浊凝结所致，治宜化痰散结。本人认为海藻性善软坚，与夏枯草、浙贝母等药同用，可增强其化痰散结之力，于方中担当软坚散结之重任，使痰浊得化，瘿瘤、瘰疬自消。

②治疗水肿、脚气：水肿、脚气者，因水湿内停，治当利水消肿。海藻之功在于利水，临床中善与茯苓、猪苓、泽泻等药配伍，共奏利水消肿之效，使水湿得除，肿胀自退。

③治疗乳腺增生、甲状腺肿大：乳腺增生、甲状腺肿大者，因痰瘀互结，治需散结消肿。以海藻与昆布、生龙骨、生牡蛎等药相合，可加强散结消肿之力，使痰瘀得散，肿痛自消。

④治疗疮痈肿毒、咽喉肿痛：疮痈肿毒、咽喉肿痛者，皆因热毒炽盛，治宜清热解毒。以海藻与金银花、连翘等药相伍，能增强其清热解毒之功，使热毒得清，肿痛自除。

海蛤壳

（清热化痰，收湿敛疮）

【基本概述】

入药部位：帘蛤科动物文蛤或青蛤的贝壳。

别名：海蛤，蛤壳。

产地：主产于江苏、浙江、广东。

性味：苦、咸，寒。

归经：归肺、胃经。

功效：清热化痰，软坚散结，制酸止痛，收湿敛疮。

【临床应用】

（1）清热化痰：本品味苦性寒，直入肺经，擅长清除肺热并化解痰浊，治疗痰火引起的咳嗽、胸胁疼痛及痰中带血之症。

（2）软坚散结：本品味咸，咸能软坚，故能消散痰火或痰浊所致的瘿瘤、痰核等。

（3）制酸止痛：本品能有效抑制胃酸过多，缓解胃痛及吞酸等胃部不适症状。

（4）收湿敛疮：用于外治时，本品能吸收湿气并促进疮口收敛，治疗湿疹、烧烫伤等皮肤病。

（5）利尿消肿：本品还具有利尿的功效，能够帮助排出体内多余水分，减轻水肿症状，尤其适用于水气滞留导致的小便不畅及浮肿。

【用法用量】煎服，6~15g，先煎，蛤粉包煎。碾碎或水飞，生用，或取净海蛤壳煅用。外用适量，研极细粉撒布或油调后敷患处。

【注意事项】脾胃虚寒者慎用。气虚有寒，中阳不运者勿用。忌与狗胆、甘遂、芫花同用。

【古籍摘要】

《神农本草经》："主咳逆上气，喘息烦满，胸痛寒热。"

《药性论》："治水气浮肿，下小便，治嗽逆上气，项下瘤瘿。"

《本草纲目》："清热利湿，化痰饮，消积聚，除血痢，妇人结胸，伤寒反汗搐搦，中风瘫痪。"

【现代药理】

（1）抗炎作用：海蛤壳能有效抑制炎性区域内白细胞的游走与聚集，同时抑制毛细血管通透性的增加，从而发挥抗炎作用。

（2）抗氧化与抗衰老作用：海蛤壳能显著降低动物体内的脂质过氧化物水平，并提升超氧化物歧化酶的活性，从而发挥抗氧化、抗衰老作用。

（3）利尿、降血糖及降脂作用：海蛤壳的水解液能利尿，还能有效降低血糖与血脂水平。

【临证体悟】

（1）治疗痰热咳嗽：本品苦寒，入肺经，能清肺热而化痰浊，治疗痰火咳嗽、胸胁疼痛、痰中带血。配伍瓜蒌、胆南星、贝母等，用治痰热壅肺所致咳喘、痰稠色黄。

（2）治疗瘿瘤、瘰疬：海蛤壳能清肺化痰、消癥化结，海藻及昆布功专软坚散结、消痰化瘿。配海藻、昆布，咸能软坚消痰，寒能清热泻火，使火去痰消。配伍夏枯草、山慈菇等，可治疗甲状腺结节、乳腺结节、肝肾囊肿等。

（3）治疗胃溃疡：海螵蛸功专收敛，具制酸止痛、收涩生肌之效，尚能止血敛疮，海蛤壳煅用亦具制酸止痛之功。二药合用，其效增强，用于胃溃疡之胃痛、吞酸或溃疡出血者有效。

（4）治疗肢体抽搐：海蛤壳含碳酸钙等成分，亦可用于中老年人钙质流失引起的肢体抽搐等症。

【实战经验】海蛤壳研末外用，能够帮助收敛疮口，促进愈合，收湿敛疮，常用于治疗湿疹、烧烫伤等皮肤病症。

本人施治痰火郁结所致的瘿瘤、瘰疬等症，以化痰软坚、消散郁结之海蛤壳，与海藻、昆布等药配伍，可增强散结之力，使瘿瘤、瘰疬逐渐消散，恢复机体正常。

在治疗湿热下注引起的淋证，有小便淋沥不尽、尿道灼热疼痛等症状时，常选用海蛤壳以清热利湿、通淋止痛，使小便通畅，疼痛缓解。

临床中对于因胃火炽盛或胃酸过多引起胃痛、吞酸等症状的患者，本人常以海蛤壳配合黄连、吴茱萸等药物，以清胃火、制胃酸，使胃痛得缓，反酸得止。

桑白皮

（泻肺利尿，清肝降压）

【基本概述】

入药部位：桑科植物桑的干燥根皮。

别名：桑根白皮、桑皮、桑根皮、白桑皮。

产地：主产于安徽、河南、浙江、江苏、湖南等地。

性味：甘，寒。

归经：归肺经。

功效：泻肺平喘，利水消肿。

【临床应用】

泻肺平喘：桑白皮归肺经，可清泻肺热、利肺平喘，用于治疗肺热喘咳、肺虚热等病症。

①治疗肺热咳喘，配伍地骨皮清肺降火、川贝母润肺止咳、紫菀温肺下气，共同发挥平息肺热、舒缓咳喘的功效。

②治疗肺虚有热，配伍人参补气固本、五味子收敛肺气、百合养阴润肺，既能清热又不失滋养，从而调和肺虚之热。

利水消肿：桑白皮可用于治疗水饮停肺、水肿尿少等病症。

①治疗水饮停肺，配伍麻黄宣肺平喘、杏仁降气止咳、葶苈子泻肺逐饮，合力排出肺部水饮，恢复呼吸顺畅。

②治疗肺气不宣所致水肿尿少，可结合茯苓皮利水渗湿、大腹皮行气消胀、冬瓜皮清热利水，从而宣通肺气，消除水肿，增加尿量，促进体内水液代谢平衡。

【用法用量】煎服，6~12g。泻肺利水、平肝清火宜生用；肺虚咳喘宜蜜炙用。

【注意事项】桑白皮性寒，肺寒无火及风寒咳嗽者禁服。

【古籍摘要】

《本草纲目》："桑白皮长于利小水，乃实则泻其子也，故肺中有水气及肺火有余者宜之。"

《药性论》："治肺气喘满，水气浮肿，主伤绝，利水道，消水气，虚劳客热，头痛，内补不足。"

【现代药理】桑白皮主要含黄酮类、香豆素类成分，还含多糖、鞣质、挥发油等成分。

（1）抗炎作用：桑白皮总黄酮能显著抑制二甲苯所致的小鼠耳廓肿胀和醋酸所致的毛细血管通透性增加，说明桑白皮总黄酮具有较强的抗炎作用。

（2）镇咳平喘作用：桑白皮丙酮提取物能使气管酚红排出量明显增加，也可以显著升高支气管中 NO 含量，从而使支气管松弛，具有显著的平喘、镇咳作用。

（3）利尿作用：桑白皮水煎液可呈剂量依赖性地增加兔和大鼠尿量，具有显著的利尿作用。其中，桑白皮的 30% 乙醇组分和脂肪油组分是其发挥利尿作用的有效部位。

（4）降压作用：桑白皮乙酸乙酯提取物可直接作用于血管平滑肌细胞，抑制电压依赖性和受体依赖性 Ca^{2+} 通道、电压依赖性 K^+ 通道，从而减少细胞内 Ca^{2+} 释放而舒张血管，具有降压作用。

【临证体悟】

（1）泻肺利尿：本品可用于肺热壅盛，肺气不利的咳喘、水肿、咯血、衄血、咳吐黄痰等症。

（2）清肝降压：本品可用于肝阳上亢所致的面红目赤、头晕头痛、血压升高等症。

【实战经验】桑白皮性寒味甘，善入肺经，为清肺热、泻肺火之良药。针对肺热炽盛所致的咳嗽频作、痰黄稠黏，甚或咯血，本人常以桑白皮为君。其能直折肺热，使肺气清肃，咳嗽自止。配合黄芩、贝母等药，共奏清热化痰、止咳平喘之效。此药治疗外感病不宜超过 3 天。

临床中针对肺热下移，膀胱气化不利所致的小便短赤、淋沥不尽，则用桑白皮以奏利水通淋之效。桑白皮能清肺热、通水道，使小便得利，常与茯苓、大腹皮、滑石、车前子等利尿通淋药配伍，共奏清热利尿、通淋止痛之功。

本人在治疗高血压时，善用桑白皮以降压利水。对于肝火上炎、肝阳上亢者，使用桑白皮以清肺平肝、利水降压，常与夏枯草、钩藤等平肝降压药同用，以调和气血，降低血压。

对于肺热壅盛，气机不畅引起的喘息气促，甚则面目浮肿，则用桑白皮以利水消肿、平喘降逆。它既能清肺热以平喘，又能利水湿以消肿，一药两用，尤宜于肺热喘咳兼水肿之症。常与麻黄、杏仁等宣肺平喘药同用，以增强疗效。

葶苈子

（泻肺平喘，强心利水）

【基本概述】

入药部位：十字花科植物播娘蒿或独行菜的干燥成熟种子。

别名：大室、丁历、大适。

产地：主产于河北、辽宁、内蒙古、江西。

性味：辛、苦，大寒。

归经：归肺、膀胱经。

功效：泻肺平喘，行水消肿。

【临床应用】

（1）泻肺平喘：葶苈子归肺经，可用于痰涎壅肺、喘咳痰多等病症。

①治疗实邪壅肺，配伍大枣，以大枣之甘缓，制葶苈子之峻猛，如葶苈大枣泻肺汤。

②治疗咳喘痰多之症，与桔梗、金银花、薏苡仁等相配，桔梗宣肺，金银花清热，薏苡仁利湿，可化痰止咳，具有平喘之功。

③治疗痰热结胸，与苦杏仁、大黄、芒硝等并用，苦杏仁降气化痰，大黄、芒硝泄热通便，可解痰热之结。

（2）行水消肿：葶苈子走膀胱经，可行水消肿，用于胸胁胀满、不得平卧、胸腹水肿、小便不利等病症。

①治疗肺闭水肿，可与牵牛子、茯苓皮、大腹皮等相配，牵牛子利水，茯苓皮渗湿，大腹皮行气，合力开通肺闭，消除水肿。

②治疗腹水胀满，与防己、椒目、大黄等配伍，利水、通下、消肿、消腹水、除胀满。

【用法用量】煎服，3~10g，包煎。炒用后药效不减，但刺激性降低，用量可酌情渐增至30g。

【注意事项】

（1）过量使用易刺激消化道，引起呕吐、纳呆和腹泻。

（2）肺虚喘咳、脾虚肿满者忌服。不宜久服，久服伤正。

【古籍摘要】

《本草纲目》："大抵甜者下泄之性缓，虽泄肺而不伤胃；苦者下泄之性急，既泄肺而易伤胃，故以大枣辅之。"

《神农本草经》："主癥瘕积聚结气，饮食寒热，破坚逐邪，通利水道。"

《开宝本草》："疗肺痈上气咳嗽，定喘促，除胸中饮。"

【现代药理】

（1）止喘咳作用：葶苈子所含芥子苷是镇咳的有效成分，炒用可提高芥子苷含量，可以减少黏液的产生、缓解气道炎症细胞的浸润及抑制嗜酸性粒细胞的激活，从而减轻咳喘。

（2）改善心血管功能：葶苈子中的葶苈苷及葶苈子水提取液均有不同程度的强心作用，可使心肌收缩力增强，心率减慢，可以增加心输出量，降低静脉压。

（3）利尿作用：葶苈苷对肾小管重吸收 Na^+、Cl^- 和水分的过程有抑制作用。

【临证体悟】

（1）祛痰止咳：本品配伍莱菔子、紫苏子，临床中咳喘较甚、痰多者较为适宜，主要用于痰热壅盛之证。肺寒咳嗽、痰多质稀、形寒畏冷者，可加用白芥子以增强祛痰之力。

（2）强心利水：本品常用于治疗心包积液、胸腔积液及心力衰竭等病症，需辨证使用。

【实战经验】治疗肺热咳嗽、痰喘气急者，常以葶苈子为君药，以降肺气，缓解咳喘。尤其适用于痰涎壅盛所致呼吸不畅，能够使肺气得以肃降，咳喘自平。

对于水湿内停所致水肿胀满，应用葶苈子以利水消肿。其能通调水道，促进水液代谢，尤其擅长治疗胸腔积液、腹水、小便不利等症，可与茯苓、猪苓等利水药同用，以增强利水消肿之力，使水肿消退，恢复体内水液代谢平衡。

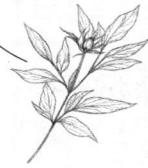

安神药

凡以安定神志、缓解心神不宁为主要功效，用以治疗心神失养之烦躁不安、失眠多梦等症状的药物，称为安神药，一般分为重镇安神药和养心安神药两类。重镇安神药多质重沉降，故又名重镇降逆药，适用于心火亢盛、痰火扰心等实证，代表药物有朱砂、磁石、龙骨、琥珀等；养心安神药多甘平，故又名滋养安神药，适用于心脾两虚、阴虚火旺等虚证，代表药物有酸枣仁、柏子仁、远志、合欢皮等。两类安神药体现了《素问·至真要大论篇》所谓"惊者平之"，以及《素问·阴阳应象大论篇》所谓"虚者补之，损者益之"的治疗原则。

安神药归心、肝经，能调节心神，具有镇静安神、养心宁神的功效，可使心神得以安定，从而改善睡眠，缓解心神不宁等症状。正如《黄帝内经》所谓："心主神明，心神不宁则病。"此外，部分安神药兼有补虚之功，能补养心脾、益气养血，又常用于心脾两虚之心悸怔忡、健忘等症。部分药物有平肝潜阳、清热解毒、收敛固涩等功效，也可用于肝阳上亢、热毒内盛及遗精滑泄等症。

安神药虽有镇静安神之共性，但其性质又有虚实、寒热之别，所以用以治疗心神不宁时必须注意辨证施治，分清虚实寒热，以免药不对症，加重病情。对重镇安神药中质地沉重、药性峻猛者应严格控制用量，中病即止，以免过量使用损伤正气，妨碍脾胃运化。因"心主血脉""脾为气血生化之源"，故心脾两虚、气血不足者，虽有心神不宁之症，也应慎用重镇安神药。同时，使用安神药还应注意因时因地因人而异，如年老体弱、儿童患者用量宜轻，壮年体实、病情严重者用量可酌情增加。另外，部分安神药含有挥发性成分，不宜久煎，以免有效成分挥发而降低疗效，宜采用短时煎煮或后下的方法。

龙骨

（镇惊安神，收敛固涩）

【基本概述】

入药部位：古代哺乳动物如三趾马类、犀类、鹿类、牛类、象类等骨骼的化石或象类门齿的化石。

别名：陆虎遗生、那伽骨、生龙骨、煅龙骨、五花龙骨、青化龙骨、花龙骨、白龙骨。

产地：主产于山西、内蒙古、陕西。

性味：甘、涩，平。

归经：归心、肝、肾经。

功效：镇惊安神，平肝潜阳，收敛固涩，收湿敛疮。

【临床应用】

（1）镇惊安神：本品质重，入心、肝经，能镇惊安神，为重镇安神的常用药，治疗心神不宁之心悸失眠及惊痫癫狂。

配伍石菖蒲、远志等安神益智药，如孔圣枕中丹（《备急千金要方》），可治疗心神不宁之心悸失眠、健忘多梦等症；也常配伍酸枣仁、柏子仁、琥珀等安神药同用。

（2）平肝潜阳：本品入肝经，质重沉降，有较强的平肝潜阳作用，可治疗肝阳上亢之头晕目眩。

①配伍牛黄、胆南星、羚羊角等清热化痰、息风止痉药，既能镇惊安神，又能平肝潜阳，可治痰热内盛所致惊痫抽搐、癫狂发作者。

②配伍代赭石、牡蛎、白芍等药，如镇肝熄风汤（《医学衷中参西录》），治疗肝阴不足，肝阳上亢之头晕目眩、烦躁易怒等。

（3）收敛固涩：本品味涩能敛，有收敛固涩之功，宜用于遗精、滑精、遗尿、尿频、崩漏、带下、自汗、盗汗等多种正虚滑脱之症。

①配伍芡实、沙苑子、牡蛎等固精止遗药，如金锁固精丸（《医方集解》），治疗肾虚遗精、滑精。

②配伍桑螵蛸、龟甲等，如桑螵蛸散（《本草衍义》），治疗心肾两虚之小便频数、遗尿者。

③配伍黄芪、海螵蛸、五倍子等，如固冲汤（《医学衷中参西录》），治疗气虚不摄，冲任不固之崩漏。

④配伍牡蛎、浮小麦、五味子等，治疗表虚自汗、阴虚盗汗者。

⑤配伍牡蛎、人参、附子等，以回阳救逆固脱，可治大汗不止、脉微欲绝的亡阳证。

（4）收湿敛疮：本品性收涩，煅后外用有收湿、敛疮、生肌之效，治疗湿疮痒疹、疮疡久溃不敛。

①配伍牡蛎，研粉外敷，宜用于湿疮流水、痒疹。

②若疮疡溃久不敛，常与枯矾等份，共研细末，掺敷患处。

【用法用量】煎服，15~30g，先煎；外用适量。镇惊安神、平肝潜阳宜生用；收敛固涩宜煅用。

【注意事项】湿热积滞者不宜使用。因本品有收敛固涩作用，表邪未解、余热未清、湿热泻痢、血热出血者慎用，以免闭门留寇。

【古籍摘要】

《神农本草经》："主心腹，鬼注，精物老魅，咳逆，泄痢脓血，女子漏下，症瘕坚结，小儿热气惊痫。"

《药性论》："逐邪气，安心神，止冷痢及下脓血，女子崩中带下，止梦泄精，梦交，治尿血，虚而多梦纷纭加而用之。"

《本草纲目》："益肾镇惊，止阴疟，收湿气脱肛，生肌敛疮。"

【现代药理】龙骨可以使骨骼肌松弛，具有调节神经功能和肌肉活动的潜力。龙骨能调节机体免疫功能，有利于消除溃疡和促进伤口的恢复。龙骨还有镇静、催眠、抗痉厥、促进血液凝固、降低血管通透性等作用。

【临证体悟】

（1）宁神止悸：本品质重，为重镇安神的常用药，可治疗心神不宁之心悸失眠及惊痫癫狂。配伍珍珠母，适用于寐浅易醒、多梦者。

（2）治疗尿崩症：临证常以生龙骨、生牡蛎、枸杞、菟丝子、川黄柏、砂仁、北沙参、炒杜仲，水煎服，治疗尿崩症。

（3）治疗阴虚盗汗：临证常以龙骨、人参、莲肉、麦门冬，水煎服，治疗阴虚盗汗。

（4）骨齿之别：龙齿为古代哺乳动物如三趾马类、犀类、鹿类、牛类、象类等的牙齿的化石，药性功用与龙骨相似，为镇静安神之佳品，但无龙骨收敛固涩之功效。

【实战经验】龙骨质重沉降，可重镇安神、固涩收敛，使浮越之阳气得以潜藏，以治疗因心神不宁、肝阳上亢引起的失眠多梦、心悸易惊，使心神得以安定，从而改善睡眠质量，亦能缓解焦虑烦躁。

龙骨能平肝潜阳，常用其治眩晕。对于肝阳上亢、肝风内动所致的头晕目眩、耳鸣耳聋，可用龙骨平抑肝阳、息风止眩。龙骨能制约亢奋之肝阳，使气血调和，眩晕自止，尤其适合因情绪波动、劳累过度而诱发的眩晕患者。

临床遗泄之疾，如遗精、滑泄、崩漏、带下等因肾气不固、脾虚失摄所致的疾病，在治疗时常配伍龙骨以固涩止遗，增强肾的封藏功能，防止精气外泄，同时健脾益气，促进气血生化。

对于小儿惊风、癫痫等痰火扰心、神志不宁所致的疾病，本人善用龙骨安神定志、平息内风。龙骨能清心火、镇惊痫，配合其他化痰息风药物，共同达到控制病情、减少发作的目的。

龙骨不仅内服有效，外用亦能强筋健骨，促进骨折愈合。在治疗骨折、骨质疏松等骨骼疾病时，会结合龙骨研末外敷或配伍于内服方剂中，利用其补益肝肾、强筋壮骨之功，加速骨骼修复，增强骨骼韧性。

酸枣仁

（宁心安神，敛汗生津）

【基本概述】

入药部位：鼠李科植物酸枣的干燥成熟种子。

别名：棘仁、械枣实。

产地：辽宁、河北、山西、内蒙古、陕西。

性味：甘、酸，平。

归经：归肝、胆、心经。

功效：养心补肝，宁心安神，敛汗，生津。

【临床应用】

（1）养心补肝：酸枣仁味甘，入心、肝经，能养心阴、益肝血。尤宜于治疗心肝阴血亏虚，心失所养之虚烦不眠、惊悸多梦，常配伍知母、茯苓、川芎等，如酸枣仁汤（《金匮要略》）。

（2）宁心安神：酸枣仁为养心安神之要药。

①治心脾气血亏虚之惊悸不安、体倦失眠者，常与黄芪、当归、人参等补养气血药配伍，如归脾汤（《校注妇人良方》）。

②治阴虚血少之惊悸多梦、梦遗健忘者，常与生地黄、五味子、丹参等药配伍，如天王补心丹（《摄生秘剖》）。

（3）敛汗：酸枣仁味酸能敛，有收敛止汗之效，常用治体虚自汗、盗汗，多与五味子、山茱萸、黄芪等益气固表止汗药同用。

（4）生津：酸枣仁味甘、酸，有敛阴生津止渴之功，可用治津伤口渴者，常与生地黄、麦冬、天花粉等养阴生津药同用。

【用法用量】煎服，10~15g。

【注意事项】酸枣仁味酸涩而收敛力强，胃酸较多者少用。

【古籍摘要】

《名医别录》："主烦心不得眠，脐上下痛，血转，久泄，虚汗，烦渴，补中，益肝气，坚筋骨，助阴气，能令人肥健。"

《本草纲目》："其仁甘而润，故熟用疗胆虚不得眠、烦渴虚汗之证。生用疗胆热好眠，皆足厥阴、少阳药也。"

《本草再新》："平肝理气，润肺养阴，温中利湿，敛气止汗，益志定呵，聪耳明目。"

【现代药理】酸枣仁中主要含有三萜皂苷类、生物碱类和黄酮类成分，还含挥发油、糖类、蛋白质及有机酸等成分。

（1）助眠作用：酸枣仁所含总生物碱、不饱和脂肪酸可镇静安眠，延长总睡眠时间，选择性使深睡眠时间明显延长，且不良反应很小。

（2）保护心血管作用：酸枣仁水煎液能抗心肌缺血、降低血脂，对心血管系统有保护作用。

（3）保护脑血管作用：酸枣仁所含总生物碱可调节大脑内分泌功能，缓解患者紧张焦虑状态，间接起到降低血压的作用，并可减轻缺血性脑损伤。

【临证体悟】酸枣仁为安神要药，养血安神效果较好，可治疗心肝血虚所致的失眠惊悸与阴虚阳亢之虚烦失眠。

酸枣仁最常与夜交藤配伍，用于安神助眠，不分虚实，均可奏效。含有酸枣仁的安眠主方酸枣仁汤，治疗阴血亏虚、肝血不足之失眠临床效果较好。

酸枣仁临床可用于治疗脑窍失养之头晕多寐、嗜睡健忘、记忆力下降。脑胶质瘤化疗后嗜睡，应首先祛痰通便，配合生酸枣仁30g，与石菖蒲、郁金同用，可加快恢复。

【实战经验】对于不寐日久，属心脾两虚，心脉失养证者，本人投酸枣仁汤加减以养血安神、清热除烦。其中重用酸枣仁30g以养血补肝、宁心安神；伍夜交藤、珍珠母、生磁石等重镇安神；茯苓、知母宁心安神，滋阴清热；川芎调畅气机，助酸枣仁养血调肝。若心慌心悸，可加山茱萸、刘寄奴等补益心气；若脾虚腹泻，可加陈皮、炒白术等益气健脾；若情志不舒，可加佛手、郁金等疏肝调气。随症加减3个月余，可见患者诸症减轻，睡眠转佳。

心悸合并不寐，属心气血不足证者，应投归脾汤加减以益气补血、健脾养心。其中酸枣仁宁心安神；黄芪、白术益气健脾，以资气血生化之源；当归、白芍养阴补血；木香理气醒脾，使补而不滞。若见心烦，可加栀子、黄连等清心泻火；

若见胁痛口苦，可加柴胡、夏枯草等清泻肝火；若见口燥咽干，可加生地黄、麦冬、玄参等养阴生津；若见手脚腰腹凉，可加补骨脂、川续断、菟丝子等温而不燥、补而不腻之品，增加温补肾阳能力。随症加减 2 个月余，可见患者诸症减轻。

灵芝

（补气安神，止咳平喘）

【基本概述】

入药部位：多孔菌科真菌赤芝或紫芝的干燥子实体。现多为人工培育品种，全年可采收。

别名：瑞草、仙草。

产地：辽宁、河北、山西、内蒙古和陕西。

性味：甘，平。

归经：归心、肺、肝、肾经。

功效：补气安神，止咳平喘。

【临床应用】

（1）补气安神：灵芝味甘性平，入心经，能补心血、益心气、安心神，宜用于气血不足、心神失养之心神不宁、失眠、惊悸、多梦、健忘、体倦神疲、食少者，可单用，或与当归、白芍、酸枣仁等药同用。

（2）止咳平喘：灵芝味甘，入肺经，能补益肺肾之气，止咳平喘。

①用治肺虚咳喘，可单用或与黄芪、党参、五味子等药同用。

②用治虚劳短气、不思饮食，常与人参、山茱萸、山药等配伍。

【用法用量】内服：煎汤，10~15g；研末，1~3g；浸酒，30g。

【注意事项】实证及外感初起者忌用；脾胃虚寒者慎用。

【古籍摘要】

《神农本草经》："赤芝，味苦平。主胸中结，益心气，补中，增慧智，不忘。柴芝，味甘温。主耳聋，利关节，保神，益精气，坚筋骨，好颜色。"

《药性论》："保神益寿。"

《本草纲目》："紫芝，疗虚劳，治痔。"

【现代药理】灵芝中主要含多糖、核苷类、呋喃类、甾醇类、生物碱、三萜类、油脂类、氨基酸及蛋白质类、酶类、有机锗及微量元素等成分。

灵芝能双向调节器官生理功能。灵芝水煎液能增强心肌收缩力，增加冠状动脉血流量，降低心肌耗氧量，有抗凝血、抑制血小板聚集及抗过敏作用，有抗心律失常、降压的作用。

灵芝所含多糖类物质有免疫调节、降血糖、抗衰老、抗肿瘤、抗氧化、抗过敏、刺激造血系统、提高缺氧耐受力作用。

【临证体悟】灵芝补五脏之气，益五脏之虚，补而不腻，可用于五脏衰竭患者，用量10~30g。赤灵芝善入心，紫灵芝善入肾。配伍参类，可大补元气，野生灵芝效果更佳。

灵芝是血管"清道夫"，可降低血脂、清除血管斑块，且具有抗衰老、抗氧化作用，以3~5g煮水代茶饮可用于美容保健。

灵芝所含的多糖类成分，既能降血糖，又可抗肿瘤，用于冠心病、糖尿病、各类癌瘤，以及放化疗引起的骨髓抑制、白细胞减少症，可减轻放化疗毒副作用，提高生活质量。

【实战经验】对于心悸，属心肾阳虚，心脉瘀阻者，本人选用沈氏女科"益气养心散"（赤灵芝、西洋参、三七粉）加味合"生脉饮"，佐活血化瘀之品，以补益心肾、活血通络。此类患者心肾阳虚，心阳不振，阴寒凝滞，心脉瘀阻，故振奋心阳乃取效之本。治疗应以补虚为主，兼以化瘀。因"气为血之帅，血为气之母，气行则血行"，故气虚必血瘀，可加桑枝、木瓜、佛手等调畅气机，使气行则血行，亦可加丹参、刘寄奴、赤芍、川牛膝、三七等活血化瘀之品以助血行，改善心脏微循环。若见头痛，可加天麻、葛根等平肝息风。若畏寒肢冷，可加麻黄、附子，其中麻黄需生用，但防麻黄发汗太过，用量仅为5g，且需同时加入五味子、麦冬等以滋阴，防其燥热。随症加减2个月余，患者症状消失，可停服汤药，改用本人经验方"益气养心散"代茶饮，巩固其效，未再复诊。

对于肺胀久病，证属肺肾两虚、痰瘀互结者，则给予经验方"益气养心散"合《温病条辨》三仁汤及《韩氏医通》三子养亲汤化裁，以益气养心、祛痰化瘀。此类患者初期病位在肺，日久累及心脏，合并出现心力衰竭、呼吸衰竭等危急重症，病势危重。本人审时度势，以急救为先，治疗以益气养心补虚为主，兼以祛痰化瘀泻实，补虚泻实同治。方中西洋参加量至10g另煎兑服，大补心气之力，三七5g养血活血，赤灵芝10g益五脏之气、养五脏之血，诸药共奏益气养心、活血通脉之效，配伍丹参、苦参治疗心动过速，用三仁汤以宣上、畅中、渗下、利三焦痰湿，合三子养亲汤以清化痰热。若兼皮肤痒，选加紫草、白鲜皮等以清热凉血、祛风止痒；若血压升高，选加钩藤、天麻、珍珠母、石决明等以平肝降压；若头痛，选加生蔓荆子、白芷、川芎等以清利头目。随症加减调方数月后，患者多见诸症基本消除，工作生活如常，生活质量显著提高。

平肝息风药

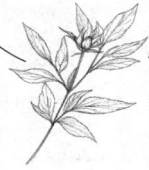

凡以平肝潜阳或息风止痉为主要功效，常用以治疗肝阳上亢或肝风内动之证的药物，称平肝息风药。根据功效及主治的差异，可将其分为平抑肝阳药及息风止痉药两类。其中，平抑肝阳药多为质重之介类或矿石类药物，性偏寒凉，具质重潜降之性，重在平肝潜阳，代表药物有珍珠母、牡蛎、石决明等；息风止痉药则多为虫类药，重于平息肝风、缓解痉挛抽搐，代表药物有钩藤、天麻、地龙等。

本类药物均入肝经，具有平肝潜阳、息风止痉的功效，主要用于治疗肝阳上亢证及肝风内动证。肝阳上亢多由于肝肾阴虚，阴不制阳，肝阳亢扰于上所致，症见眩晕耳鸣、头目胀痛、面红目赤、急躁易怒、腰膝酸软、头重脚轻、脉弦等；肝风内动多由肝阳化风、热极生风、阴虚动风或血虚生风等所致，症见眩晕欲仆、痉挛抽搐、项强肢颤等。部分药还可用治心神不宁、目赤肿痛、呕吐呃逆、喘息、血热出血以及风中经络之口眼歪斜、风湿痹痛等症。

使用平肝息风药时应根据病因病机及兼证的不同，进行相应的配伍。如属阴虚阳亢者，多配伍滋养肝肾之药，益阴以制阳；若肝火亢盛，则当配伍清肝火药。由于肝风内动以肝阳化风多见，故息风止痉药常与平抑肝阳药合用；若热极生风，当配伍清热泻火解毒之品；若血虚生风，则配伍滋补阴血之品；脾虚慢惊风，多与补气健脾药同用；兼窍闭神昏者，当配伍开窍药；兼心神不安、失眠多梦者，当配伍安神药；兼夹痰邪者，应与化痰药配伍。

本类药物有性偏寒凉或性偏温燥的不同，故应区别使用。脾虚慢惊者，不宜寒凉之品；阴虚血亏者，当忌温燥之药。由于介类、矿石类药材质地坚硬，故入汤剂应打碎先煎。个别有毒性的药物用量不宜过大，孕妇慎用。

珍珠母

（平肝定惊，明目退翳）

【基本概述】

入药部位：蚌科动物三角帆蚌、褶纹冠蚌或珍珠贝科动物马氏珍珠贝的贝壳。

别名：珠牡丹、珠母、真珠母、明珠母、蚌壳。

产地：江苏、浙江、广东、广西、海南。

性味：咸，寒。

归经：归肝、心经。

功效：平肝潜阳，安神定惊，明目退翳。

【临床应用】

（1）平肝潜阳：珍珠母咸寒，主入肝经，有平肝潜阳、清泻肝火之功。

①治疗肝阳上亢之头痛眩晕者，常与石决明、牡蛎、磁石等平肝潜阳药同用，以增强平抑肝阳作用。

②治疗肝阳上亢之烦躁易怒者，可与钩藤、菊花、夏枯草等清肝火药配伍。

③治疗肝阴不足、肝阳上亢所致的头痛眩晕、耳鸣、心悸失眠等症，常与白芍、生地黄、龙齿等同用，如甲乙归藏汤（《医醇賸义》）。

（2）安神定惊：珍珠母质重入心经，有安神定惊之功。

①治疗心神不宁、惊悸失眠，可与朱砂、龙骨、酸枣仁等安神药配伍。

②治疗癫痫、惊风抽搐，可配伍天麻、钩藤等息风止痉药。

（3）明目退翳：珍珠母性寒，有清肝、明目、退翳之功。

①用治肝热目赤、羞明、翳障，常与石决明、菊花、车前子等同用。

②用治肝虚目暗、视物昏花，则与枸杞子、女贞子等配伍以养肝明目。

③治疗夜盲症，可与苍术、木贼或动物肝脏同用。

此外，珍珠母研细末外用，能燥湿收敛，用治湿疮瘙痒、溃疡久不收口、口疮等症。用珍珠母粉内服可治胃、十二指肠球部溃疡；制成眼药膏外用，可治疗白内障、角膜炎及结膜炎等。

【用法用量】煎服，10~25g，先煎。生用或煅用，用时打碎。

【注意事项】珍珠母属性寒镇降之品，故脾胃虚寒者及孕妇慎用。

【古籍摘要】

《饮片新参》："平肝潜阳，安神魂，定惊痫，消热痞、眼翳。"

《本草纲目》："珍珠入厥阴肝经，故能安魂魄，止遗精白浊，解痘疗毒，主难产，下死胎胞衣。"

【现代药理】珍珠母的主要成分为碳酸钙。另含有机质，少量镁、铁等微量元素及其他有机成分。

（1）降压作用：珍珠母水煎液能降低血浆肾素活性、降低血管紧张素的含量，加速体内缩血管物质失活，使血管扩张而发挥降压作用。

（2）镇静安眠作用：珍珠母富含钙、铁、钠、钾等微量元素，可抑制神经和骨骼肌兴奋，作用于睡眠期，发挥镇静安眠作用。

（3）抗抑郁作用：珍珠母蛋白能够抑制酪氨酸羟化酶，阻断酪氨酸合成多巴胺，从而抑制去甲肾上腺素的合成，发挥抗抑郁作用。

此外，珍珠母还有抗惊厥、抗肝损伤、延缓衰老、抗氧化、抗肿瘤、抗过敏、抗溃疡、提高免疫功能等作用。

【临证体悟】

（1）珍珠粉有止痛消炎和促进溃疡愈合的作用，可治疗口疮。

（2）珍珠母可治疗内眼疾患（如晶体混浊、视神经萎缩）。珍珠母、苍术、人参，水煎服，日服2次，可治肝虚目昏、视物模糊、夜盲等症。

（3）外用珍珠粉，可以美白、控油、祛痘、去黑头、淡斑、生肌。《本草纲目》云："珍珠，除黑暗。"

【实战经验】临证若见高血压，证属肝阳上亢者，有颜面潮红、头晕烦躁、失眠多梦、口苦尿黄等症，应给予珍决汤（珍珠母30g，生决明子10~30g，白菊花10g）治疗。其中珍珠母清泻肝火，重镇安神；生决明子清肝明目，泄热通便；白菊花泄热平肝，降低血压。三味中药用水熬成汤剂，共奏清肝泄热、润肠通便之功，服药后患者血压多能得到有效控制。

对于失眠合并心悸，证属心脾两虚，心脉失养者，应给予珍珠母、生磁石、生牡蛎、夜交藤等重镇安神，党参、丹参、苦参等益气养血，加山茱萸、刘寄奴补益心气，黄连、石韦等改善心悸，佛手疏肝解郁、调畅气机，以达气血同调之力。随症加减3个月余，多可见患者诸症减轻，基本痊愈。

牡蛎

（软坚散结，制酸止痛）

【基本概述】

入药部位：牡蛎科动物长牡蛎、大连湾牡蛎或近江牡蛎的贝壳。

别名：蛎蛤、左顾牡蛎、牡蛤、海蛎子壳、海蛎子皮、左壳、海蛎子、蛎黄、生蚝、鲜蚵、蚝仔、古贲。

产地：广东、福建、浙江、江苏、山东。

性味：咸，微寒。

归经：归肝、胆、肾经。

功效：潜阳补阴，重镇安神，软坚散结，收敛固涩，制酸止痛。

【临床应用】

（1）潜阳补阴：生牡蛎咸寒质重，入肝经，有平肝潜阳、益阴之功，用治肝阳上亢之眩晕耳鸣。

①用治水不涵木，阴虚阳亢之眩晕耳鸣等症，常与龟甲、龙骨、白芍等同用，如镇肝熄风汤（《医学衷中参西录》）。

②治疗热病日久，灼烁真阴，虚风内动之四肢抽搐等症，则与龟甲、鳖甲、生地黄等同用，以滋阴息风止痉，如大定风珠（《温病条辨》）。

（2）重镇安神：生牡蛎质重能镇，有重镇安神之功，治疗心神不宁、惊悸失眠等症，常配伍龙骨、桂枝等，如桂枝甘草龙骨牡蛎汤（《伤寒论》），亦可配伍酸枣仁等养血安神之品。

（3）软坚散结：生牡蛎味咸，能软坚散结，治疗瘰疬痰核、癥瘕痞块。

①治疗痰火郁结之痰核、瘰疬、瘿瘤等，常与浙贝母、玄参等配伍，如消瘰丸（《医学心悟》）。

②用治血瘀气滞之癥瘕痞块，常与鳖甲、丹参、莪术等药同用。

（4）收敛固涩：煅牡蛎有收敛固涩作用，可用于多种滑脱不禁之证。

①治疗自汗、盗汗，常与麻黄根、浮小麦等同用，如牡蛎散（《太平惠民和剂局方》），亦可用牡蛎粉扑撒汗处，有止汗作用。

②治疗肾虚遗精、滑精，常与沙苑子、龙骨、芡实等配伍，如金锁固精丸（《医方集解》）。

③治疗尿频、遗尿，可与桑螵蛸、金樱子、益智仁、龙骨等同用。

④治疗崩漏、带下，常与海螵蛸、山茱萸、山药等配伍。

（5）制酸止痛：煅牡蛎有制酸止痛作用，用治胃痛泛酸，可与海螵蛸、浙贝母、瓦楞子、海蛤壳等药同用。

【用法用量】煎服，9~30g，先煎。生用或煅用，用时打碎。潜阳补阴、重镇安神、软坚散结宜生用；收敛固涩、制酸止痛宜煅用。

【注意事项】体虚有寒者忌用；可引起便秘或消化不良，不宜久服或多服，个别患者用药后可见吐泻。

【古籍摘要】

《神农本草经》："主伤寒寒热，温疟洒洒，惊恚怒气，除拘缓鼠瘘，女子带下赤白。久服强骨节，杀邪气，延年。"

《海药本草》："主男子遗精，虚劳乏损，补肾正气，止盗汗，去烦热，治伤寒热痰，能补养安神，治孩子惊痫。"

《本草纲目》："化痰软坚，清热除湿，止心脾气痛，痢下赤白浊，消疝瘕积块，瘿疾结核。"

【现代药理】 牡蛎主要含碳酸钙、磷酸钙及硫酸钙，以及镁、铁、铝、硅等多种无机元素和多种氨基酸。

（1）保肝作用：牡蛎水煎液能够显著降低急性肝损伤小鼠血清 ALT、AST 含量，减轻肝细胞损伤程度，对小鼠的急性肝损伤有保护作用。

（2）镇静抗惊厥作用：牡蛎粉可抑制小鼠惊厥反应，可明显延长小鼠睡眠时间，具有镇静、抗惊厥作用。

（3）抗肿瘤作用：牡蛎天然活性肽能有效抑制胃癌 BGC-823 细胞增殖活动，具有显著的诱导细胞凋亡作用。

（4）抑制胃酸作用：牡蛎壳的主要成分碳酸钙和磷酸钙在液体中呈碱性，可以中和胃酸，从而降低胃酸酸度，减少胃酸对胃黏膜的刺激和损伤。

（5）增强免疫功能作用：牡蛎糖胺聚糖能显著降低 I 型单纯疱疹病毒感染小鼠的死亡率，延长其存活时间，并明显提高病毒感染小鼠的胸腺指数和脾指数，增强巨噬细胞吞噬能力。

【临证体悟】

（1）本品味咸可软坚散结，性微寒可解热，故最宜化顽痰壅热。《本草纲目》曰："化痰软坚，清热除湿……消疝瘕积块，瘿疾结核。"

（2）生煅牡蛎之分：生牡蛎咸寒软坚、化痰散结，主要治疗甲状腺肿大、乳腺增生、子宫肌瘤、淋巴结肿大、卵巢囊肿等；质重能镇，有重镇安神之功，可用于治疗精神疾病，如抑郁症、精神分裂症。煅牡蛎咸寒质重，入肝经，有平肝潜阳、益阴之功，用治肝阳上亢引起的高血压、头昏、眩晕、头痛等；有收敛固涩的功效，可用于自汗、盗汗、2 型糖尿病、围绝经期综合征、虚汗症等，同时也可以用于男性的遗精、早泄、阳痿等，以及女性带下病；还有制酸止痛的功效，常用于反流性食管炎、胃溃疡等胃酸分泌过多的疾病。

（3）牡蛎具有保肝解毒、增强免疫功能、抗肿瘤等药理作用，临床可用于胃癌、上颌癌、多发性骨髓瘤、乳腺癌等恶性肿瘤及迁延性肝炎、慢性肝炎、肝硬化等肝胆系统疾病。

（4）脾胃虚寒患者及肾炎、肾功能不全患者不宜大量长期使用。

【实战经验】 对于反流性食管炎患者，应给予生牡蛎、蒲公英制酸止痛；加白及、百合健脾和胃，同时白及可以保护消化道黏膜，防止出现溃疡。若心慌气短，动则加剧，可加三参饮（党参、丹参、苦参）益气活血，健脾养心，因党参较为燥热，故可以太子参易之，以益气健脾、气阴双补；若失眠早醒，可加炒酸枣仁、夜交藤等养心安神；若不思饮食，可加山药、神曲、砂仁等健脾开胃。

孕早期阴道出血，见疲倦乏力、畏寒、纳差等症者，属脾肾亏虚，胎元不固，应予健脾固肾之法，投以杞菊地黄汤补肾安胎，加生牡蛎、生龙骨、仙鹤草、茜草、藕节炭收敛止血；又加升麻、葛根升举阳气，山药、神曲健脾和胃，砂仁化湿开胃、理气安胎；胎前宜清，故加选黄芩清热安胎，防止胎热动血。

钩藤
（息风定惊，清热平肝）

【基本概述】

入药部位：茜草科植物钩藤、大叶钩藤、毛钩藤、华钩藤或无柄果钩藤的干燥带钩茎枝。

别名：鹰爪风、倒挂刺。

产地：广西、广东、湖南、江西、四川。

性味：甘，凉。

归经：归肝、心包经。

功效：息风定惊，清热平肝。

【临床应用】

（1）息风定惊：钩藤味甘性凉，入肝、心包二经，长于清心包之火，泄肝经之热，有息风止痉作用，为治肝风内动和惊痫抽搐之常用药，尤宜于热极生风所致四肢抽搐及小儿高热惊厥等。

①治疗温热病热极生风之惊痫抽搐，多与羚羊角、白芍等同用，如羚角钩藤汤（《通俗伤寒论》）。

②治疗小儿急惊风之壮热神昏、牙关紧闭、手足抽搐，可配伍天麻、全蝎、僵蚕等，如钩藤饮子（《小儿药证直诀》）。

③治疗小儿惊哭夜啼，多与蝉蜕、薄荷等同用。

（2）清热平肝：钩藤性凉，主入肝经，既能清肝热，又能平肝阳，故可用治肝火上攻或肝阳上亢之头胀、头痛、眩晕等症。

①属肝火上攻者，常与夏枯草、栀子等配伍。

②属肝阳上亢者，常与天麻、石决明等药同用，如天麻钩藤饮（《中医内科杂病证治新义》）。

【用法用量】水煎服，后下，3~12g。

【注意事项】钩藤性凉，应小剂量使用。

【古籍摘要】

《名医别录》:"主小儿寒热,惊痫。"

《本草纲目》:"大人头旋目眩,平肝风,除心热,小儿内钓腹痛,发斑疹。"

《本草述》:"治中风瘫痪,口眼歪斜,及一切手足走注疼痛,肢节挛急。又治远年痛风瘫痪,筋脉拘急作痛不已者。"

【现代药理】钩藤主要含吲哚类生物碱(如钩藤碱、异钩藤碱、去氢钩藤碱、异去氢钩藤碱类)、三萜类成分(如常春藤苷元、钩藤苷元等)及黄酮类成分(如槲皮素、槲皮苷等)。

(1)降压作用:钩藤所含生物碱能够降低高血压动物的平均血压和心肌收缩力,能通过扩张血管、降低心输出量直接降压,也能通过阻断神经传导、抑制神经递质分泌间接降压。

(2)镇静、抗惊厥、抗癫痫作用:钩藤所含生物碱能够显著抑制中枢神经系统的突触传递,表现出明显的镇静和抗癫痫作用,降低大脑皮层中脂质过氧化物水平,具有抗惊厥作用。

(3)抗心律失常作用:钩藤能抑制多种离子通道,阻滞钙离子通道,抑制希氏束向浦肯野纤维传导,达到抗心律失常的目的。

【临证体悟】

(1)清肝平肝:钩藤在临床常用于降血压,尤其适宜肝阳上亢的高血压,宜后下,15~30g,配伍夏枯草效果更佳。

(2)息风止痉:钩藤可治疗抽搐、惊厥、中风等症,尤其是癫痫、小儿急慢惊风及脑血管疾病。小儿用药需根据年龄、体重、身高及个体差异,酌情调整剂量,确保安全有效。

【实战经验】对于高血压合并心悸,证属痰瘀互结,毒损心络者,予沈氏女科经验方"降压四味汤"(钩藤、泽泻、川芎、莱菔子),以祛痰为主。又佐生龙骨、生牡蛎软坚祛痰;石菖蒲、郁金豁痰透窍;丹参、郁金等活血化瘀,痰瘀同治;泽兰、车前草、莱菔子通利二便,给邪以出路;同时配合苦参祛痰泻火,止心悸。在辨证论治的同时,可选加酸枣仁、夜交藤养血安神,选加珍珠母、生龙骨重镇安神,或选加石韦、葛根、野菊花等具有抗心律失常作用的药物提高疗效。调治1个月余,多可见心悸悉除,血压恢复正常。

曾治疗高血压合并不寐,证属阴血亏虚,经脉瘀阻者,予天麻钩藤饮合桃红四物汤化裁,以补益肝肾、养血活血。患者产后失血过多,精血亏虚,失于调养,导致肝肾亏虚之月经停闭、血压波动及心慌眠差诸症。治疗投以天麻、钩藤、石决明平肝降逆;生杜仲、桑寄生滋补肝肾;辅以夜交藤养血安神、祛风通络;伍炒酸枣仁、浮小麦养心安神,收敛止汗;选用桃仁、红花、丹参、泽兰等养血活血，祛瘀通经；佐以枸杞子、生地黄、黄精等滋补肝肾之阴，补而不腻；菟丝子、泽兰益精养血，活血调经；山茱萸、刘寄奴养心强心。诸药合用，清、平、养并用，心、肝、肾同治，仅经前至经期第 4 天日服 1 次，间断服药 3 个月，不仅血压平稳，睡眠改善，且闭经得以痊愈。

地龙
（清热定惊，通络利尿）

【基本概述】

入药部位：钜蚓科动物参环毛蚓、通俗环毛蚓、威廉环毛蚓或栉盲环毛蚓的干燥体。

别名：蚯蚓、引无。

产地：广东、广西、浙江。

性味：咸，寒。

归经：归肝、脾、膀胱经。

功效：清热定惊，通络，平喘，利尿。

【临床应用】

（1）清热定惊：地龙性寒，善清热息风、定惊止痉，适用于热极生风所致的高热神昏、抽搐癫狂等症，多配伍钩藤、牛黄、全蝎等清热息风止痉。

（2）通络：地龙性善走窜，长于通行经络，适用于经络阻滞、血脉不畅所致关节痹痛、肢体麻木。

①用治风寒湿痹，肢体关节疼痛、酸楚等症，可与老鹳草、鸡血藤、桑枝等祛风散寒、通络止痛药配伍。

②治疗气虚血滞，中风半身不遂、肢体麻木等症，常与黄芪、当归、川芎等补气活血之品配伍，如补阳还五汤（《医林改错》）。

（3）平喘：地龙性寒降泄，长于清肺平喘，用治邪热壅肺，肺失肃降之喘息不止、喉中哮鸣有声者，可配伍麻黄、杏仁、石膏等行清肺化痰、止咳平喘之功。

（4）利尿：地龙咸寒走下入肾，能清热结而利水道。

①治疗湿热水肿，可与泽泻、木通、芦根等清热利水药配伍。

②用于热结膀胱之小便不利，甚则尿闭不通，可配伍车前子、滑石、萹蓄等利尿通淋之品。

【用法用量】 水煎服，3~10g。

【注意事项】 地龙为虫类药，走窜于经络，活血剔络力强，易动气动血，气虚血虚甚者慎用。此外，对异体蛋白过敏者忌用。

【古籍摘要】

《本草纲目》："上食槁壤，下饮黄泉，故其性寒而下行。性寒故能解诸热疾，下行故能利小便、治足疾而通经络也。主伤寒疟疾，大热狂烦，及大人、小儿小便不通，急慢惊风、历节风痛，肾脏风注，头风齿痛，风热赤眼，木舌喉痹，鼻息瘜耳，秃疮瘰疬，卵肿脱肛，解蜘蛛毒，疗蚰蜒入耳。"

《本草拾遗》："疗温病大热，狂言，主天行诸热，小儿热病癫痫。"

《滇南本草》："味苦、辛，性寒。祛风。治小儿瘛疭惊风，口眼歪斜，强筋，治痿软。"

【现代药理】地龙主要含蚯蚓解热碱、蚯蚓毒素，以及嘌呤、胆碱、氨基酸和微量元素等成分。

（1）抗凝作用：地龙提取物中所含纤维溶解酶能抗凝血而不影响止血，蚓激酶可促进纤维蛋白溶解，保证血管内血液畅通。

（2）降血压、血脂作用：地龙脂质含有类血小板活性因子，可通过降低肾脏局部醛固酮水平等降压；蚯蚓冻干粉可降低 TG、TC 和 LDL-C 水平，升高 HDL-C 水平。

（3）抗炎、抗过敏、平喘作用：地龙有抗炎、抗组胺、抗过敏、解痉作用，蚯蚓素对支气管哮喘的治疗有效率达 76%。

（4）抗肿瘤、免疫调节作用：蚯蚓纤维溶解酶对肿瘤有一定抑制作用，地龙活性蛋白可明显提高机体体液免疫功能，能促进淋巴细胞转化和 B 细胞反应的加强。

（5）解热作用：地龙解热的有效成分为蚯蚓解热碱，其作用于体温调节中枢，使散热增加，对各种原因引起的发热均有明显退热作用。

（6）抗惊厥、抗癫痫作用：地龙的活性成分对亚甲烯四氮唑及咖啡因引起的惊厥有拮抗作用。地龙有抗癫痫作用，其机制可能是使海马区谷氨酸含量下降，γ-氨基丁酸的含量增加。

【临证体悟】

（1）活血通络：出血性中风、缺血性中风的恢复期及后遗症期，颈椎病及风寒袭络引起的肢体麻木不仁、月经量少、经闭等病症皆可使用。

（2）平肝降压：地龙适用于高血压，尤其是舒张压升高，属肾虚所致的小络脉瘀滞者。

（3）解痉平喘：地龙可用于肺纤维化所致的气喘胸闷、气短、口唇发绀等肺脉瘀滞之症。

【实战经验】对于风湿性关节炎，证属气滞湿停，痹阻经络者，本人给予地龙、泽兰以剔络通痹，化瘀利水；伍茵陈清利湿热；柴胡、枳壳、白芍理气化湿；

辅以生薏苡仁、木瓜清利湿邪；鸡血藤、伸筋草舒筋活络；石菖蒲、郁金透窍和中，理气活血；老鹳草、路路通、三七粉活血通络。若食欲不佳，可加山药、神曲健脾开胃，振奋运化；若肢体肿胀明显，可加茯苓、泽泻利水消肿。患者连服2个月，可见食纳增加，症状减轻。

对于癫痫，证属肾气不足，脑络不通者，本人给予地龙、丹参、鸡血藤等活血通络之品。若见关节疼痛，可加木瓜、生薏苡仁、徐长卿等祛风通络止痛；若见健忘失眠，可加酸枣仁、夜交藤等养血安神；若见腰酸腰痛，可加川牛膝、川续断等补益肾气，强壮腰膝。随症加减3个月后，可见患者病情稳定，癫痫发作频率降低，持续时间缩短。

对于肺热喘急患者，可予麻杏石甘加地龙汤，以清热化痰、宣肺平喘。若痰热壅盛之痰液黄稠难咯，可加瓜蒌、川贝母、竹茹等清热化痰；若喘息不得平卧，可加葶苈子、桑白皮、紫苏子等降气平喘；若口干口渴，可加麦冬、天花粉等生津止渴。对地龙过敏者，可使用桂枝易之。

闭经，属脾虚痰湿、气虚血瘀证者，可予补阳还五汤合二陈汤化裁以健脾化湿、补气通络。方中地龙活血通经，半夏、橘红、陈皮理气化痰，黄芪补气健脾，川芎、赤芍、桃仁、红花活血祛瘀。此外，可配合川续断、杜仲、桑寄生等调肾之品以调肾阴阳，阳中求阴，滋阴生血；配合鸡血藤、香附等养血活血理气之品，使气行则血行。

开窍药

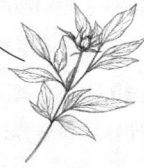

凡以开窍醒神为主要功效，常用以治疗闭证神昏的药物，称为开窍药。因具辛香走窜之性，又称芳香开窍药。根据开窍药的药性和主治差异，一般将其分为凉开和温开两类。凉开类药物，性多寒凉，善于清心泻火、开窍醒神，适用于热闭神昏之证，代表药物有牛黄、冰片、麝香等；温开类药物，性偏温热，长于行气开窍、温通心阳，适用于寒闭神昏之证，代表药物有石菖蒲、苏合香等。

本类药物辛香走窜，皆入心经，具有通关开窍、醒脑回苏的作用，主要用治温病热陷心包、痰浊蒙蔽清窍之神昏谵语，以及惊风、癫痫、中风等病所致猝然昏厥、痉挛抽搐。此外，部分开窍药兼有活血、行气、止痛、解毒等功效，兼治血瘀气滞之心腹疼痛、经闭癥瘕、目赤咽肿、痈疽疔疮等。

开窍药虽具有辛香走窜之共性，然闭证又有寒闭、热闭之分，临证时需辨证准确。对于面青、身凉、苔白、脉迟之寒闭，须施"温开"之法，宜选用药性辛温的开窍药，配伍温里祛寒之品；对于面红身热、苔黄、脉数之热闭，当用"凉开"之法，宜选用药性寒凉的开窍药，配伍清热泻火解毒之品。因开窍药为救急、治标之品，且能耗伤正气，故只宜暂服，中病即止，不可久用，孕妇及体虚者慎用。此外，开窍药其性辛香，有效成分易于挥发，内服多不宜入煎剂，宜入丸剂、散剂服用。

石菖蒲

（开窍豁痰，化湿和胃）

【基本概述】

入药部位：天南星科植物石菖蒲的干燥根茎。

别名：水剑草、石蜈蚣、水蜈蚣、葛蒲。

产地：四川、浙江、江苏。

性味：辛、苦，温。

归经：归心、胃经。

功效：开窍豁痰，化湿和胃，宁神益志。

【临床应用】

（1）开窍豁痰：石菖蒲辛开苦燥温通，芳香走窜，善化湿、豁痰、辟秽而开窍醒神，治痰湿秽浊之邪蒙蔽清窍所致神志昏乱。

①治疗中风痰迷心窍之神志昏乱、舌强不能语，常与半夏、天南星、陈皮等燥湿化痰药同用，如涤痰汤（《济生方》）。

②若治痰热蒙蔽之高热、神昏谵语者，常与郁金、半夏、竹沥等配伍，如菖蒲郁金汤（《温病全书》）。

③治痰热癫痫抽搐，可与枳实、竹茹、黄连等配伍，如清心温胆汤（《古今医鉴》）。

（2）化湿和胃：石菖蒲气味芳香，具有化湿醒脾和胃之功。

①若治湿热蕴伏之身热吐利、胸闷、舌苔黄腻者，可与黄连、厚朴等配伍，如连朴饮（《霍乱论》）。

②若治湿热毒盛，水谷不纳、里急后重之噤口痢，又常与黄连、茯苓、石莲子等配伍，如开噤散（《医学心悟》）。

（3）宁神益志：石菖蒲入心经，开心窍，具有宁心安神益智、聪耳明目之功。

①治健忘，常与人参、茯苓等配伍，如不忘散（《证治准绳》）、开心散（《千金要方》）。

②治劳心过度、心神失养所致的失眠、多梦、心悸怔忡，常与人参、白术、龙眼肉等配伍，如安神定志丸（《杂病源流犀烛》）。

③治心肾两虚所致耳鸣耳聋、头昏、心悸，常与菟丝子、女贞子、五味子等配伍，如安神补心丸（《中药制剂手册》）。

④若湿浊蒙蔽，见头晕、嗜睡、健忘、耳鸣、耳聋等症，又常与茯苓、远志、龙骨等配伍，如安神定志丸（《医学心悟》）。

【用法用量】煎服，3~10g。鲜用或生用，鲜品加倍。

【注意事项】阴虚阳亢、烦躁汗多、咳嗽、吐血、精滑者慎服。

【古籍摘要】

《神农本草经》："主风寒湿痹，咳逆上气，开心孔，补五脏，通九窍，明耳目，出声音。久服轻身，不忘，不迷惑，延年。"

《本草纲目》："治中恶卒死，客忤癫痫，下血崩中，安胎漏，散痈肿。捣汁服，解巴豆、大戟毒。"

《本草备要》："补肝益心，去湿逐风，除痰消积，开胃宽中。疗噤口毒痢，风痹惊痫。"

【现代药理】石菖蒲中含有多种化学成分，包括挥发油类、黄酮类、醌类、生物碱类、三萜皂苷类、苯丙素类、有机酸类、氨基酸类及糖类等多种化合物，其中挥发油类为石菖蒲的主要有效成分，石菖蒲挥发油中以β-细辛醚和α-细辛醚含量最高。

（1）镇惊疗痫作用：石菖蒲挥发油可调节癫痫大鼠脑内的兴奋性与抑制性氨基酸的平衡，达到镇惊抗癫痫的作用。

（2）调节胃肠运动作用：石菖蒲挥发油中的β-细辛醚、α-细辛醚对离体家兔肠管自发性收缩幅度均有抑制作用，可拮抗组胺、乙酰胆碱等导致的肠管痉挛，且呈剂量依赖性，具有增强大鼠肠管蠕动及小鼠肠道推进功能。

（3）解痉平喘作用：石菖蒲总挥发油对豚鼠气管平滑肌具有解痉作用，β-细辛醚能增加小鼠腹腔注射酚红后离体气管段酚红排出量，延长小鼠咳嗽的发作潜伏期，减少咳嗽次数，呈现出较好的平喘、祛痰和镇咳作用。

（4）改善血液循环作用：石菖蒲挥发油及β-细辛醚可通过延长凝血酶原时间、活化部分凝血活酶、改善血液黏滞性，发挥抗血栓、抗心肌缺血损伤等作用。

【临证体悟】

（1）开窍消导：石菖蒲善入心经，既能豁痰开窍、宁神镇惊，治疗痰蒙清窍的热病神昏、癫痫痰厥、精神失常、健忘耳鸣之症；又能芳香化浊，治疗湿阻中焦的胸脘胀满、不思饮食、食积不化、苔腻脉滑之症。一般医者投石菖蒲常以开窍为重，而疏其化浊之力。而石菖蒲实为消食良药，尤宜于痰闭食阻证。

（2）治疗耳鸣：耳鸣之为病，实则风火痰瘀毒，虚则精气血不足，但终归耳窍被蒙也。石菖蒲辛温芳香，《神农本草经》谓其有"通九窍，明耳目，出声音"之功能。《名医别录》记载："聪耳明目，益心窍。"石菖蒲可谓开耳窍之圣药，有化痰开窍、通心气的功效。临床每遇耳鸣患者，常在辨证的基础上酌加石菖蒲，每获良效。

【实战经验】曾治某脑梗死患者，证属痰浊蒙窍，脑窍受阻，予涤痰汤，以豁痰开窍、祛痰通络。因患者就诊时正值暑湿季节，故加竹茹、藿香清热利湿祛暑；加红花、牡丹皮、赤芍活血化瘀；加桃仁、丹参增强活血通腑之力。若视物不清，可加白菊花清肝明目；若心烦热甚，可加黄连、栀子等清心除烦；若失眠惊悸，可加生牡蛎、生龙骨等重镇安神。随症加减连服30剂后，患者头晕头重消失，左侧肢体活动较前灵活，巴宾斯基征未引出，故停服汤药，半年后复查CT示脑梗死面积明显减小。

曾治某耳鸣患者，证属气血不足，肾精亏损，可予开窍散（石菖蒲、阿胶珠、蝉蜕、柴胡）补肾疏肝，透窍息风。配伍升麻、川牛膝升降调畅气机；丹参养血活血和血；生牡蛎重镇降逆，潜降肝阳；云苓、陈皮、生山楂健脾和胃。若伴头晕目眩，可加天麻、钩藤等平肝息风；若伴口干舌燥，可加麦冬、天花粉等润燥生津；若伴腰膝酸软，可加枸杞子、山茱萸等补肾益精。连服14剂后，患者耳鸣消失，腰膝酸软明显减轻，改服杞菊地黄胶囊，每次5粒，每日3次。连服1个月后，患者病情稳定，未再复诊。

补虚药

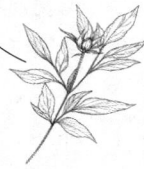

凡具有补虚扶弱作用，功能治疗人体虚损不足的药物，称为补虚药，又可叫作补益药。据药性、功效及临床应用的不同，可将其分为补气药，补阳药、补血药、补阴药。补气药味甘，性多温或平，适用于气虚证，代表药物有人参、党参、黄芪、白术、山药、白扁豆等；补阳药味甘、辛、咸，性温热，适用于阳虚证，代表药物有鹿茸、淫羊藿、巴戟天、仙茅、杜仲等；补血药多甘温质润，适用于血虚证，代表药物有当归、熟地黄、白芍、阿胶、何首乌等；补阴药多味甘性寒，适用于阴虚证，代表药物有沙参、百合、石斛、麦冬、玉竹、龟甲、鳖甲等。

本类药物味多甘，性分温、寒，补气药大多归脾、肺经，补阳药多归肾经，补血药多归心、肝经，补阴药多归肺、胃、肝、肾经。其功能补虚扶弱，具体又有补气、补阳、补血、补阴之别。补虚药主要用于虚证。虚证的临床表现比较复杂，但就其"证类"概括起来，不外气虚、阳虚、血虚、阴虚四类。气虚或阳虚表示机体活动能力减弱或衰退，在临证中表现为"形不足"；血虚与阴虚表示机体精血津液的损耗或枯竭，在临证中表现为"精不足"。治疗这些虚证的基本原则，正如《素问·阴阳应象大论篇》所言："形不足者，温之以气；精不足者，补之以味。"

运用补虚药时，除应根据虚证的不同类型选用相应的补虚药外，还应充分重视人体气、血、阴、阳相互依存的关系，或补气药和补阳药同用，或补血药和补阴药相辅，或气血双补，或益气养阴同用，或阴阳并补。如邪盛正衰或正气虚弱而病邪未尽者，则配伍祛邪药以"扶正祛邪"，达到邪去正复的目的。此外，使用补虚药时，还应注意顾护脾胃，适当配伍健脾消食药，以促进运化，使补虚药能充分发挥作用。

补虚药原为虚证而设，凡身体健康，并无虚弱表现者，不宜滥用，以免导致阴阳平衡失调，气血不和，"误补益疾"。实邪方盛，正气未虚者，以祛邪为要，亦不宜用本类药，以免"闭门留寇"。

人参

（大补元气，复脉固脱）

【基本概述】

入药部位：五加科植物人参的干燥根和根茎。

别名：神草、土精、地精、鬼盖。

产地：主产于吉林、辽宁、黑龙江。以吉林抚松县所产人参产量最大、质量最好，称吉林参。

性味：甘、微苦，微温。

归经：归脾、肺、心、肾经。

功效：大补元气，复脉固脱，补脾益肺，生津养血，安神益智。

【分类】

（1）按生长环境区分：野生者称"野山参"；栽培者称"园参"；产于朝鲜者称"高丽参"。

（2）按加工方法区分：直接晒干者称"生晒参"；蒸熟晒干者称"红参"；经焯煮、排针、顺针、灌糖、干燥所得者称为"糖参""白糖参"。

【临床应用】

（1）大补元气，复脉固脱：本品甘温补虚，能大补元气、复脉固脱，为拯危救脱之要药。

①凡大汗、大吐、大泻、大失血或大病、久病所致元气虚极欲脱，气息微弱、汗出不止、脉微欲绝的危重证候，单用人参大剂量浓煎服，如独参汤。

②若气虚欲脱兼见汗出、四肢逆冷等亡阳征象者，常与回阳救逆的附子同用，以补气固脱、回阳救逆，如参附汤。

③若气虚欲脱兼见汗出身暖、渴喜冷饮、舌红干燥等亡阴征象者，本品兼能生津，常与麦冬、五味子配伍，以补气养阴、敛汗固脱，如生脉散。

（2）补脾益肺：本品归脾经，为补脾气之要药，亦长于补肺气。

①凡脾气虚弱，倦怠乏力、食少便溏者，常与白术、茯苓、甘草配伍，如四君子汤。

②凡肺气虚弱，咳嗽无力、气短喘促、声低懒言、咳痰清稀、自汗脉弱者，常与黄芪、五味子、紫菀等药同用，如补肺汤。

（3）生津养血：本品味甘，能补气以生血、养血，又能生津。

①脾气虚衰，气虚不能生血，以致气血两虚、久病虚赢者，可与白术、当归、熟地黄等药配伍，如八珍汤。

②气津两伤，身热烦渴、口舌干燥、汗多、脉大无力者，常与石膏、知母同用，如白虎加人参汤。

（4）安神益智：本品归心经，能补益心气、安神益智。适用于心气虚弱之心悸怔忡、胸闷气短、失眠多梦、健忘等。

①若心脾两虚，气血不足，心悸失眠、体倦食少者，常配伍黄芪、当归、龙眼肉等药，如归脾汤。

②若心肾不交，阴亏血少，虚烦不眠、心悸健忘者，则配伍生地黄、当归、酸枣仁等药，如天王补心丹。

【用法用量】煎服，3~9g；挽救虚脱可用 15~30g，文火另煎兑服。

【注意事项】不与藜芦、五灵脂、白萝卜同用。实证、热证及湿热内盛正气不虚者忌服人参。

【古籍摘要】

《医学启源》："治脾胃阳气不足及肺气促，短气、少气，补中缓中，泻肺脾胃中火邪。"

《神农本草经》："主补五脏，安精神，定魂魄，止惊悸，除邪气，明目，开心益智。"

《药性论》："主五脏气不足，五劳七伤，虚损瘦弱，吐逆不下食，止霍乱烦闷呕哕，补五脏六腑，保中守神。"

【现代药理】本品富含人参皂苷以及糖类、黄酮类、氨基酸、挥发油、蛋白质和无机元素等多种化学成分。

（1）对中枢神经系统的作用：本品对中枢神经系统有双向调节作用，与成分和用量有关。人参皂苷 Rg 类有兴奋作用，Rb 类有抑制作用，小剂量为兴奋，大剂量为抑制。

（2）对免疫系统的作用：本品能提高和调节免疫功能，人参皂苷可促进 IgG、IgA、IgM 的生成及淋巴细胞的转化，在免疫功能低下时，可使白细胞数量回升，促进巨噬细胞功能恢复正常。

（3）对血流与造血系统的作用：人参皂苷能抗凝，促进纤维蛋白溶解，抑制血小板和红细胞聚集，促进骨髓造血。

（4）对心血管系统的作用

①兴奋心脏：其兴奋心脏的机制主要为抑制心肌细胞膜上 Na^+, K^+-ATP 酶活性，使细胞内钠离子增加，从而促进钠离子与钙离子交换，使钙离子内流增加而加强心肌收缩力；亦能通过促进儿茶酚胺释放，产生肾上腺素样强心作用。

②抗心肌缺血：其抗心肌缺血作用与心得安相类似，机制主要有扩张冠状动脉、促进细胞对葡萄糖的摄取与利用、提高糖酵解和有氧分解能力、增强能量供

应、降低严重缺氧情况下大脑和心肌的乳酸含量等。

③扩张血管、调节血压：扩张血管的主要活性成分为人参皂苷 Re、Rg1、Rb2、Rc，对血压有双向调节作用，与剂量和机体功能状态有关。

（5）对内分泌系统的作用：人参可以兴奋下丘脑－垂体－肾上腺皮质轴和下丘脑－垂体－性腺轴，人参总皂苷还可刺激胰岛释放胰岛素。

（6）对物质代谢的作用：人参能够调节糖代谢，促进蛋白质及核酸合成，并能调节脂质代谢。

（7）抗衰老作用：人参能抑制 B 型单胺氧化酶活性，降低大脑皮层去甲肾上腺素水平。

（8）抗应激作用：人参通过调节皮质激素水平影响代谢，能稳定细胞膜和溶酶体膜，从而减轻机体在应激反应中所受的伤害。

【临证体悟】人参为治虚劳内伤第一要药，能大补元气、补脾益肺、生津止渴、安神益智、安胎，可使元气充沛、脾肺气足、阴血津液得以化生，故凡一切气、血、阴津不足之证皆可应用。

【实战经验】临证曾治一位虚劳患者，症见心悸怔忡、健忘失眠、腹胀、大便溏薄、体倦神疲、面色萎黄、形体消瘦、心神不宁，舌淡，苔薄白，脉细弱。治以益气补血、健脾养心。本人投以归脾汤（白术 10g、茯神 10g、黄芪 10g、龙眼肉 10g、酸枣仁 10g、人参 10g、木香 10g、炙甘草 10g、当归 10g、远志 10g）。方中黄芪甘温，补脾益气，龙眼肉甘平，二者共同补脾养心；人参、白术皆为补脾益气之要药，与黄芪相伍，补脾益气之功益著；当归补血养心，酸枣仁宁心安神，二药与龙眼肉相伍，补心血、安神志之力更强；茯神养心安神，远志宁神益智；更佐理气醒脾之木香，与诸补气养血药相伍，可使其补而不滞；炙甘草补益心脾之气；又用生姜、大枣，调和脾胃，以资化源。每日 1 剂，水煎分 2 次服。连服 14 剂，自觉体力好转，心神安宁，纳佳，诸症皆缓。嘱再服 7 剂巩固疗效，后患者眠佳，体力提高。

附药

西洋参

【基本概述】

入药部位：五加科植物西洋参的干燥根。

别名：花旗参。

产地：产于美国威斯康星州者最佳，亦产于加拿大、法国。

性味：甘、微苦，凉。

归经：归心、肺、肾经。

功效：补气养阴，清热生津。

【临床应用】

（1）补气养阴：本品具有与人参相似的益气救脱功效，而药力较逊，药性偏凉，且长于补肺气，兼能养肺阴、清肺热，亦能补心气，兼养心阴。

①凡治疗耗伤元气及阴津所致的神疲乏力、气短息促、汗出不止、心烦口渴、尿短赤涩、脉细数无力等气阴两脱证，常与麦冬、五味子等药同用。

②治疗火热耗伤肺之气阴所致的短气喘促、咳嗽痰少或痰中带血等症，可与玉竹、麦冬、川贝母等药同用。

③治疗心之气阴两虚的心悸心痛、失眠多梦，宜与炙甘草、麦冬、生地黄等药同用。

（2）清热生津：本品既能补气，又能生津，还可清热。

①热伤气津所致的身热汗多、口渴心烦、体倦少气、脉虚数等症，常与西瓜翠衣、竹叶、麦冬等品同用，如清暑益气汤。

②若用治消渴病之气阴两伤证，可配伍黄芪、山药、天花粉等益气养阴生津之品。

【用法用量】 煎服，3~6g，另煎兑服；入丸散剂，每次 0.5~1g。

【注意事项】 不宜与藜芦同用。本品性寒凉，中阳衰微，胃有寒湿者不宜服用。

【古籍摘要】

《本草从新》："补肺降火，生津液，除烦倦。虚而有火者相宜。"

《医学衷中参西录》："能补助气分，兼能补益血分，为其性凉而补，凡欲用人参而不受人参之温补者，皆可以此代之。"

【现代药理】 西洋参的主要活性成分为皂苷类，另外还包含多糖、挥发油、微量元素及氨基酸等多种活性成分。

（1）对中枢神经系统的作用：皂苷类是西洋参的主要成分，人参皂苷具备调节中枢神经系统和外周神经系统的作用，总皂苷具备抑制和镇静中枢的作用。

（2）对心血管系统的作用：西洋参具有预防心律不齐、心肌缺血和心肌氧化的功效。其中人参皂苷 Rb1 和 Re 能够保护心肌缺血、降糖。

（3）对免疫系统的影响：西洋参中的多糖具有增强免疫功能的作用，并且其作用强于西洋参中的皂苷类成分。

（4）抗肿瘤作用：西洋参中的人参皂苷 Rg3 是公认的抗癌化合物，具有较强的抗增殖活性。

（5）抗氧化及抗衰老作用：西洋参中的麦芽糖醇能有效清除自由基，表现出较强的抗氧化能力。人参皂苷 Rg1 具备抗衰老、消除疲劳、提升记忆力等作用。人参皂苷 Rg1、Re、Rb1 和 Rd 可以通过抑制自由基介导的脂质过氧化反应，使细胞膜免受氧自由基的影响，保护肾近端小管。

【临证体悟】

（1）西洋参能养阴清火生津，适用于气虚阴亏火旺者，症见咳嗽痰血、虚热烦倦、内热消渴、咽干口燥等。

（2）沈氏女科"益气养心散"：将三七、西洋参、赤灵芝等量打粉，每日服用 3~6g，可用于治疗心脏诸疾及气阴两虚诸症。

【实战经验】糖尿病患者，症见虚热烦倦、咽干口燥、舌边尖红、苔薄黄、脉洪数。治以养阴清火生津，本人投肺胃双清方。予生石膏 30g、知母 15g、生薏苡仁 60g、车前草 30g、地骨皮 10g、泽泻 10g、桑寄生 10g、西洋参 5g，另煎兑服，煎 2 次取汁，入薏苡仁熬粥分食。服 7 剂后，可见内热减轻，诸症皆缓。再服 7 剂以巩固疗效。

冠心病患者，症见心胸隐痛、心悸怔忡、五心烦热、口燥咽干、潮热盗汗、舌红少苔、脉细数。本人投以经验方益气养心散，三七 20g、西洋参 20g、赤灵芝 20g 共同研末，每日服用 3~6g。三七行气活血，西洋参补气养阴、清热生津，赤灵芝养心安神，三药共起益气养心之效。共服 14 剂，诸症好转。

党参

【基本概述】

入药部位：桔梗科植物党参、素花党参或川党参的干燥根。

别名：黄参。

产地：前二者主产于甘肃、四川；后者主产于四川、湖北、陕西。

性味：甘，平。

归经：归脾、肺经。

功效：补脾益肺，养血生津。

【临床应用】

（1）补脾益肺：本品味甘性平，主归脾、肺二经，有与人参类似的补益脾肺之气的作用而药力较弱，为补中益气之良药。

①治脾气虚弱之倦怠乏力、食少便溏等症，常与补气健脾除湿的白术、茯苓等同用，如四君子汤。

②治肺气亏虚之咳嗽气短、声低懒言等症，可与黄芪、蛤蚧等药同用，以补益肺气、定喘止咳。

（2）养血生津

①本品有补气生津、气血双补之功，故适用于气血两虚证，常配伍黄芪、当归、熟地黄等药，以增强补益气血之功。

②气津两伤之气短口渴及内热消渴，可与麦冬、五味子、黄芪等药同用。

【用法用量】煎服，9~30g。

【注意事项】不宜与藜芦同用，禁用于血糖升高者。

【古籍摘要】

《本草从新》："主补中益气，和脾胃，除烦渴，中气微弱，用以调补，甚为平安。"

《本草正义》："力能补脾养胃，润肺生津，健运中气，本与人参不甚相远，其尤可贵者，则健脾运而不燥，滋胃阴而不湿，润肺而不犯寒凉，并血而不偏滋腻，鼓舞清阳，振动中气，而无刚燥之弊。"

【现代药理】党参主要含党参多糖、党参苷、植物甾醇、微量元素等成分。

（1）改善肺功能作用：党参多糖可能通过促进肺泡细胞的吞噬作用缓解相关炎症反应，从而改善慢性阻塞性肺病症状。

（2）抗消化性溃疡作用：党参多糖能增加胃黏膜、胃壁厚度，促进肠绒毛生长，推动肠蠕动，提高消化能力。党参炔苷能提高前列腺素的含量，对抗胃泌素的泌酸作用，刺激胃黏膜合成、释放表皮生长因子。

（3）对免疫系统的作用：党参多糖是天然免疫调节剂，能通过调节 T 细胞循环维持小鼠 T 细胞平衡。

（4）抗衰老作用：党参醇提取物对 DPPH 自由基具有清除作用，从而中断机体内氧化反应而发挥抗衰老的作用。党参多糖可拮抗 D- 半乳糖诱导的小鼠衰老，可提高果蝇的平均寿命及最高寿命。

（5）改善心功能作用：党参水溶液能降低左室舒张末期压，对心肌缺血及再灌注损伤具有保护作用，延缓慢性心力衰竭的发生及发展。

（6）升血糖作用：党参的主要成分是糖类，从而具有升血糖作用。

【临证体悟】

（1）健脾补肺：本品配伍白术、黄芪、白扁豆、山药，可用于肺脾气虚所致的心慌气短、咳嗽咳喘、四肢乏力、食欲不振等病症。

（2）益气生津：本品配伍百合、北沙参、麦冬、玉竹，可用于气阴两虚所致的口鼻干燥、胃脘灼热、大便秘结等病症。

【实战经验】心悸患者，症见心慌气短、咳嗽咳喘、四肢乏力、食欲不振、舌淡、苔白滑、脉弱。治以健脾益气，本人投四君子汤（党参 10g，白术 10g，云苓 10g，甘草 10g）。党参补脾益肺，白术健脾燥湿，加强益气助运之力；云苓健脾渗湿；甘草益气和中，既可加强党参、白术益气补中之功，又能调和诸药。每日

1剂，水煎分2次服，14剂后诸症皆消。

中暑患者，症见气短懒言，神疲乏力，动辄尤甚，自汗、盗汗，舌干红少苔，脉虚数。治以益气生津、敛阴止汗。本人投生脉散（麦冬10g，五味子10g，人参10g），方中党参补气生津；麦冬甘寒，养阴清热，润肺生津，与党参相合，则气阴双补；五味子酸敛，既敛阴止汗，又能收敛耗散之肺气而止咳。三药相合，一补一润一敛，既补气阴之虚，又敛气阴之散，使气复津生。共服5剂，诸症皆消，中病即止。

太子参

【基本概述】

入药部位：石竹科植物孩儿参的干燥块根。

别名：童参、孩儿参。

产地：主产于江苏、山东。

性味：甘、微苦，平。

归经：归脾、肺经。

功效：益气健脾，生津润肺。

【临床应用】

（1）益气健脾：本品既能补脾气，又能养阴生津，且其性平偏凉，属补气药中的清补之品。

①治脾气虚弱、胃阴不足所致食少倦怠、口干舌燥者，可与山药、石斛等益脾气、养胃阴之品同用。

②治气阴不足之倦怠自汗、口干口渴，而不宜温补者，常配伍黄芪、五味子、麦冬等益气固表、养阴生津药。

（2）生津润肺：本品能补肺气、润肺燥，治肺气阴不足之燥咳痰少、舌红少苔者，可配伍南沙参、麦冬、知母等补肺气、养肺阴药。

【用法用量】煎服，9~30g。

【注意事项】不宜与藜芦同用。

【古籍摘要】

《本草再新》："治气虚肺燥，补脾土，消水肿，化痰止渴。"

《饮片新参》："补脾肺元气，止汗生津，定虚悸。"

《江苏植药志》："治胃弱消化不良，神经衰弱。"

《中药志》："治肺虚咳嗽，脾虚泄泻。"

【现代药理】太子参主要含环肽类、苷类、糖类、氨基酸类、磷脂类、挥发油类、脂肪酸类、油脂类、甾醇类和微量元素等化学成分。

（1）免疫调节作用：太子参总皂苷能增加小鼠免疫器官的重量，激活小鼠网状内皮系统的吞噬功能，对小鼠免疫反应后血清中溶血素的生成有一定的促进作用。

（2）降血糖作用：太子参环肽E可明显促进前脂肪细胞的分化过程，增强成熟脂肪细胞的胰岛素敏感性，从而提高脂肪细胞对葡萄糖的吸收。

（3）抗肿瘤、抗氧化作用：太子参内生真菌具有一定的抗肿瘤、抗氧化活性。

（4）心肌保护作用：从太子参中提取的皂苷类和多糖类成分均可减轻氯化钴刺激心肌细胞H9c2带来的缺氧损伤，提示其作用机制可能为通过保护细胞膜及抗氧化应激来保护细胞免受氧化损伤。

（5）改善肺功能作用：太子参乙酸乙酯部位能使慢性肺塞性肺病大鼠的肺气道阻力下降、动态肺顺应性升高，调节多种细胞因子水平，减轻气道炎症，从而改善肺功能。

【临证体悟】

（1）太子参为补气药中的"轻补"之品，常用于治疗脾胃虚弱之食欲不振、倦怠无力，气阴两伤之干咳痰少、自汗气短，以及温病后期气虚津伤之内热口渴、心悸失眠、头昏健忘等症。

（2）血糖高者需补气时可用太子参代替党参；表实邪盛者不宜用太子参。

【实战经验】心悸失眠患者，症见心悸气短、神疲乏力、心烦失眠，且因脾胃虚弱而见食欲不振、倦怠无力，舌淡红少津，苔少，脉细数。治以益气养阴，健脾养心。本人处方为太子参10g，麦冬10g，天冬10g，云苓10g。太子参益气健脾、生津润肺，麦冬养阴润肺、益胃生津，合用可共奏益气养阴之效，直达病所。云苓健脾养心安神，天冬增强补阴之功效。诸药合用，共奏益气养阴之效。患者诉服7剂药后乏力、气短、心悸均缓解，心悸次数减少，程度减轻，睡眠安稳。再服7剂，诸症皆消。

黄芪

（补气升阳，利水消肿）

【基本概述】

入药部位：豆科植物蒙古黄芪或膜荚黄芪的干燥根。

别名：黄参、血参、绵芪。

产地：主产于山西、甘肃、黑龙江、内蒙古。

性味：甘，微温。

归经：归脾、肺经。

功效：补气升阳，利水消肿，生津养血，益卫固表，行滞通痹，敛疮生肌。

【临床应用】

（1）补气升阳，利水消肿，生津养血：本品甘温，入脾经，为补益脾气之要药。

①治脾气虚弱之倦怠乏力、食少便溏者，可单用熬膏服，或与人参、白术等补气健脾药同用。

②尤长于治疗脾虚中气下陷的久泻脱肛、内脏下垂，与升麻、柴胡等补中益气、升阳举陷药配伍，如补中益气汤。

③补气以摄血，治脾虚不能统血所致失血，常与人参、白术等补气摄血药同用，如归脾汤。

（2）益卫固表：本品能补肺脾之气，益卫固表以止汗。

①治脾肺气虚，卫气不固所致表虚自汗者，常与牡蛎、麻黄根等收敛止汗药配伍，如牡蛎散。

②若因卫气不固，表虚自汗而易感风邪者，又当配伍白术、防风等补气固表、祛风散邪药，如玉屏风散。

③本品也可用治阴虚盗汗，但须与生地黄、黄柏等滋阴降火药同用，如当归六黄汤。

（3）行滞通痹，敛疮生肌：本品能补气以行血，补气以通痹，亦可使正气旺盛，可收托毒排脓、生肌敛疮之效。

①治中风后遗症，常配伍当归、川芎、地龙等活血通络药，如补阳还五汤。

②治疮疡中期，正虚毒盛不能托毒外达而见疮形平塌、根盘散漫、难溃难腐者，常配伍人参、当归、升麻、白芷等补益气血、解毒排脓药，如托里透脓散。

【用法用量】煎服，9~30g。益气补中宜蜜炙用，其他多生用。

【注意事项】凡表实邪盛、内有积滞、阴虚阳亢、疮疡初起或溃后热毒尚盛等证均不宜用。蜜炙黄芪有糖，故中老年患者，特别是血糖高者慎用。

【古籍摘要】

《本草汇言》："补肺健脾，实卫敛汗，驱风运毒之药也。"

《医学衷中参西录》："能补气，兼能升气，善治胸中大气（即宗气）下陷。"

《本草备要》："生用固表，无汗能发，有汗能止，温分肉，实腠理，泻阴火，解肌热；炙用补中，益元气，温三焦，壮脾胃。生血，生肌，排脓内托，疮痈圣药。痘症不起，阳虚无热者宜之。"

【现代药理】黄芪主要含黄芪皂苷、黄酮类、多糖、氨基酸等成分。

（1）保肝、保护心脏作用：黄芪苷能对抗肝损伤，表现为减轻肝毒引起的病变。黄芪甲苷可增强心功能，且不增加心肌耗氧量。黄芪皂苷可扩张冠状动脉，对抗缺血、缺氧引起的心肌受损，增加血管弹性。

（2）对泌尿系统的作用：黄芪甲苷可降低尿蛋白，降低血清肌酐、尿素氮水平，改善蛋白质代谢紊乱，对糖尿病肾病、肾炎与轻中度肾衰竭有改善作用。黄芪煎剂有利尿作用，且持续时间长，不易产生耐受性。

（3）降压、降糖作用：黄芪水煎剂可降低血压，扩张外周血管，调节中枢神经肽。黄芪多糖能调节胰岛素敏感性、改善血糖。

（4）抗菌、抗病毒作用：黄芪提取液可增强机体免疫功能，抑制白色念珠菌等细菌。黄芪多糖可显著抗结核菌感染。黄芪能抑制病毒引起的流感、滤泡性口腔炎、流行性出血热等病。

【临证体悟】

（1）蜜炙者补气升阳之力偏重，生用者固表托疮、利尿止汗之力偏重。但中老年患者，特别是血糖高者不宜蜜炙用，故应用以生黄芪为主，系补气之首选药。

（2）黄芪既可利水，又可消除尿蛋白，还具有广谱的抗菌作用，且是治疗肾炎、肾衰竭的一味效药。

（3）黄芪与当归是提高免疫力、抗过敏的有效药对，临证应用比例一般为1：1，气虚明显时以3：1的比例较佳。

（4）黄芪量大容易引起腹胀，使用时应配伍陈皮以健脾理气。生黄芪大量使用时易产生虚热，应任选玄参、天花粉、麦冬其一以制约其燥性。

【实战经验】 曾治某慢性肾小球肾炎患者，查尿常规：蛋白（+++），偶有红细胞，症见身重麻木浮肿，苔白腻，脉细滑。该患者为心源性水肿，属风水，治以益气祛风、健脾利水，本人投以防己黄芪汤（防己10g，生黄芪15g，白术10g，炙甘草5g，生姜3g，大枣5枚）。防己祛风止痛，黄芪补气固表利水，二者同用，既能祛风而不伤正，又能益气固表而不留邪。白术补气健脾祛湿，既增强防己的祛湿行水之效，又助黄芪益气固表之功。煎煮时加入生姜以加强防己的祛风湿作用，加大枣以助黄芪和白术补脾气，姜枣同用以调和营卫。甘草益气和中，调和各药，同时兼佐使之用。上方每日1剂，水煎分2次服。连服7剂，舌苔如前，脉已不滑。再服7剂，已无明显症状，嘱仍服六味地黄浓缩丸，加正心泰胶囊善后。

曾治某免疫力低下患者，症见易疲倦、乏力、食欲降低、睡眠较浅，兼易外感。治以补气生血。气血为人之根本，气血调则百病消。本人投以当归补血汤 [黄芪10g，当归（酒洗）10g]。黄芪大补脾肺之气，以滋养气血生化；当归可补阴血，以使阳生阴长，气旺血生。二者相互结合，共起补气生血之效，提高免疫功能。每日1剂，水煎分2次服。连服14剂，诸症皆轻。嘱其再服7剂，以巩固疗效。

白术

（补气健脾，燥湿利水）

【基本概述】

入药部位：菊科植物白术的干燥根茎。

别名：术、冬术、浙术等。

产地：主产于浙江、安徽。

性味：甘、苦，温。

归经：归脾、胃经。

功效：补气健脾，燥湿利水，补虚止汗，和胃安胎。

【临床应用】

（1）补气健脾：白术为补气健脾第一要药，甘温补虚，苦温燥湿。可用于治疗脾气虚弱，运化失职，水湿内生所致食少、便溏或泄泻、痰饮、水肿、带下诸症，对于脾虚湿滞证有标本兼顾之效。

①治脾虚有湿之食少便溏或泄泻者，常配伍人参、茯苓等药，如四君子汤。

②治脾虚中阳不振，痰饮内停者，常与桂枝、茯苓等药配伍，如苓桂术甘汤。

③治脾虚水肿者，可与黄芪、茯苓、猪苓等药同用。

④治脾虚湿浊下注之带下清稀者，又可配伍山药、苍术、车前子等药，如完带汤。

⑤常取其健脾益气之功，配伍后用于脾虚中气下陷、脾不统血及气血两虚等证。

（2）燥湿利水，补虚止汗：白术的作用与黄芪相似而力稍弱，多用治气虚自汗。

①本品单用可治汗出不止。

②治脾肺气虚，卫气不固之表虚自汗、易感风邪者，常与黄芪、防风等补益脾肺、祛风散邪药配伍，如玉屏风散。

（3）和胃安胎：白术益气健脾，脾健气旺则胎儿得养而自安，故有安胎之功。适用于妊娠期女性，脾虚气弱，生化无源所致胎动不安之症。

①治气虚兼内热者，可配伍黄芩以清热安胎。

②治兼有气滞之胸腹胀满者，可配伍紫苏梗、砂仁等以理气安胎。

③治气血亏虚之胎动不安或滑胎者，宜配伍人参、黄芪、当归等以益气养血安胎，如泰山磐石散。

④治肾虚胎元不固，可与杜仲、川续断、阿胶等同用以补肾安胎。

【用法用量】煎汤，10~15g。

【注意事项】阴虚内热、津液亏耗者慎用。

【古籍摘要】

《神农本草经》："主风寒湿痹，死肌，痉，疸，止汗，除热，消食。"

《名医别录》："主大风在身面，风眩头痛，目泪出，消痰水，逐皮间风水结肿，除心下急满，霍乱吐下不止，利腰脐间血，益津液，暖胃，消谷嗜食。"

【现代药理】白术主要含苍术酮、苍术醇等挥发油，以及内酯类化合物、果糖、菊糖、白术多糖及氨基酸等成分。

（1）对消化系统的作用：白术醇提取液能刺激胃蛋白酶分泌，水煎液能加速结肠运动。

（2）调节水液代谢的作用：白术煎剂有利尿作用，能促进钠的排出，可起到消腹水作用。

（3）安胎作用：白术醇提取物能抑制子宫兴奋性收缩和紧张性收缩，维持妊娠时子宫平滑肌的静息状态。

（4）降血糖、血脂、血压作用：白术具有加速体内葡萄糖代谢和阻止肝糖原分解的活性，能显著降低血糖，调节血脂紊乱，降低血压，减少糖尿病并发症和高血压并发症的发生。

【临证体悟】

（1）运脾健脾：炒白术的运脾作用胜于健脾。运脾主要在于利湿和胃，健脾主要在于补益脾气。本品配伍生薏苡仁、神曲、山药，可用于脾虚泄泻、完谷不化者，如慢性腹泻、慢性结肠炎、慢性胃肠炎等病症。

（2）燥湿利水：本品配伍茯苓、泽泻、泽兰、白花蛇舌草，适用于脾虚湿盛引起的浮肿、尿少，如尿潴留、慢性肾炎及肾功能衰竭。

（3）补气安胎：本品配伍生黄芪、砂仁、生杜仲、菟丝子，适用于脾肾两虚引起的胎元不固、胎漏、胎动不安等症。

【实战经验】临证治疗脾虚湿滞所致食少便溏的患者，治法为运脾健脾，应给予参苓白术散（莲子肉9g，薏苡仁9g，砂仁6g，炒桔梗6g，白扁豆12g，茯苓15g，人参15g，甘草10g，白术15g，山药15g）。本方为健脾止泻常用方，方中人参大补脾胃之气，白术、茯苓健脾渗湿；山药、莲子肉既能健脾，又有涩肠止泻之功，二药可助参、术健脾益气，兼以厚肠止泻；桔梗以益肺气而成培土生金之功，甘草健脾和中、调和药性，共为使药。诸药相合，益气健脾，渗湿止泻。7剂后，可见纳谷香，胃口佳，便溏缓解，再服7剂，诸症消失。

急性肾炎水肿患者，症见身重麻木、浮肿，苔白腻，脉细滑。本人给予防己黄芪汤（防己10g，黄芪15g，白术10g，炙甘草5g，生姜3g，桑寄生10g，川续断 15g，鹿角霜 10g，大枣 5 枚），以达燥湿利水之效。方中防己祛风胜湿以止痛，黄芪益气固表而利水，二药相使而用，祛风除湿而不伤正，益气固表而不恋邪。白术补气健脾祛湿，既助防己祛湿行水之力，又增黄芪益气固表之功。煎煮时加生姜以助防己祛风湿，加大枣以助黄芪、白术补脾气，姜枣为伍以调和营卫。患者腰痛较甚，再加桑寄生、川续断、鹿角霜。共 14 剂，服后水肿消失，诸症皆除。

胎漏患者，症见神疲肢倦、气短懒言，妊娠期阴道少量出血、时下时止。本人给予补中益气汤［白参 3g（另煎，兑服），生黄芪 15g，炒白术 10g，升麻 5g，陈皮 10g，川续断 10g，生杜仲 10g，桑寄生 10g，仙鹤草 10g］补中升举，以定胎漏。患者素体脾胃虚弱，气血化生不足，气虚则举胎无力，血虚则胎失所养，以致胎漏、胎动不安，补中益气汤可使正气充足，系胎有力，胎元则可上升至正常位置，既能补益母之脾元，促进补益类药物运化，又能升举子之胎元，达到安胎效果。14 剂后，胎象已平稳。

山药

（益气养阴，补脾肺肾）

【基本概述】

入药部位：薯蓣科植物薯蓣的干燥根茎。

别名：薯蓣、山芋、山薯、玉延等。

产地：主产于河南、河北。传统认为河南古怀庆府所产者品质最佳，故有"怀山药"之称。

性味：甘，平。

归经：归脾、肺、肾经。

功效：益气养阴，补脾肺肾，涩精止带。

【临床应用】

（1）益气养阴，止带：山药甘平，能补脾气、益脾阴，又兼涩性，能止泻、止带。适用于脾气虚弱或气阴两虚所致消瘦乏力、食少便溏或泄泻，以及女子带下等。唯其"气轻性缓，非堪专任"，治疗气虚重症时，常作为人参、白术等的辅助药。

①治疗脾虚食少便溏，常与人参、茯苓等药搭配，如参苓白术散。

②治疗白带过多，常与白术、苍术、白芍等药搭配，如完带汤。

③治疗消渴气阴两虚，常配伍黄芪、天花粉、知母等补气养阴生津之品，如玉液汤。

（2）补益肺气：山药能补肺气，兼能滋肺阴。治疗肺虚久咳或虚喘，常与太子参、南沙参等药同用。

（3）补肾涩精：山药能补肾气，兼能滋肾阴，并具收涩之性，适用于肾气虚的腰膝酸软、夜尿频多、遗尿、滑精早泄诸症。

①治疗肾阳气不足证，可配伍山茱萸、桂枝、附子等药，如肾气丸。

②治疗肾阴精不足证，可配伍山茱萸、地黄、泽泻等药，如六味地黄丸。

【用法用量】水煎服，10~30g。

【注意事项】健脾补气宜炒用，滋阴生津宜生用。山药偏滋腻，有助湿之弊，故湿盛中满或有积滞者不宜使用。

【古籍摘要】

《神农本草经》："主伤中，补虚羸，除寒热邪气，补中益气力，长肌肉。久服耳目聪明，轻身不饥，延年。"

《药性论》："补五劳七伤，去冷风，止腰痛，镇心神，补心气不足，患人体虚羸，加而用之。"

《本草纲目》："益肾气，健脾胃，止泄痢，化痰涎，润皮毛。"

【现代药理】山药主要含皂苷、糖蛋白、淀粉酶及微量元素等多种成分。

（1）降糖作用：山药能提高糖尿病大鼠肾组织对胰岛素的敏感性，改善胰岛素信号传导，对2型糖尿病大鼠具有治疗作用。

（2）增强免疫作用：山药多糖能促进淋巴细胞增殖和抗体产生，对体液免疫、细胞免疫和非特异性免疫都有增强作用。

（3）延缓衰老作用：山药多糖能降低脂质过氧化物的含量，对产生的羟自由基有清除作用。

（4）镇静安神作用：山药水煎液能促进大脑分泌脱氢表雄酮，能有效改善睡眠。

【临证体悟】

（1）生津益气：山药能生津液，且补气滋阴，为治疗糖尿病最佳的药食同用之品，可用于气阴两虚所致的尿频量多、消瘦、口渴、烦躁、乏力、舌红脉细数等症。

（2）健脾益肾：山药为健脾要药，可长期服用，能益气养阴固涩，用于治疗肾虚遗精、遗尿、尿频、脾虚便溏，以及女性带下清稀量多等。

（3）安神益智：山药有安心宁神、补肾益智之功，可用于治疗心神不宁、思虑过多、失眠、记忆力下降等症。

【实战经验】某糖尿病患者，症见尿频量多、消瘦、口渴、烦躁、乏力。本人给予参苓白术散，方中山药能生津液、补气滋阴，同时亦可降低血糖，标本同治，为治疗糖尿病气阴两虚之要药。以西洋参3g（另煎兑服）、炒白术10g、云苓10g、生薏苡仁15g、山药10g为基础方，再增补气的生黄芪15g、黄精10g，养阴的生地黄15g、知母10g，潜阳固涩的生龙骨30g、五倍子10g，补而不滞的木香10g、陈皮10g。14剂后复查血糖显著下降。嘱咐常服珠玉二宝粥（薏苡仁、山药），以达药食同用之效。

曾治疗某肺气肿伴肺源性心脏病患者，本人给予薯蓣丸〔白人参5g（另煎），山药30g（另煎），炒白术15g，云苓15g，陈皮10g，当归10g，白芍10g，北沙参10g，杏仁10g，桔梗10g，焦三仙30g，防风5g〕。患者有多年吸烟史，终年咳喘痰多，素体虚弱，冬重夏轻，常因感外邪而发作，不可单纯祛邪，以防重虚而恋邪。治当调补扶正，以收扶正祛邪之功。扶正尤重调补脾胃以充实生化之源，山药可有效增加免疫功能，改善素体虚弱，同时还可以补脾肺肾，对久咳效果颇佳。虚劳诸不足，风气百疾，薯蓣丸主之。故选用以山药为君药的薯蓣丸治之，每剂煎2次，共进14剂，心悸喘息缓解，夜能平卧，纳谷增加。再以原方加五味子10g、鸡内金30g、桑白皮10g、生黄芪10g、生薏苡仁10g，共研细末，装入胶囊，一天3次，每次2粒，连服3个月，感冒频率明显降低，咳喘心悸已很少发作，发作时间亦明显缩短，病情已稳定。

某失眠患者，症见潮热盗汗、腰膝酸软、烦躁易怒、心烦失眠，为阴虚火旺型失眠，本人给予六味地黄丸（生地黄10g，黄精10g，山药10g，泽泻10g，云苓10g，牡丹皮10g）。患者阴虚阳亢，扰动心神，神不安宁，故而失眠。方中较原方改用生地黄补而不腻，山药滋补脾阴，以黄精代山茱萸，肝脾兼顾且价廉；泽泻、云苓、牡丹皮泻其"浊"，寓为可存其"清"，而使阴精得补。全方寒热并用，泻南补北，使水火既济。14剂后，诸症皆消，睡眠转佳。

白扁豆

（健脾化湿，消暑和中）

【基本概述】

入药部位：豆科植物扁豆的白色成熟种子。

别名：南豆、茶豆。

产地：主产于辽宁、山西等地，全国各地多有栽培。

性味：甘，微温。

归经：归脾、胃经。

功效：健脾化湿，消暑和中，解毒。

【临床应用】

（1）健脾化湿：白扁豆味甘，入脾经，能健脾化湿和中，治脾虚湿盛，运化失常之食少便溏或泄泻，以及脾虚湿浊下注之白带过多等。常与人参、白术、茯苓等配伍，以健脾止泻、止带，如参苓白术散。

（2）消暑和中：本品化湿和中，长于祛除暑湿。

①治夏日暑湿伤中，脾胃不和所致吐泻，可单用煎服。

②治偏于暑热夹湿者，与荷叶、滑石等清暑渗湿药配伍。

③治暑月乘凉饮冷，外感于寒，内伤于湿之"阴暑"，常与香薷、厚朴配伍，以散寒解表、化湿和中，如香薷散。

（3）解毒：本品味甘，能解多种毒，治酒毒、河豚鱼毒及某些药毒引起的呕吐或吐泻，可单用研末或水煎服。

【用法用量】水煎服，5~10g。健脾化湿、止泻止带宜炒用，和中消暑宜生用。

【古籍摘要】

《滇南本草》："治脾胃虚弱，反胃冷吐，久泻不止，食积痞块，小儿疳积，解酒毒，调五脏。"

《本草纲目》："其性温平，得乎中和，脾之谷也。入太阴气分，通利三焦，能化清降浊，故专治中宫之病，消暑除湿而解毒也。"

【现代药理】白扁豆主要含碳水化合物、蛋白质、脂肪、维生素、微量元素等多种成分。

（1）调节免疫作用：白扁豆水煎液能增强 T 淋巴细胞活性，提高细胞免疫功能，恢复机体防御功能。

（2）抗菌、抗病毒作用：白扁豆水煎液具有抑制痢疾志贺菌和抗病毒作用，对食物中毒引起的呕吐、急性胃炎等有解毒作用。

【临证体悟】

（1）益气健脾：白扁豆多用于脾虚湿盛，运化失常所致食欲不振、脘腹胀满，临床上常配伍山药、薏苡仁。腹泻重用炒薏苡仁，湿气盛用生薏苡仁。

治疗脘腹胀满、口黏等病症，小儿可用 2~3g，成人用 5~10g。

（2）化湿和中：常用治脾为湿困，寒湿、湿热均可用。若湿热为重，临证配伍藿香、佩兰；若寒湿、暑湿为重，症见呕吐、腹胀、腹泻、纳谷不香，临证配伍藿香、砂仁。

【实战经验】治疗某泄泻患者，给予参苓白术散加减，以益气健脾、渗湿止泻。人参、白术、茯苓益气健脾渗湿。山药、莲子助人参益气健脾，兼能止泻；白扁豆及薏苡仁助白术、茯苓健脾渗湿。佐以砂仁醒脾和胃，兼可化湿；桔梗宣肺利气，以通调水道，又载药上行，以益肺气。甘草健脾和中，调和诸药。诸药相合，共奏补脾胃、渗湿浊、行气化滞之功。服药14剂，中病即止，患者诉大便已成形，腹泻次数明显减少，食欲增加。

治疗某夏日贪凉所致急性肠炎患者，给予香薷散（香薷12g，白扁豆6g，厚朴6g），以散寒解表、化湿和中。香薷辛温芳香，可解表除寒、祛暑化湿，是夏月解表之要药，为君药。厚朴行气除满，内化湿滞，为臣药。又用白扁豆健脾和中、祛湿消暑，为佐药。三药合用，共奏散寒解表、化湿和中之效。共3剂，每日1剂，3日后腹泻次数减至每日2次以下，大便成形，症状消失。

甘草
（清热解毒，缓急止痛）

【基本概述】

入药部位：豆科植物甘草、胀果甘草或光果甘草的干燥根和根茎。

别名：国老、甜草、乌拉尔甘草、甜根子。

产地：主产于内蒙古、甘肃、黑龙江。

性味：甘，平。

归经：归心、肺、脾、胃经。

功效：清热解毒，缓急止痛，补脾益气，祛痰止咳。

【临床应用】

（1）清热解毒：本品还长于解毒，临床应用十分广泛。生用药性偏凉，能清解热毒，可用于多种热毒证。

治热毒疮疡，可单用煎汤浸渍，或熬膏内服。临床亦常与金银花、连翘、紫花地丁等清热解毒药配伍。

（2）缓急止痛：本品味甘能缓，又善于缓急止痛，治疗脾虚肝旺的脘腹挛急作痛或阴血不足的四肢挛急作痛，常与白芍相须为用，如芍药甘草汤。

（3）补脾益气：本品甘能补虚，归脾、胃经，能补脾胃不足而益中气，因其作用和缓，故多作辅助药用。配伍人参、白术、茯苓，如四君子汤。

本品归心经，能补益心气、益气复脉，配伍人参、阿胶等，如炙甘草汤。

（4）祛痰止咳：本品甘润平和，归肺经，能祛痰止咳，配伍半夏、茯苓，如二陈汤。

【用法用量】煎服，2~10g。清热解毒宜生用，补中缓急宜蜜炙用。

【注意事项】甘草反海藻、京大戟、红大戟、甘遂、芫花，禁止同用。

甘草有助湿壅气之弊，大剂量久服可导致水钠潴留，引起浮肿，故湿盛胀满、水肿者不宜使用。

【古籍摘要】

《神农本草经》："主五脏六腑寒热邪气，坚筋骨，长肌肉，倍力，金疮肿，解毒。"

《名医别录》："温中下气，烦满短气，伤脏咳嗽，止渴。通经脉，利血气，解百药毒。"

《日华子本草》："安魂定魄。补五劳七伤，一切虚损、惊悸、烦闷、健忘，通九窍，利百脉。"

【现代药理】甘草主要含甘草皂苷等三萜类，以及甘草黄酮、生物碱、多糖等成分。

（1）解毒作用：甘草中的甘草酸与多种氨基酸、生物碱、抗生素、金属离子等结合生成复盐、络合物、螯合物，能有效降低原药毒性，治疗重金属中毒。

（2）止咳作用：甘草中的甘草酸可减轻肺组织炎症，异甘草素对气道平滑肌有明显的舒张作用，能显著延长豚鼠引喘潜伏期。

（3）抗肝损伤作用：甘草能阻滞 CCl4 生物活化，清除自由基以及抑制肝细胞的破坏而产生保肝效应，且能抑制肝星状细胞转化为肌成纤维细胞，起到抗肝纤维化作用。

【临证体悟】

（1）清火解毒：生甘草可用于咽喉肿痛、热毒疮疡及泌尿系感染引起的尿热、尿痛等症，阴茎疼痛尤宜。

（2）缓急止痛：甘草配伍生白芍，是缓解各种疼痛的有效药对。

（3）养心定悸：炙甘草可用于治疗心气不足、心神失养所致的低血压及各种心律失常等，高血压、肾病及水肿患者慎用。

【实战经验】急性咽喉炎患者，症见咽干疼痛、吞咽及咳嗽时加重、讲话困难、发热、全身不适、关节酸痛、头痛。喉痹多因风热上壅和虚火上炎引发，其治以清降为要。故本人投"抗链丸"清火解毒、利咽消肿，由金银花10g、连翘10g、生甘草5g、板蓝根15g、桔梗5g、玄参10g、菊花10g组成。金银花、连翘清热解毒，板蓝根、桔梗、玄参、生甘草利咽消肿，辅以菊花以疏风热。7剂后诸症消失。

胃脘胀痛患者，症见胃痛隐隐、脘腹胀满、食后尤甚、喜温喜按、食少纳呆、面色萎黄。治以补脾益气、缓急止痛，给予芍药甘草汤（芍药15g，炙甘草5g）。白芍苦、酸、甘，微寒，功能养血敛阴、滋润筋脉，又可柔肝缓急止痛。甘草甘缓，与芍药均为缓急止痛的要药，合用其效更好，可谓缓急止痛最佳配伍，被历代医家推崇。服药7剂后，诸症皆缓，再服7剂，疼痛消失。

心律失常患者，症见自觉心中跳动不安，舌光少苔，脉结代。治以滋阴养血、益气温阳、复脉定悸，给予炙甘草汤（炙甘草12g，生姜9g，人参6g，生地黄20g，桂枝9g，阿胶6g，麦门冬10g，麻仁10g，大枣10枚）。生地黄滋阴养血。炙甘草益气养心，麦门冬滋养心阴，桂枝温通心阳，与生地黄相伍，可收气血阴阳并补之效。佐以人参补中益气，阿胶滋阴养血，麻仁滋阴润燥，大枣益气养血。生姜辛温，具宣通之性，合桂枝以温通阳气，配大枣以益脾胃、滋化源、调阴阳、和气血。7剂后，自觉心中跳动不安缓解，再服7剂，心悸消失。

当归

（补血活血，调经止痛）

【基本概述】

入药部位：伞形科植物当归的干燥根。

别名：干归、秦哪、西当归、金当归、文无。

产地：主产于甘肃。

性味：甘、辛，温。

归经：归肝、心、脾经。

功效：补血活血，调经止痛，润肠通便。

【临床应用】

（1）补血活血：当归甘温质润，长于补血，多与补气药相配，为补血之圣药。

①治疗血虚萎黄、心悸失眠等血虚血枯，阴分亏损之症，常与熟地黄、白芍、川芎配伍，以补血和血、柔肝养血，如四物汤。

②配伍黄芪、人参等可补气生血，生阳长阴，用于治疗气血两虚，阳浮烦渴，如当归补血汤。

（2）调经止痛：当归性温，味甘而辛，辛具破散之性，温有通利之功，善理气调经，能活血行滞止痛，为伤科温通活血行瘀之良药、妇科活血调经止痛之要药，血虚、血瘀兼有寒者最宜。

①治疗女性月经不调、经闭、痛经，证属血虚者，常与白芍组成药对，以补血活血，如四物汤；兼有血瘀者，加桃仁、红花增强调经祛瘀之力；证属冲任虚寒、瘀血内阻者，配伍白芍、桂枝、吴茱萸等通血调经，补虚祛寒，如温经汤；证属肝郁气滞，见胁胀疼痛者，常与柴胡、白术、白芍等相配，理气疏肝，缓肝木之急，如逍遥散；肝郁化火、热迫血行者，配伍牡丹皮、栀子、柴胡等清肝泻火，如丹栀逍遥散；气血两虚者，配伍人参、白术、熟地黄等益气补血，如八珍汤。

②治疗血虚、血瘀腹痛，证属寒凝者，可与桂枝、生姜、白芍等同用，以补

血活血、散寒止痛，如当归生姜羊肉汤。

③治疗风寒痹痛、肢体麻木，常与羌活、防风、秦艽等药同用，以祛风除湿、散寒止痛，如蠲痹汤。

④治疗跌打损伤、瘀血疼痛，可配伍乳香、没药、桃仁等以活血化瘀止痛，如复元活血汤。

⑤治疗疮疡初起、肿胀疼痛，常与金银花、赤芍、天花粉等药同用，如仙方活命饮，以解毒消肿、活血止痛；治疗疮疡脱疽溃烂，阴血败伤，可与金银花、玄参、甘草相配，以清热解毒、活血止痛，如四妙勇安汤；治疗痈疽溃后疮疡不敛，可配伍黄芪、人参、肉桂等以补气养血，生肌敛疮，如十全大补汤。

（3）润肠通便：治疗肠燥便秘，多配伍肉苁蓉、牛膝、升麻等以益肾养血，润肠通便，如济川煎。

【用法用量】煎服，9~30g。益气补中宜蜜炙用，其他多生用。

【注意事项】湿盛中满、大便溏泻者忌服。

【古籍摘要】

《神农本草经》："主咳逆上气，温疟，寒热，洗在皮肤中。妇人漏下绝子，诸恶疮疡金创，煮饮之。"

《本草纲目》："治头痛，心腹诸痛，润肠胃筋骨皮肤，治痈疽，排脓止痛，和血补血。"

《名医别录》："温中止痛，除客血内塞，中风痉、汗不出，湿痹，中恶客气、虚冷，补五脏，生肌肉。"

【现代药理】当归主要含有挥发油、有机酸类成分，还含多糖、氨基酸等成分。

（1）调节子宫平滑肌作用：当归挥发油对子宫平滑肌产生双向性调节，既可以抑制子宫平滑肌痉挛，也可以对子宫起到兴奋作用。

（2）通便作用：当归含挥发油、多糖类等成分，为当归发挥润肠通便功效的重要组分。其可改善血虚便秘，缩短排便时间，增加结肠和粪便含水量等。

（3）抗血栓、扩冠作用：当归及其所含阿魏酸钠有明显的抗血栓作用。本品浸膏有扩张离体豚鼠冠状动脉、增加冠状动脉血流量作用，对实验性心肌缺血有明显的保护作用。

【临证体悟】

（1）活血调经：当归配伍白芍，具有柔肝止痛之效，为妇科活血调经止痛的常用药对。

（2）润肠通便：当归常配伍白菊花以养血清热、润肠通便，治疗阴血亏虚所致便秘，如老年便秘、妊娠便秘等。

【实战经验】对于虚劳患者，本人常以当归10g配合沈氏女科升血散（石韦10g，鸡血藤10g）使用，另佐白芍、灵芝、山药等补益之品，补气和血，气血同调。若患者内有湿浊痰瘀，中焦气血生化之源被遏，可先合温胆汤祛痰利湿、理气和胃，待苔薄不腻、食纳较佳，再合调肾阴阳方，培元固精，以复正气。若患者脾虚无力运化，可加鸡内金、山药、佩兰、木瓜、太子参等以健脾和胃；免疫功能低下或患肿瘤者，可予白花蛇舌草、仙鹤草、丹参、三七等提高机体免疫功能，并发挥抗肿瘤作用；心悸者，加山茱萸、刘寄奴宁心止悸。

治疗便秘，本人多用当归10g、菊花10g这一药对以润肠通便。便秘重者可再选加生决明子30g、生莱菔子10g、瓜蒌30g增加下气通便之力。

治疗崩漏，证属阴阳两虚，冲任不固者，本人强调以止血为本，并结合调肾阴阳、补益气血。先投沈氏女科二仙汤（补骨脂5~10g，菟丝子10g，知母5g，黄柏5g，淫羊藿5g，当归10g），加茜草、藕节炭、仙鹤草、阿胶、白芍、生牡蛎以收敛固涩，补气止血，此属治崩三法中之"塞流"；崩血止后，投当归补血汤与沈氏女科调肾阴阳方，并以当归、红芪补血养血，加石韦、鸡血藤增强补血效果，丹参、泽兰、桃仁活血调经，菟丝子、续断、山茱萸等调肾固本，此属"澄源""复旧"。

何首乌

（补肾安胎，乌须黑发）

【基本概述】

入药部位：蓼科植物何首乌的干燥块根。

别名：首乌、赤首乌、铁秤砣、红内消。

产地：主产于河南、湖北、广东、广西、贵州。

性味：苦、甘、涩，微温。

归经：归肝、心、肾经。

功效：制用补肝肾，益精血，乌须发，强筋骨，化浊降脂。

生用解毒，消痈，截疟，润肠通便。

【临床应用】

（1）补肝肾，益精血，强筋骨，乌须发：制何首乌善补肝肾，兼有收涩之功，不寒不燥，性和不腻，为滋补之良药。

①与熟地黄、当归、酸枣仁等同用，能补益精血、安神助眠，用以治疗血虚萎黄、失眠健忘。

②治疗精血亏虚之腰膝酸软、肢体麻木、头晕眼花、须发早白及肾虚无子，

常配伍当归、枸杞子、菟丝子等，如七宝美髯丹。

③配伍桑椹、杜仲、黑芝麻等，用以治疗肝肾亏虚，症见腰膝酸软、头晕目花、眩晕耳鸣者。

④治疗肝肾亏虚之月经不调及崩漏等，常与当归、白芍、熟地黄等配伍。

（2）化湿浊，降血脂：制何首乌能化浊降脂，常单用或配伍墨旱莲、女贞子等，以治疗高脂血症。

（3）解毒，消痈：生何首乌可解毒消痈散结，长于治疗瘰疬、结核、疮痈、风疹瘙痒。

①单用内服或外敷，或与夏枯草、土贝母等同用，可治疗邪毒所致瘰疬、结核。

②配伍防风、苦参、薄荷等煎汤外洗，用以治遍身疮肿痒痛。

③治疗湿热疮毒，黄水淋漓，可与苦参、白鲜皮等配伍。

（4）截疟：生何首乌有补虚截疟之功，可用于久疟体虚。

治疗疟疾日久，气血虚弱，常与人参、当归等补气养血药同用，如何人饮。

（5）润肠通便：常配伍泽泻、山楂、决明子等，以养血润燥、通便润肠，用于治疗肝肾精血不足之血虚便秘者。

【用法用量】煎服，制何首乌 6~12g，生何首乌 3~6g。

【注意事项】

（1）生何首乌有引起肝损伤的风险，超剂量、长期连续用药均可导致肝损伤，沈氏女科强调临床慎用生何首乌。

（2）制何首乌偏于补益且有收敛之性，痰湿壅盛者禁用。

（3）生何首乌滑肠通便，大便溏泄者忌用。

【古籍摘要】

《本草纲目》："能养血益肝，固精益肾，健筋骨，乌髭发，为滋补良药。不寒不燥，功在地黄、天门冬诸药之上。"

《肘后备急方》："王氏《博济》治疗癣，满身作疮不可治者：何首乌、艾等份。以水煎令浓，于盆内洗之，甚能解痛，生肌肉。"

《滇南本草》："涩精，坚肾气，止赤白便浊，缩小便，入血分，消痰毒。治赤白癜风，疮疥顽癣，皮肤瘙痒。截疟，治痰疟。"

【现代药理】何首乌主要含蒽醌类、黄酮类以及卵磷脂、粗脂肪等成分。

（1）降脂作用：制何首乌能降低 TC、TG、HDL-C 水平，阻止胆固醇在肝内沉积，抗动脉硬化。

（2）乌发作用：何首乌乙醇提取物可促进色素合成，能够改善头发和皮肤的颜色，抑制角质细胞脂褐素的形成。

（3）保肝作用：本品含有的蒽醌类化合物，尤其是单蒽核类蒽醌能保护 CCl_4 诱导的大鼠肝损伤，具有神经保护、肝损伤保护作用。

（4）抗衰老作用：何首乌能够通过激活生长素释放肽受体来刺激生长激素分泌，从而发挥抗衰老作用。

【临证体悟】

（1）益肾安胎：制何首乌可补益肝肾、补养精血，临证多配伍生地黄、黄精等，用于治疗肝肾亏虚引发的腰膝酸软、头晕目眩、大便干燥等。

（2）乌须黑发：制何首乌临证可配伍桑椹、龟甲等填精补髓之品，用于治疗须发早白、牙齿脱落等。

【实战经验】治疗某不孕症患者，本人用制何首乌5g补肝肾、益精血，配二仙汤补肾培元，共奏调肾阴阳、活血通经之效，并以四君子汤开胃纳谷，充养后天之本。调治5个月余，成功受孕。本人强调，孕早期养胎之法在于健脾固肾，可投杞菊地黄汤补肾安胎，加升麻、葛根升举阳气，山药、神曲健脾和胃，砂仁化湿开胃、理气安胎，仙鹤草、茜草、藕节炭收敛止血；胎前宜清，选用黄芩清热安胎，使孕期平稳，生产顺利。

首乌藤

（养血安神，祛风通络）

【基本概述】

入药部位：蓼科植物何首乌的干燥藤茎。

别名：夜交藤。

产地：主产于河南、湖北、广东、广西、贵州。

性味：甘，平。

归经：归心、肝经。

功效：养血安神，祛风通络。

【临床应用】

（1）养心安神：首乌藤味甘，入心、肝二经，能补养阴血、安神助眠，多用于治疗失眠多梦。

①治疗阴虚血少之失眠多梦、心神不宁，常与合欢皮、酸枣仁、柏子仁等养心安神药相配。

②治疗阴虚阳亢之失眠不安，常与珍珠母、龙骨、牡蛎等潜阳安神药相配。

（2）祛风通络：首乌藤既可养血祛风止痒，又可养血通经活络，多用于治疗血虚身痛、风湿痹痛、皮肤瘙痒。

①治疗血虚身痛，常与鸡血藤、当归、川芎等补血活血、通经止痛药配伍。

②与祛风湿、止痹痛药同用，如羌活、独活、桑寄生等，可祛风除湿止痛，用以治疗风湿痹痛。

③配伍蝉蜕、浮萍、地肤子等，常用于治疗风疹、疥癣所致皮肤瘙痒。

【用法用量】煎服，9~15g。外用适量，煎水洗患处。

【注意事项】妊娠期及哺乳期女性慎用。

【古籍摘要】

《本草纲目》："风疮疥癣作痒，煎汤洗浴，甚效。"

《本草再新》："补中气，行经络，通血脉，治劳伤。"

《饮片新参》："养肝肾，止虚汗，安神催眠。"

【现代药理】首乌藤主要含蒽醌类成分，如大黄素、大黄酚、大黄素甲醚等，亦含有黄酮类、二苯乙烯苷类等成分。

（1）保护脑血管作用：首乌藤提取物对脑缺血再灌注损伤具有一定的保护作用，其保护机制与夜交藤提取物抑制 NO 释放及促进氧自由基的清除有关。

（2）抗氧化作用：首乌藤黄酮可显著降低小鼠血清及组织 MDA 含量，提高小鼠的血清及组织的 SOD、GSH-Px 和 CAT 活力。

（3）抑菌作用：首乌藤总黄酮对李斯特菌、鼠伤寒沙门菌、肠炎沙门菌、金黄色葡萄球菌的抑制作用较明显。

（4）止痒、抗过敏作用：首乌藤水煎液外用可显著抑制磷酸组胺引起的瘙痒，显著改善瘙痒症状，并可显著改善小鼠迟发型超敏反应模型耳廓皮肤病变，可显著改善皮肤过敏。

（5）免疫调节作用：首乌藤低聚糖能提高环磷酰胺免疫抑制小鼠腹腔巨噬细胞对鸡红细胞的吞噬百分率和吞噬指数，并可促进溶血素和溶血空斑的形成。

【临证体悟】

（1）养血安神：首乌藤为滋阴养血、安神助眠之良药，常用于失眠多梦，与炒枣仁配伍，以增其安眠之力。

（2）祛风通络：临证多配伍蝉蜕、地肤子、紫草等药，用于风湿之邪引起的风疹、疥癣、皮肤瘙痒。

【实战经验】（1）高血压伴有失眠，辨证为痰浊内阻，痰瘀互结者，本人以温胆汤 4 味配降压四味汤［钩藤 15g（后下），泽泻 10g，川芎 10g，莱菔子 10g］祛痰，佐石菖蒲、郁金豁痰透窍，丹参、郁金活血化瘀，痰瘀同治。另加炒酸枣仁养血安神，珍珠母、龙骨、牡蛎重镇潜阳。伴心律失常者，选加石韦、苦参、葛根、野菊花抗心律失常；伴高血糖者，加五倍子、葛根、黄芪降糖。调治 1 个月余，血压正常，余症减轻。

失眠，证属水火不济，心神失养者，可以首乌藤30g合交泰丸（黄连5g，肉桂1g）清泻心火、交通心肾，辅以炒枣仁养血安神，珍珠母安神定志，灵芝、刺五加补气宁神。

治疗湿疮患者，本人以夜交藤祛风通络止痒，并投沈氏女科元参汤，养阴清热、活血通络。佐以桑枝、木瓜疏通一身经络，蚕沙化湿止痛。兼有气滞者，加枳壳、佛手理气通络；血瘀者，加丹参、赤芍、刘寄奴、生山楂活血化瘀；"久病入络"者，加水蛭剔络化瘀而不伤血。

鹿角霜

（温肾助阳，收敛固涩）

【基本概述】

入药部位：鹿角为鹿科动物马鹿或梅花鹿已骨化的角或锯茸后翌年春季脱落的角基，鹿角霜乃其去角质的胶块。

别名：鹿角白霜。

产地：主产于吉林、辽宁、黑龙江、山东、北京等地。

性味：咸、涩，温。

归经：归肝、肾经。

功效：温肾助阳，收敛固涩。

【临床应用】

（1）温肾助阳：鹿角霜性温，具有填补肾精、煦奇督、补元阳的功效，适用于腰脊冷痛、阳痿不孕的肾阳不足证。

①与五加皮、山茱萸、地黄同用可温肾助阳，常用于治疗腰膝酸痛、畏寒肢冷、性欲淡漠等肾阳虚证。

②配伍黄芪、当归、阿胶等可补益气血，用于治疗气血两虚所致面色萎黄、神疲乏力等。

（2）收敛固涩：鹿角霜味咸且涩，善于收敛固涩，多用于治疗下痢、久泻、滑脱等。

①常与生龙骨、生牡蛎等同用，治疗遗精、滑精、小便频数、崩漏下血等症。

②与补骨脂、肉豆蔻等相配，可补肾阳、温脾阳、涩肠止泻，临床中多用于脾肾两虚所致久泻、久痢。

【用法用量】

（1）内服：煎服，9~15g；或入丸、散。

（2）外用：适量，研末撒。

【注意事项】阴虚火旺者忌服。

【古籍摘要】

《医学入门》："治五劳七伤赢瘦，补肾益气，固精壮阳，强骨髓，治梦遗。"

《本草汇言》："收涩止痢，去妇人白带。"

《本草蒙筌》："主治同鹿角胶，功效略缓。"

《本经逢原》："治脾胃虚寒，食少便溏，胃反呕吐。"

【现代药理】鹿角霜主要含磷酸钙、碳酸钙、氮化物及胶质等成分。

（1）升白、保肝作用：鹿角霜可减轻放化疗的毒副作用，使白细胞数量增多，提高临床治疗效果，同时对肝功能有一定的保护作用。

（2）抗炎作用：复方鹿角霜浸膏对关节炎大鼠的 TNF-α、IL-6、PGE-2 水平有明显的降低作用，同时能升高 IL-10 水平，能有效改善大鼠炎症、缓解四肢关节肿大和屈伸困难等症状。

（3）延缓皮肤衰老作用：鹿角膏能改善皮肤血液循环，保持皮肤弹性，提高皮肤中超氧化物歧化酶水平，降低丙二醛含量，加速自由基的清除，从而达到减缓皮肤衰老的目的。

【临证体悟】鹿茸温肾壮阳，多用于肾阳亏虚引起的阳痿早泄、遗精遗尿等病症。鹿角霜温通收敛，常用于肾阳亏虚、寒凝胞脉所致的崩漏、先兆流产、月经不调、宫寒不孕等病症。鹿角胶益精养血、温补肾阳，益精养血同鹿茸，但其温性已减而增以养血止血之力，专治虚寒性的吐衄崩漏、贫血和阴疽内陷。

【实战经验】治疗不孕症，证属肾阳亏虚，冲任虚寒，以鹿角霜10g合二仙汤（补骨脂5~10g，菟丝子10g，知母5g，黄柏5g，淫羊藿5g，当归10g）温补肾阳，调理冲任。情志不舒，肝郁气滞者，配合加味逍遥丸疏肝解郁，调畅情志；素有癥瘕者，可加浙贝母、穿山甲散结消癥；气血不足者，加赤灵芝、红景天补益气血，调经通络；小便不利者，用白花蛇舌草清热利尿，并可引药下行。

治疗胃肠功能紊乱，水火不济，脾虚湿盛常泄泻者，可将鹿角霜10g与交泰丸（肉桂1g，黄连5g）合杞菊地黄汤加减使用，以补火暖土、散寒祛湿。另以大青叶、栀子反佐防温燥太过，加石斛、麦冬、生山茱萸补气养阴，加茯苓、生薏苡仁健脾补中。鹿角霜既可温肾壮阳以治本，又可收敛固涩以治标，是谓标本兼治。

杜仲

（补益肝肾，强骨安胎）

【基本概述】

入药部位：杜仲科植物杜仲的干燥树皮。

别名：思仙、玉丝皮。

产地：主产于陕西、四川、云南、贵州、湖北。

性味：甘，温。

归经：归肝、肾经。

功效：补肝肾，强筋骨，安胎。

【临床应用】

（1）补肝肾，强筋骨：杜仲甘温，入肝、肾二经，具有补肝肾、强筋骨的功效，善治腰膝酸痛、筋骨无力、阳痿早泄、头晕目眩等肝肾亏虚证。

①常与补骨脂、胡桃肉等合用，温肾助阳，强筋健骨，治疗肾虚腰痛，如青娥丸。

②治疗风湿腰腿疼痛冷重，常与独活、桑寄生等配伍，以祛风除湿、散寒止痛，如独活寄生汤。

③治疗外伤腰痛，可与川芎、桂心、丹参同用，以活血祛瘀、通络止痛。

④同当归、芍药、川芎等配伍，可活血调经止痛，治疗女性经期腰痛。

⑤治疗肾虚阳痿、遗精尿频，配伍山茱萸、菟丝子、鹿角霜等，以温补肾阳、收涩固精。

⑥治疗肝肾不足所致头晕目眩，常与牛膝、枸杞子、女贞子同用，以补益肝肾。

（2）安胎：杜仲长于补益肝肾，固冲任而安胎，可治肝肾亏虚之胎动不安、崩漏下血或滑胎。

治疗妊娠漏血、胎动不安，既可单用，又可与续断、桑寄生、山药等相配以固本安胎。

【用法用量】煎服，6~10g。

【注意事项】炒用破坏其胶质有利于有效成分煎出，故比生用效果好。本品为温补之品，阴虚火旺者慎用。

【古籍摘要】

《神农本草经》："主腰脊痛，补中，益精气，坚筋骨，强志，除阴下痒湿，小便余沥。"

《名医别录》："治脚中酸痛，不欲践地。"

《本草备要》："甘温能补，微辛能润。色紫入肝经气分，润肝燥，补肝虚。"

【现代药理】杜仲主要含杜仲胶、杜仲苷、松脂醇二葡萄糖苷、桃叶珊瑚苷、鞣质、黄酮类化合物等。

（1）安胎作用：杜仲能抑制子宫收缩，其对垂体后叶导致的子宫平滑肌收缩有着显著的拮抗作用，对垂体后叶所致的孕小鼠流产具有保胎作用。

（2）降压作用：杜仲的降压作用与促进 NO 释放、抑制血管紧张素等有关。

（3）抗骨质疏松作用：杜仲具有调节骨代谢、抗骨质疏松的作用，主要通过刺激成骨细胞增殖、抑制破骨细胞生长、促进骨髓间充质细胞增殖、增加骨密度、改善骨小梁微体结构等途径产生作用。

【临证体悟】

（1）保胎安胎：生杜仲适用于妊娠早期胎动不安、先兆流产等症，与桑寄生配伍效果更佳。

（2）补肾涵木：杜仲有阴阳双调的作用，适用于阴阳失调所致高血压，尤其是舒张压较高的患者。

（3）强腰壮骨：杜仲适用于肾气亏虚，精血不足引起的腰膝酸软、筋骨酸痛等症，尤其适用于围绝经期腰痛、关节痛等骨痛病症。

（4）乌须黑发：杜仲配伍桑椹、龟甲等填精补髓之品，可用于须发早白、牙齿脱落等症。

【实战经验】 对于胸痹心痛，证属心肾两虚，瘀血内阻者，本人投之调肾阴阳方（生地黄10g，黄精10g，生杜仲10g，桑寄生10g），以滋肾阴、温肾阳、补肾气，并合止悸丸（山茱萸10g，刘寄奴10g）养心止悸，辅刺五加补心肾，丹参、苏木、三七活血化瘀止痛。本证患者多见下肢冷痛、麻木，是肾主骨而阳气不足所致。故此处杜仲除补肝肾外，其强筋骨作用亦有发挥。诸药合用，心肾同调，标本同治。

对于崩漏患者，本人强调脾肾同治，补脾必须气血同治，用生地黄、当归、生黄芪；滋肾应当从阳求阴，用杜仲、桑寄生，并合枸杞子、川续断补肾固冲。

腰酸膝痛，属肝肾阴亏，阴虚及阳者，可用杞菊地黄汤调肾养阴。疼痛甚者，加牛膝、川续断、老鹳草；气血不足者，可加生黄芪、当归、桂枝、赤芍、白芍温通气血。

续断

（补肾助阳，强筋健骨）

【基本概述】

入药部位：川续断科植物川续断的干燥根。

别名：龙豆、接骨草、川断。

产地：主产于湖北、四川、湖南、贵州。

性味：苦、辛、微温。

归经：归肝、肾经。

功效：补肝肾，强筋骨，续折伤，止崩漏。

【临床应用】

（1）补肝肾，强筋骨：续断具有补肝肾、强腰膝的功效，适用于腰脊酸痛、下肢痿软、筋骨不健的肝肾亏虚证。

①与杜仲、牛膝同用，可补益肝肾、强壮腰膝，常用于治疗肝肾不足所致腰膝酸痛等症，如思仙续断丸。

②配伍桑寄生、狗脊祛风除湿，强筋壮骨，可用于治疗风寒湿痹、筋骨挛痛。

（2）续折伤：续断性微温，有通利之功，能温通血脉、和络关节，味苦、辛，具破散之性，善活血祛瘀、疗伤止痛，为伤科常用药。

①治疗跌打损伤、筋伤骨折之瘀血肿痛，配伍骨碎补、自然铜、土鳖虫等药续筋接骨，定痛止血。

②与当归、木瓜、白芍等相配，可养血柔筋、止痛止挛，用于治疗脚膝损伤愈后失补之筋挛疼痛。

（3）止崩漏：续断还可滋补肝肾、调理冲任，有固本安胎之功，用于治疗肝肾不足之崩漏经多、胎漏下血等症。

①配伍桑寄生、菟丝子、阿胶等固护冲任，培元安胎，可用以治疗肝肾亏损所致胎动不安、胎漏下血，如寿胎丸。

②与黄芪、地榆、艾叶同用，可补肾固冲、止血调经，用以治疗肝肾亏虚，冲任不固之月经过多、崩漏。

【用法用量】煎服，9~15g。止崩漏宜炒用。

【注意事项】泻痢初起者不宜使用。续断辛温易助热，阴虚火炽者忌用。

【古籍摘要】

《神农本草经》："主伤寒，补不足，金创痈伤，折跌，续筋骨，妇人乳难。久服益气力。"

《日华子本草》："助气调血脉，补五劳七伤。破癥结、瘀血，消肿毒、肠风、痔瘘、乳痈、瘰疬、扑损。妇人产前后一切病，面黄虚肿。缩小便，止泄精尿血，胎漏，子宫冷。"

《名医别录》："主治崩中漏血，金疮血内漏，止痛，生肌肉，及腕伤、恶血、腰痛，关节缓急。"

【现代药理】续断主要含有三萜皂苷类、生物碱类、萜类、黄酮类、甾醇等成分。

（1）预防流产作用：续断中的川断皂苷可激活孕激素受体启动子，使孕激素受体启动子表达增加，激活下游 Notch 信号通路并诱导蜕膜化，使受精卵更好地植入，从而有助于维持妊娠。

（2）抗骨质疏松、骨保护作用：续断中的川续断总皂苷可促进成骨细胞的增殖和分化，防止成骨细胞的凋亡，平衡骨吸收与骨形成速率，能够促进骨折愈合。

（3）增强免疫力、抗衰老作用：川续断水煎液可明显提高人体抗氧化能力，显著降低肝脏 LPO 含量，增强血清 SOD 活力，表明其具有较强的抗氧化性，有增强人体免疫力和抗衰老的作用。

【临证体悟】

（1）益肾安胎：续断可补养肝肾、固冲安胎，临证多配伍桑寄生、菟丝子、阿胶等味，用于治疗肝肾亏虚所致的胎动不安、先兆流产等症。

（2）强筋健骨：续断临证可配伍杜仲、牛膝，用于肝肾亏虚、筋骨不健所引起的腰膝酸软、下肢无力；配伍骨碎补、自然铜、土鳖虫等，治疗跌扑创伤、损筋折骨者。

（3）补肾助阳：续断味辛性温，还可用于治疗肾阳亏虚引起的阳痿早泄、遗精遗尿等病症。

【实战经验】 治疗滑胎患者，本人常使用续断 10g 合二仙汤（补骨脂 5~10g，菟丝子 10g，知母 5g，黄柏 5g，淫羊藿 5g，当归 10g），以温补肾阳、培元固精。本人将二仙汤中温燥小毒的仙茅换为无毒的补骨脂，并用平补阴阳的菟丝子替代单纯补阳的巴戟天。佐以调经通络的泽兰、桃仁、益母草等味，将调肾与调经相结合。服药调养多可使成功受孕，孕期平稳，顺利生产。

治疗崩漏患者，可用续断与生地黄、杜仲、桑寄生、山茱萸、菟丝子等药相配，以调肾固本、补益气血，彰显治崩三法中"复旧"之意，从而使血循常道，经量适调，月经正常。

治疗腰膝酸痛者，可用续断配伍鸡血藤、老鹳草、狗脊、桑寄生等，以强壮腰膝、通络止痛。寒重痛甚，形寒肢冷者，可加肉桂、附片、桂枝、炮姜等温通经脉，祛寒除湿；疼痛剧烈者，可再加三七粉 3~6g（冲服）。腰膝疲劳，酸软无力，劳累后加重者，可配合独活寄生汤、当归补血汤加减，以滋补肝肾、益气养血；疼痛甚者，再加白芍、桂枝。

北沙参

（养阴清肺，益胃生津）

【基本概述】

入药部位：伞形科植物珊瑚菜的干燥根。

别名：莱阳参、北条参。

产地：主产于山东、河北、辽宁。

性味：甘、微苦，微寒。

归经：归肺、胃经。

功效：养阴清肺，益胃生津。

【临床应用】

（1）养阴清肺：北沙参甘润味苦，性微寒，善补肺中阴损，更具清肺热之功，常用于阴虚肺燥有热之干咳少痰、久咳劳嗽或咽干音哑等症。

①常配伍百合、麦冬、玉竹等品，以滋阴润肺、除热润燥，用于治疗阴虚肺燥之久咳劳嗽，如沙参麦冬汤。

②治疗阴虚劳热之咳嗽气短、咯血音哑，多与知母、川贝母、麦冬、鳖甲等同用。

（2）益胃生津：北沙参性甘，善养胃阴，更具苦寒之性，可清胃热，多用来治疗胃阴虚有热之口渴多饮、饥不欲食、大便干结、舌苔光剥或红而少津，或胃脘隐痛、干呕、嘈杂，或热病津伤之咽干口渴等。

①常配伍石斛、玉竹等养阴生津之品，以滋阴除虚热、生津补津亏，用于口干多饮之热病津伤者。

②治疗胃阴虚损兼脾气不足，多与山药、太子参、黄精等养阴益气健脾之品同用。

【用法用量】煎服，5~12g。

【注意事项】不宜与藜芦同用。

【古籍摘要】

《本草汇言》："治一切阴虚火炎，似虚似实，逆气不降，清气不升，为烦，为渴，为胀，为满，不食，用真北沙参五钱水煎服。"

《本草从新》："专补肺阴，清肺火，治久咳肺痿。"

【现代药理】北沙参主要含多糖、香豆素、香豆素苷、黄酮类、脂肪酸等成分。

（1）抗肺纤维化作用：本品可降低肺纤维化大鼠血清中纤连蛋白和层粘连蛋白含量，对肺纤维化有治疗作用。

（2）免疫调节作用：本品可增强小鼠腹腔巨噬细胞吞噬中性粒细胞的能力。

（3）抗肿瘤作用：本品可显著增加 p21 和 p27 蛋白表达，明显下调 cyclin D1 和 CDK4 蛋白表达，使 MCF-7 细胞周期阻滞在 G1 期，表现出抗癌活性。

【临证体悟】

（1）滋阴润肺：北沙参长于养阴，可与紫菀相配，功善润肺止咳，常用于久咳伤阴之支气管炎、肺结核、肺脓肿所致的咳嗽少痰、咽喉疼痛等症。

（2）益胃生津：北沙参可用于胃阴不足的萎缩性胃炎、食管炎、糖尿病所致的口干、咽燥、食管干涩、胃中灼热等病症。

（3）养阴抗癌：北沙参能滋养肺胃之阴，可用于肺癌、鼻咽癌后期及癌症放化疗后的肺胃气阴两伤之证。

【实战经验】某鼻咽癌患者，证属瘀热蕴结，气阴两伤，本人以北沙参合增液汤加味治之。佐生黄芪、黄精益气养阴，决明子、全瓜蒌通腑以润肺，丹参、川芎、桃仁化瘀，野菊花、夏枯草清热散结。诸药并用，共奏益气养阴、化瘀解毒之功。治疗2年，已无明显不适，生活正常。

治疗外感温热日久，表证渐愈而有肺阴亏损，而自觉咽干、咽痒、干咳者，可予银翘散加北沙参，养阴兼祛余邪。咳嗽重者，可再加紫菀润肺止咳。

对于支气管炎，证属燥热伤肺者，本人多投以清燥救肺汤，方中北沙参养肺阴、清燥热。热盛者，可再配白虎汤服用。

附药

南沙参

【基本概述】

入药部位：桔梗科植物轮叶沙参或沙参的干燥根。

别名：泡参、土人参。

产地：主产于安徽、浙江、江苏、贵州。

性味：甘，微寒。

归经：归肺、胃经。

功效：养阴清肺，益胃生津，化痰，益气。

【临床应用】

（1）养阴清肺：南沙参甘润，味微寒，甘可滋肺阴，亦可润肺燥，寒能清肺热，多用于治疗肺热燥咳、阴虚劳嗽。

常配知母、麦冬、石斛等品清肺润燥，养阴生津，治疗少痰咽干、干咳咯血之肺阴亏虚证。

（2）益胃生津：南沙参甘寒，善养胃阴、清胃热，多用于治疗胃阴虚有热之咽干口燥、大便秘结、食少呕吐、舌红少津等症。

①治疗热病后期，气阴两虚而余热未清、不受温补者，常配伍麦冬、生地黄等养阴清热之品，如益胃汤。

②治疗气阴不足之烦热口干者，可与西洋参、灵芝等补气养阴之品同用。

（3）益气化痰：肺燥痰黏、咳痰不利者南沙参尤宜。

多配伍陈皮、桔梗、浙贝母，共奏化痰止咳、益气生津之效。

【用法用量】煎服，9~15g。

【注意事项】不宜与藜芦同用。

【古籍摘要】

《神农本草经》："主血积惊气，除寒热，补中益肺气。久服利人。"

《药性本草》："能祛皮肌浮风，疝气下坠，治常欲眠，养肝气，宣五脏风气。"

《日华子本草》："补虚，止惊烦，益心肺，并（治）一切恶疮疥癣及身痒，排脓消肿。"

【现代药理】南沙参主要含三萜类及甾醇类成分，另外还含生物碱类、黄酮类、多糖类、鞣质类等多种成分。

（1）免疫调节作用：南沙参水煎剂和醇沉液以及其所含多糖成分对小鼠免疫功能有一定的调节作用。

（2）抗氧化作用：南沙参水提取物对人体的红细胞溶血功能具有很强的抑制作用，南沙参正丁醇提取物对脂质过氧化也具有抑制作用。

（3）抗衰老作用：南沙参所含的多糖成分能有效增加老龄小鼠血清中的睾酮含量，降低小鼠血清中皮质醇含量。

【临证体悟】

（1）养阴清肺：南沙参在临床中多用于治疗肺热伤阴、温热病邪热伤津，症见燥咳少痰、声音嘶哑、痰黏难咯等。

（2）益胃生津：南沙参可用于治疗胃阴不足证，见食少呕吐、烦热口渴者。

（3）益气化痰：南沙参常配伍百合、灵芝等，用于气阴不足兼见气短咳嗽、痰多、口渴者。

【实战经验】对于胃痛胃阴不足者，本人多投益胃汤养阴和胃止痛。方中以南沙参甘凉生津。另佐木香、砂仁醒脾开胃，行气止痛，紫苏梗理气宽中，神曲、鸡内金健胃消食。若有肝郁，可合小柴胡汤（柴胡 10g，黄芩 10g，白芍 10g，佛手 10g）疏肝理气。

麦冬

（滋阴润燥，清心除烦）

【基本概述】

入药部位：百合科植物麦冬的干燥块根。

别名：沿阶草、不死药、寸冬。

产地：主产于浙江、四川。

性味：甘、微苦，微寒。

归经：归心、肺、胃经。

功效：养阴润肺，益胃生津，清心除烦。

【临床应用】

（1）养阴润肺：麦冬味甘，性微寒，入肺经，具润肺燥、清肺热之功，善补肺中阴损，常用于阴虚肺燥有热之干咳少痰、鼻咽干燥、阴虚劳嗽、喉痹咽痛、声嘶咯血等症。

①麦冬善滋阴益肺、生津止咳，常配伍桑叶、杏仁等，用于治疗温燥津亏、气阴两伤者，如清燥救肺汤。

②治疗肺肾亏虚，虚火上炎，见咳嗽气喘、痰中夹血等症者，可配伍玄参、甘草、桔梗等滋阴清热，润燥清肺，如玄麦甘桔汤。

（2）益胃生津：麦冬甘润，微苦寒，入胃经，善清热益胃、养阴生津，常用于治疗胃阴不足兼有热者，症见津伤口渴、内热消渴、肠燥便秘等。

①治疗热伤胃阴，津液不足之口干舌燥、胃脘疼痛、呕吐、大便干结，多配伍生地黄、玉竹、沙参等药滋阴养胃，生津止渴，如益胃汤。

②与山药、天花粉、太子参等配伍，可治疗内热消渴，气阴两虚之烦渴多饮、疲乏无力。

（3）清心除烦：麦冬入心经，味苦可清心火，性寒可滋心阴，临床多用于治疗心阴虚所致五心烦热、失眠多梦等症。

①配伍生地黄、酸枣仁、柏子仁等滋阴养血、补养安神之品，可除烦安神，用于治疗心阴不足有热之心烦、失眠，如天王补心丹。

②与生栀子、黄连、肉桂等同用，上清心火、下补肾阳，使心肾相交、水火相济、心神安和。

【用法用量】煎汤，6~12g，一般不超过30g。

【注意事项】脾胃虚寒泄泻、胃有痰饮湿浊及风寒咳嗽者慎用。

【古籍摘要】

《日华子本草》："治五劳七伤，安魂定魄，时疾狂热，头痛，止嗽。"

《本草衍义》："治心肺虚热。"

《本草正义》："麦冬，其味大甘，膏脂浓郁，故专补胃阴，滋津液。"

【现代药理】麦冬主要含皂苷类、多糖类、高异黄酮类、挥发油等成分，并含有多种氨基酸、维生素A样物质、微量元素等。

（1）保护心血管作用：麦冬总皂苷有抗心律失常的作用，并能提高心肌收缩力，改善左心室功能，并具抗休克作用。

（2）抗癌作用：麦冬能增强网状内皮系统吞噬能力，升高外周白细胞水平；麦冬多糖可以促进体液免疫和细胞免疫，并诱生多种细胞因子，通过提高免疫功能发挥抗癌作用。

（3）降血糖作用：麦冬多糖和总皂苷有降血糖作用。

【临证体悟】

（1）滋阴润燥：临证常用沙参麦冬汤，本方以麦冬、沙参为君，有清养肺胃、生津润燥之效，对慢性支气管炎、口腔溃疡等疗效明显。麦冬口嚼可生津止渴，用于干燥综合征出现的口干舌燥等症。

（2）益气养阴：麦冬常用于治疗心肺气虚，肺肾阴虚之心悸。麦冬益气养阴与利水之功兼具，补虚扶正而无助邪之害，常用于治疗心力衰竭、呼吸衰竭。

（3）清心除烦：麦冬与知母相须而用，可增滋阴清热之力，麦冬清心养心，知母清热泻火，常用于治疗围绝经期心烦失眠、烘热汗出。

【实战经验】治疗心悸患者，本人常予麦冬配合沈氏女科三参饮（太子参10g，苦参5g，丹参30g）及止悸丸（刘寄奴10g，山茱萸10g），以益气补虚、宁心止悸。三参饮中太子参气阴双补，丹参活血化瘀，苦参清心止悸。佐以炒酸枣仁、夜交藤养心安神。兼有脾气不足所致食纳不佳者，可投归脾汤或配神曲、山药、砂仁等健脾开胃，助生气之源；兼有内热或湿热者，可加石韦、白茅根引热下行，使热邪随小便去。

治疗咳嗽，证属肺阴亏损，虚热内盛者，常用麦冬配合本人经验方元参汤（玄参10g，枳壳10g，陈皮10g，茯苓10g）加减，以滋阴清热、降逆止咳。玄参养阴清热，陈皮、枳壳、茯苓健脾行气，再辅以川贝母润肺止咳、山药补肺气、滋肺阴，佛手理气化痰。肺与大肠相表里，症见大便不通者，可加菊花、当归、生决明子增液行舟；咳嗽日久，肾气亦虚者，再加山茱萸补肾培元、收敛元气。

黄精

（养阴润肺，益肾填精）

【基本概述】

入药部位：百合科植物滇黄精、黄精或多花黄精的干燥根茎。

别名：兔竹、鸡爪参、老虎姜等。

产地：主产于贵州、湖南、湖北、四川、安徽等地。

性味：甘，平。

归经：归脾、肺、肾经。

功效：补气养阴，益气健脾，养阴润肺，益肾填精。

【临床应用】

（1）补气养阴，益气健脾：黄精味甘性平，入脾、肺、肾经，为滋补良药。

①治疗脾胃气虚，配伍党参、白术、茯苓等，可缓解脾胃气虚所致的食欲不

振、腹胀便溏等症状。

②治疗胃阴不足，配伍石斛、麦冬、山药等，以润肺养阴、健脾益胃。

（2）养阴润肺

①单用熬膏服，药效温和持久，能滋润肺脏、缓解咳嗽，以治疗肺虚燥咳之干咳无痰或痰少而黏。

②治疗劳嗽咯血，配伍熟地黄、天冬、百部等，既能滋补肺肾之阴，又能止血化痰。

（3）益肾填精：黄精配伍枸杞子、墨旱莲、女贞子等，能改善精血不足之腰膝酸软等症状。

【用法用量】煎服，9~15g。

【注意事项】本品性质黏腻，易助湿壅气，故脾虚湿阻、痰湿壅滞、气滞腹满者不宜使用。

【古籍摘要】

《日华子本草》："补五劳七伤，助筋骨，生肌，耐寒暑，益脾胃，润心肺。"

《名医别录》："主补中益气，除风湿，安五脏。"

《本草从新》："平补气血而润。"

【现代药理】

（1）降血糖作用：黄精可降低空腹血糖和糖化血红蛋白，升高胰岛素和C肽水平，抑制氧化应激反应，减轻糖尿病视网膜血管病变。

（2）降血脂作用：黄精可恢复肠道屏障通透性，减轻炎症反应，预防脂质代谢紊乱、高脂血症、肥胖和脂肪肝。

（3）抑菌、抗氧化作用：黄精能够抑菌，尤其对枯草芽孢杆菌抑制作用最强，且可抗氧化和清除自由基，抑制肝氧化损伤。

【临证体悟】

（1）滋阴益肾：本品气阴双补，肺脾肾同调，滋而不腻，配伍生地黄、百合，可用于头晕耳鸣、腰膝酸软、失眠多梦、潮热盗汗、遗精早泄等症。

（2）降脂降糖：配伍生龙骨、生荷叶、泽泻、生山楂等，有化浊降脂、生津降糖作用，可用于治疗糖尿病、高脂血症、冠心病等疾病。

【实战经验】黄精滋补肺脾肾，针对体虚乏力、气短懒言、食欲不振等肺脾两虚之症，本人运用黄精性平味甘、补而不腻之特性，缓缓滋养，使肺气充盛、脾气健运，则诸虚自复。久服黄精，能增强机体抵抗力，预防外感。

在治疗消渴（糖尿病）的过程中，本人建议患者平日可用黄精煮水喝，因黄精入肾经，能补肾阴而止渴，同时兼补脾胃，能促进津液生成与输布，滋阴润燥，生津止渴，治疗消渴患者出现的口渴多饮、多尿、形体消瘦等症状。

治疗肾精亏虚所致腰膝酸软、头晕耳鸣、须发早白等症，本人擅长运用黄精以填补肾精、强筋健骨、乌须黑发，也可治疗围绝经期综合征及遗精早泄。本人常用黄精配伍枸杞子、墨旱莲、女贞子，取果实、种子填精补髓的作用，以充养肾精，促进骨髓生长。

临床上本人常用黄精以降脂降糖，并配伍生龙骨、生荷叶、泽泻、生山楂，有化脂降浊、生津降糖的作用，治疗糖尿病、高脂血症、冠心病、脂肪肝等。

女贞子

（滋补肝肾，乌发明目）

【基本概述】

入药部位：木犀科植物女贞的干燥成熟果实。

别名：女贞实、冬青子。

产地：主产于浙江、江苏、湖北、湖南、江西等地。

性味：甘、苦，凉。

归经：归肝、肾经。

功效：滋补肝肾，乌发明目。

【临床应用】

（1）滋补肝肾

①治疗阴虚消渴，配伍生地黄、天冬、山药等。

②治疗阴虚发热，配伍生地黄、知母、地骨皮等。

③治疗阴虚目红，配伍地黄、石决明、谷精草等。

（2）乌发明目：治疗须发早白，配伍墨旱莲，如二至丸。

【用法用量】煎服，6~12g。酒制后增强补肝肾作用。

【注意事项】女贞子性凉，生用超过10g易滑肠，脾胃虚寒、素有泄泻及阳虚者慎用，建议以黄酒拌后蒸制，可增强滋补肝肾作用，并使苦寒之性减弱，避免滑肠。

【古籍摘要】

《神农本草经》："主补中，安五脏，养精神，除百疾。久服肥健，轻身不老。"

《本草纲目》："强阴，健腰膝，变白发，明目。"

《本草备要》："益肝肾，安五脏，强腰膝，明耳目，乌须发，补风虚，除百病。"

【现代药理】

（1）免疫调节作用：女贞子提取物能提高外周血白细胞水平、增强网状内皮系统吞噬能力，有增强细胞免疫和体液免疫的作用。

（2）抗癌作用：女贞子所含的齐墩果酸还能提高细胞内 Ca^{2+} 水平，从而抑制人乳腺癌细胞（MCF-7）细胞增殖，并能诱导其凋亡。

（3）保肝作用：女贞子能改善雌激素缺乏所引起的钙失衡状态，提高酪氨酸酶的活性，促进黑色素的合成，发挥保肝作用。

【临证体悟】二至丸主治白发、卵巢早衰，尤其适用于卵巢早衰出现月经量少伴心烦燥热者。阴虚火旺严重时可加生地黄、黄精增强滋阴之力，加当归、白芍增强柔肝之功。

女贞子归肝、肾经，精血亏虚伴热毒下注、下焦湿热者适用。针对女贞子的滑肠效果，可加入肉豆蔻、砂仁反佐。阴虚便秘者可加入女贞子以润肠通便。

【实战经验】女贞子滋补肝肾、养阴明目，本人常以此药为调治肝肾阴虚之首选。女贞子性平味甘，能深入肝肾，滋养阴液。针对肝肾阴虚所致的眩晕耳鸣、腰膝酸软、须发早白等症，本人运用女贞子，使肝肾得养，阴虚得补，则症状自缓。

对于围绝经期女性由肝肾阴虚、阴阳失衡导致的烘热汗出、烦躁易怒、失眠多梦等症状，本人善用女贞子以调和阴阳、平衡脏腑。女贞子能滋阴降火、平抑肝阳，使围绝经期症状得以缓解，情绪稳定，睡眠改善。

对于肝肾阴虚所致目疾，如目涩、目痛、视物模糊等，本人亦常用女贞子以养肝明目。女贞子能滋养肝血、润泽目窍，使目疾得愈，视力恢复。

在治疗慢性疲劳综合征方面，本人善用女贞子以滋补肝肾、强筋健骨、抗疲劳。女贞子可补充人体所需阴液，增强机体耐力与活力，恢复体力。

对于放化疗后或久病体虚患者，本人常以女贞子配伍其他滋补药物，以扶正固本，增强体质。女贞子能滋养脏腑，提高机体免疫力，帮助患者恢复体力，抵抗疾病。其平和之性，使患者易于接受，长期服用更有助于维持身体健康。

收涩药

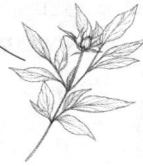

收涩药，亦称固涩药，以收敛固涩为主要功效，用以固表止汗、涩肠止泻、固精缩尿、固崩止带，一般将其分为固表止汗药、涩肠止泻药、固精缩尿止带药等类。固表止汗药多味酸涩，适用于自汗、盗汗等症，代表药物有浮小麦、麻黄根、糯稻根等；涩肠止泻药多味涩性温，适用于久泻久痢等症，代表药物有肉豆蔻、五味子、乌梅等；固精缩尿止带药则多具有补肾固涩作用，适用于遗精滑精、遗尿尿频、带下清稀等症，代表药物有山茱萸、覆盆子、桑螵蛸等。

本类药物大多酸涩收敛，主入脾、肾、大肠经，能收敛耗散之气、固护滑脱之症，具有固涩收敛的功效，使外泄之证得以收敛固护，从而达到治愈目的，防止病情恶化。正如《汤液本草》所云："酸能收能散也。"《本草纲目》言："涩可去脱。"此外，收涩药兼能补虚，对于因虚致脱之证尤为适宜，常用于气虚不摄、阳虚不固、阴虚火旺等所致的各种滑脱不禁之证。部分收涩药物还兼具健脾益肾、养心安神、润肺止咳等功效，可用于脾肾两虚、心神不宁、肺虚久咳等证。

收涩药虽有收敛固涩之共性，但其性质又有温、凉、补、涩之异，因此在使用时必须注意辨证施治，分清虚实寒热，以免误用加重病情。对于实证滑脱者，宜用涩性较强的药物以急敛之；对于虚证滑脱者，则需配伍补益药以标本兼治。同时，收涩药不宜过量或久用，以免涩滞太过，有碍气血运行，导致实邪内留或病情缠绵不愈。对于外感未解、火热内盛、湿热蕴结等实证，应慎用收涩药，以免闭门留寇，加重病情。

在使用收涩药时，还应注意因人因病而异，灵活调整用药剂量和疗程。收涩药易敛邪，勿使"闭门留寇"。凡表邪未解，湿热内蕴，郁热未清者不宜使用。对于体质虚弱、病情较重者，可适当增加用量或延长疗程；对于体质较强、病情较轻者，则宜减少用量或缩短疗程。同时，收涩药多宜文火久煎，以充分提取其有效成分，增强疗效。在煎煮过程中，还需注意避免与其他药物发生不良反应，确保用药安全有效。

五倍子

（降糖止渴，固精止遗）

【基本概述】

入药部位：漆树科植物盐肤木、青麸杨或红麸杨叶上的虫瘿，主要由五倍子蚜寄生而形成。

别名：文蛤、百虫仓。

产地：主产于四川、贵州、陕西、河南、湖北。

性味：酸、涩，寒。

归经：归肺、大肠、肾经。

功效：敛肺降火，涩肠止泻，收敛止汗，固精止遗，收敛止血，收湿敛疮。

【临床应用】

（1）敛肺降火：五倍子既有清降之功，又有敛肺之力，可敛肺止咳、清肺降火，适用于肺虚久咳、肺热痰嗽等症。治疗肺热咳嗽，常配伍瓜蒌、黄芩等。

（2）涩肠止泻：五倍子用于治疗久泻久痢，但临床需辨证使用。泻痢初起、湿热泻痢的治疗需以通导为主，五倍子有碍邪之嫌，不宜使用。治疗久泻久利，常配伍乌梅、诃子、五味子等。

（3）收敛止汗：五倍子有敛肺止汗之功，可单用研末冲服，或与生牡蛎、浮小麦等收敛止汗药配伍，用于治疗自汗、盗汗。

（4）固精止遗：五倍子可助阳固肾、涩精止遗，用于治疗肾精、肾气亏损，精关不固所引起的遗精、滑精等症，常配伍龙骨、牡蛎等。

（5）收敛止血：五倍子具有收敛止血作用，可用于治疗崩漏、便血痔血、外伤出血等。治疗崩漏者，配伍棕榈炭、血余炭；治疗便血者，配伍地榆、生槐米。

（6）收湿敛疮：五倍子外用有解毒消肿之功，可收湿敛疮，用于治疗湿疮流水、溃疡不敛、疮疖肿毒等病症。

【用法用量】煎服，3~6g。外用适量，研末外敷或煎汤熏洗。

【注意事项】因本品收涩之力较大，喘咳新发、泻痢初起、湿热泻痢及瘀血出血等患者禁用。五倍子可涩胃，内服用量需在10g以内，不宜过大。

【古籍摘要】

《本草拾遗》："肠虚泻痢，为末，热汤服之。"

《本草纲目》："敛肺降火，化痰饮，止咳嗽、消渴、盗汗、呕吐、失血、久痢、黄病、心腹痛、小儿夜啼，乌须发，治眼赤湿烂，消肿毒、喉痹，敛溃疮、金疮，收脱肛、子肠坠下。"

【现代药理】

（1）降血糖作用：五倍子石油醚提取物具有明显的降血糖活性，其中降血糖的有效成分为脂肪油。

（2）止血作用：五倍子可通过使小血管收缩而起到止血的作用。

（3）止泻作用：五倍子所含鞣酸与生物体蛋白质、核酸等结合有沉淀作用，作用于炎症肠道可减轻结肠黏膜充血、增厚现象，从而产生止泻作用。

（4）止痒作用：五倍子可显著提高蛋白质的沉淀作用，促进局部组织的蛋白凝固。

【临证体悟】

（1）降糖止渴：本品具有生津止渴作用，配伍茯苓、生龙骨，为《太平惠民和剂局方》秘传玉锁丹，具有明显的降血糖、止口渴作用。

（2）固精止遗：本品可用于治疗心气不足，思虑太过，肾精虚损，真阳不固所致小便遗沥、小便白浊如膏、梦寐频泄等病症。

【实战经验】五倍子味酸涩，具有收敛固涩之力。如久咳不愈，肺气耗散，本人运用五倍子收敛肺气、止咳平喘，使肺气得以固摄，则咳嗽自止。如久泻久痢，中气下陷，亦用五倍子涩肠止泻、固护中气，使泻痢得止，中气得复。

在治疗遗精滑泄、遗尿尿频等肾虚不固之症时，临证常用五倍子，取其收敛固涩之功，以固肾涩精、收敛肾气，遗精滑泄自止，且能使膀胱气化正常，遗尿尿频得解。

针对疮疡肿毒、湿疹瘙痒等皮肤病，五倍子具有解毒消肿、敛疮生肌之效，以其酸涩之性，收敛疮口，促进愈合。五倍子能解毒消肿，减轻炎症反应，使疮疡得以消散，瘙痒得以缓解。

对于口腔溃疡、咽喉肿痛等口腔疾病，本人亦将五倍子研末敷于患处，或常配伍其他清热解毒药物煎汤漱口，以收敛止痛、清热解毒，减轻溃疡疼痛，促进溃疡愈合。

治疗妇科的崩漏下血、月经过多等症，可加用五倍子以收敛止血、固护冲任、调理月经，使妇科诸症得以缓解。

杀虫止痒药

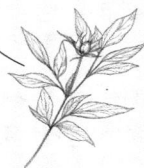

杀虫止痒药是以杀灭或驱除虫邪、缓解皮肤瘙痒为主要功效，用于治疗虫积所致病症及皮肤瘙痒的药物，可分为内服杀虫药和外用止痒药两类。内服杀虫药多具有苦寒之性，适用于肠道寄生虫病，代表药物有使君子、槟榔、苦楝皮、雷丸等；外用止痒药则多具辛香走窜之性，适用于皮肤瘙痒、疥癣等外部虫痒之症，代表药物有硫黄、雄黄、蛇床子、白矾等。

　　本类药物具有强烈的杀虫或止痒作用，大多有毒，能直接杀灭虫体，驱除虫邪，或能缓解皮肤瘙痒。此即《诸病源候论》所谓："虫淫于内，则杀之；痒发于外，则止之。"内服杀虫药多入脾、胃、大肠经，能破坏虫体生存环境，使其失去生存条件而死亡；外用止痒药则多作用于局部皮肤，通过其辛香走窜之性，直达病所，缓解瘙痒。

　　杀虫止痒药虽有杀虫止痒之共同功效，但其药性、功效及主治病症各有差异，因此在使用时必须注意明确病因，辨证施治。外用与内服均应严格控制剂量和用法，不宜过量或持续使用，以防中毒。对于内服杀虫药，应严格控制剂量，中病即止，以免过量服用损伤正气，内服药物宜做丸散剂，以利于缓慢溶解吸收；对于外用止痒药，外用方法包括研末外撒、用香油和茶水调敷、制成软膏涂抹、制成药捻或栓剂内塞、煎汤熏洗或热敷等，避免刺激皮肤，引起不良反应。同时，使用杀虫止痒药还应注意因人因地而异，如体质虚弱者、孕妇及婴幼儿应慎用或禁用某些药物；地域环境不同，用药剂量也应有所调整。杀虫止痒药多含挥发性成分，应严格遵守炮制及制剂法度，以降低毒性，不宜久煎或高温加热，以免有效成分挥发而降低疗效。

蛇床子

（杀虫止痒，温肾壮阳）

【基本概述】

入药部位：伞形科植物蛇床的干燥成熟果实。

别名：野胡萝卜子。

产地：全国大部分地区均产。

性味：辛、苦，温；有小毒。

归经：归肾经。

功效：杀虫止痒，燥湿祛风，温肾壮阳。

【临床应用】

（1）杀虫止痒，燥湿祛风：本品辛苦温燥，有燥湿祛风、杀虫止痒之功，为皮肤病及妇科病常用药。

①治疗疥癣、湿疹瘙痒，单用或配伍苦参、黄柏、白矾、猪脂等。

②治阴部湿疹瘙痒，配白矾煎汤频洗。

③配伍山药、杜仲、牛膝等，治疗寒湿带下、湿痹或肾虚腰痛。

（2）温肾壮阳：本品有温肾壮阳之功，治疗肾虚阳痿无子、宫冷不孕，常配伍当归、枸杞子、淫羊藿等。《备急千金要方》所载 30 首治肾虚阳痿精冷方中，用蛇床子者达半数以上。

【用法用量】煎服，3~10g。外用适量，多煎汤熏洗或研末调敷。

【注意事项】

（1）阴虚火旺或下焦有湿热者不宜内服。

（2）蛇床子中毒时可出现口舌发麻、恶心呕吐，或头晕、心悸、出汗、胸闷等不良反应。

【古籍摘要】

《神农本草经》："主妇人阴中肿痛，男子阴痿，湿痒，除痹气，利关节，癫痫恶创。"

【现代药理】

（1）对心血管的作用：蛇床子素通过抑制心肌细胞的 Na^+ 通道，发挥抗心律失常作用，且减轻对心肌细胞的损伤，促进心肌缺血再灌注损伤后心功能的恢复，可发挥降压作用。

（2）杀菌作用：本品水蒸馏液对耐药性金黄色葡萄球菌、铜绿假单胞菌有抑制作用，蛇床子素可抗皮肤真菌和霉菌，蛇床子流浸膏体外能杀灭阴道滴虫。

（3）蛇床子还具有延缓衰老、促进记忆、抗炎、抗过敏、抗诱变、抗骨质疏松等作用。

【临证体悟】蛇床子并非仅仅能燥湿止痒，其辛苦温燥，有燥湿祛风、杀虫止痒之功，为皮肤病及妇科病常用药，能治疗阴痒、疥癣、湿疹瘙痒；又性温，可助阳散寒，有温肾壮阳之功，能治疗肾虚阳痿、宫冷不孕、寒湿带下、湿痹腰痛。

治疗各种阴道炎、宫颈炎，以蛇床子配伍苦参、黄柏、川花椒、枯矾、冰片等，可清热燥湿、杀虫止痒、解毒止痛、防腐消肿。方中苦参、蛇床子，以清热燥湿、杀虫止痒为主；佐以黄柏、川花椒，既能加强解毒燥湿的效能，又可促进阴道黏膜水肿迅速吸收；而枯矾及冰片敛疮燥湿、消肿止痛功能尤捷，具有广泛抗菌及抑制真菌等作用，对各种阴道炎、宫颈炎确有奇效。除辨证施治内服中药以外，还可采用中药坐浴，使药直达病所，收效显著。

【实战经验】临床中治疗肾阳虚衰所致腰膝酸软、畏寒肢冷、阳痿早泄等症，以蛇床子性温味辛，温补肾阳，强筋健骨，使肾阳得充，诸症自缓。

对于女性因寒湿带下而致宫冷不孕等症，蛇床子具有温经散寒、燥湿止痒的功效，可温暖胞宫、祛散寒湿，改善带下量多、色白质稀等症状。外用也可燥湿止痒，治疗外阴瘙痒、湿疹等症。

在治疗男性前列腺疾病方面，本人则用蛇床子以温通经络、益气活血、化瘀散结，能够减轻前列腺炎导致的水肿和炎症反应，并且有助于改善排尿困难等症状。

在治疗皮肤疥癣、湿疹等皮肤病时，本人常将其作为重要药物使用，或与其他杀虫止痒、清热解毒药物配伍。蛇床子能深入肌肤，杀灭虫菌，止痒消疹。

治疗肾阳虚衰所致腰膝冷痛、风湿痹痛等症，常配伍蛇床子温暖肾阳，祛散风寒湿邪，改善疼痛症状。